U0344105

肌腱损伤纤维化发生发展机制及冷疗法干预效果

刘海涛 著

人民体育出版社

图书在版编目（CIP）数据

肌腱损伤纤维化发生发展机制及冷疗法干预效果 /
刘海涛著. --北京：人民体育出版社，2021
ISBN 978-7-5009-5962-5

Ⅰ.①肌… Ⅱ.①刘… Ⅲ.①肌腱-肌损伤-冷冻
疗法 Ⅳ.①R873.05

中国版本图书馆 CIP 数据核字（2021）第026524号

*

人 民 体 育 出 版 社 出 版 发 行
北京中献拓方科技发展有限公司印刷
新 华 书 店 经 销
*
710×1000 16 开本 17.25 印张 314 千字
2021 年 4 月第 1 版 2021 年 4 月第 1 次印刷
*
ISBN 978-7-5009-5962-5
定价：75.00 元

社址：北京市东城区体育馆路 8 号（天坛公园东门）
电话：67151482（发行部） 邮编：100061
传真：67151483 邮购：67118491
网址：www.sportspublish.cn
（购买本社图书，如遇有缺损页可与邮购部联系）

前　言

1　选题背景及依据

肌腱是骨骼肌肉系统的重要组成部分，它们将肌肉收缩产生的力传递到骨，形成运动。而骨腱结合部是从肌腱到骨的连续渐变组织，它是力由肌腱到骨传递的交界处，也在力学载荷中起到应力缓冲的作用。骨腱结合部的这种特殊结构能够有效地传递两种不同材料间的力学负荷。在体育运动和日常工作中，高强度的运动训练和高频率的重复牵拉常会导致肌腱和骨腱结合部的损伤，对运动员和普通人群的身体健康和生活质量产生影响。腱病包括肌腱病和骨腱结合部损伤，它是最常见的过度使用性损伤，造成人们生活能力和体力活动水平下降。人体腱病的发生与身体相应部位的使用频率相关，主要有跟腱、髌腱、肩袖及屈指肌腱等。有研究表明，腱病的主要原因是负荷的密度和量过大，以及重复的运动负荷。在过去几十年中，静坐少动的生活方式和强调身体活动极大地增加了肌腱和骨腱结合部损伤的发生率。慢性腱病特征是由于损伤造成的微撕裂不断积累，伴随修复反应的无效性而发生。慢性腱病临床症状不明显，因此人们没有意识到受伤肌腱和骨腱结合部危害在不断积累，一些危险动作在不断继续，最终导致肌腱病和骨腱结合部损伤形成。

2　研究目的及意义

肌腱和骨腱结合部本身再生能力很差，在过度使用性腱病中存在纤维化退行性病变，近期研究发现，损伤肌腱以纤维瘢痕组织修复方式愈合，这种愈合方式虽然提供了组织学上的完整性，但是造成无法恢复到正常肌腱的组织学和力学性能，是肌腱损伤后愈合不好的重要原因。如何逆转损伤肌腱和骨腱结合部纤维化、重塑组织结构并深入了解肌腱再生，是治愈肌腱和骨腱结合部损伤的关键和前提。冷疗法能显著减轻损伤肌腱疼痛，对慢性腱病具有良好的治疗效果，但对损伤肌腱和骨腱结合部纤维化进程的影响还未见报道。本研究通过改良的电刺激兔定量跳跃装置建立跳跃负荷积累所致兔髌骨髌腱结合部和髌腱损伤模型，在不同时间点上观察骨腱结合部和髌腱损伤纤维化进程的病理学和相关因子的变化，寻找损伤肌腱愈合中纤维化进程的时序规律，探讨骨腱结合部和髌腱损伤愈合中纤维化进程的机制。并通过冷疗法干预，在不同时点运动后即刻给予冷疗法干预，探究冷疗法对骨腱结合部损伤愈合中纤维化进程的影响，为骨腱结合部和肌腱损伤的预防和修复提供理论依据和有效方法。

缩略语中英文对照表

缩略语	英文全称	中文全称
PPTJ	Patella– Patella tendon junction	髌骨髌腱结合部
PT	Patella tendon	髌腱
CWI	Cold water immersion	冷水浴
TGF–β1	Transforming growth factor–β1	转化生长因子–β1
Smad3	mothers against decapentaplegic 3	细胞信号转导分子SMAD3
CTGF	Connective tissue growth factor	结缔组织生长因子
α–SMA	α–smooth muscle actin	α平滑肌肌动蛋白
Col I	Collagen I	I 型胶原
Col III	Collagen III	III 型胶原
HGF	Hepatocyte growth factor	肝细胞生长因子
TIMPs	Tissue inhibitor of metalloproteinase inhibitors	金属蛋白酶组织抑制因子
TIMP–1	Tissue inhibitor of metalloproteinase inhibitor 1	金属蛋白酶组织抑制因子–1
MMPs	Matrix metalloproteases	基质金属蛋白酶
MMP–1	Matrix metalloproteinase–1	基质金属蛋白酶–1
MMP–9	Matrix metalloproteinase–9	基质金属蛋白酶–9
ECM	Extracellular matrix	细胞外基质
FZT	Fibrocartilage zone thickness	纤维软骨带厚度
GA	Glycosaminoglycans area	粘多糖面积
IGF–1	Insulin–like growth factor	胰岛素样生长因子1
FGF	Fibroblast growth factor	成纤维细胞生长因子
PDGF	Platelet derived growth factor	血小板源性生长因子
HARP	Heparin affine regulatory peptide	肝素结合调节肽
VEGF	Vascular endothelial growth factor	血管内皮生长因子
COX–2	Cyclooxygenase–2	环氧合酶–2
FLAP	Five–lipoxygenase activating protein	5脂氧合酶激活蛋白
IL–1β	Interleukin–1 beta	白细胞介素–1β

（续表）

缩略语	英文全称	中文全称
PGE_2	Prostaglandin E_2	前列腺素E_2
TNF-α	Tumor necrosis factor alpha	肿瘤坏死因子
HIF-1α	Hypoxia-Inducible factor 1-alpha	缺氧诱导因子1α
Sox9	SRY-related high mobility group-box gene9	
SLRP	Small leucine-rich proteoglycan	小富亮氨酸蛋白多糖
COMP	Cartilage oligomeric matrix protein	软骨寡聚基质蛋白
GAG	Glycosaminoglycan	糖胺聚唐
IFM	Inter fascicular matrix	维管束间基质
PG	Proteoglycan	蛋白多糖
SDFT	Superficial digital flexor tendon	指浅屈肌腱
ACL	Anterior cruciate ligament	前交叉韧带
Bgn	Biglycan	二聚糖
BMP	Bone morphogenetic protein	骨形态发生蛋白
TC	Tenocytes	腱细胞
Col1A1	Collagen type 1 alpha 1 chain	Ⅰ型胶原α1链
MSC	Mesenchymal stem cell	间充质干细胞
Tnmd	Tenomodulin	腱调蛋白
bFGF	Basic fibroblast growth factor	碱性成纤维细胞生长因子
GF	Growth factors	生长因子
TSC	Tendon-derived stem cell	腱源性干细胞
TNC	Tenascin C	腱生蛋白C
VWF	Von willebrand factor	血管性血友病因子
ADAM	A disintegrin and metalloproteinases	解聚素和金属蛋白酶
ADAMTS	A disintegrin and metalloproteinases with thrombospondin motifs	与血小板反应蛋白一起构成 ADAM
EYA2	eyes absent homolog 2	眼缺失同源基因2
GPRIN3	G-protein regulated inducer of neurite outgrowth 3	G蛋白调控神经突生长诱导物3

（续表）

缩略语	英文全称	中文全称
MGF	Mechano growth factor	力学生长因子
GDF–5	Growth differentiation factor–5	生长分化因子–5
ROCK–2	Rho associated coiled coil containing protein kinase 2	Rho相关蛋白激酶2
ACL	Anterior cruciate ligament	膝关节前交叉韧带
CA	Collagen area	胶原纤维面积

参考文献

［1］Lam K K. Comparative epidemiology of tendon injuries in different racing disciplines ［J］. Vet J, 2013, 195（3）: 265–266.

［2］Sereysky J B, Flatow E L, Andarawis–Puri N. Musculoskeletal regeneration and its implications for the treatment of tendinopathy ［J］. International journal of experimental pathology, 2013, 94（4）: 293–303.

［3］Fedorczyk J M, Barr A E, Rani S, et al. Exposure–dependent increases in IL–1beta, substance P, CTGF, and tendinosis in flexor digitorum tendons with upper extremity repetitive strain injury ［J］. Journal of orthopaedic research : Official publication of the Orthopaedic Research Society, 2010, 28（3）: 298–307.

［4］Galatz L M, Gerstenfeld L, Heber–Katz E, et al. Tendon regeneration and scar formation: The concept of scarless healing ［J］. Journal of orthopaedic research: Official publication of the Orthopaedic Research Society, 2015, 33（6）: 823–831.

［5］Cui Q, Wang Z, Jiang D, et al. HGF inhibits TGF–beta1–induced myofibroblast differentiation and ECM deposition via MMP–2 in Achilles tendon in rat ［J］. Eur J Appl Physiol, 2011, 111（7）: 1457–1463.

［6］Zhang J, Pan T, Wang J H. Cryotherapy suppresses tendon inflammation in an animal model ［J］. Journal of orthopaedic translation, 2014, 2（2）: 75–81.

［7］Miners A L，Bougie T L. Chronic Achilles tendinopathy：a case study of treatment incorporating active and passive tissue warm-up，Graston Technique，ART，eccentric exercise，and cryotherapy［J］. The Journal of the Canadian Chiropractic Association，2011，55（4）：269-279.

［8］宋晓君. 兔定量调控跳跃运动模型的建立［D］.北京：北京体育大学，2014.

目　录

第一章　肌腱的结构

　　肌腱是骨骼肌肉系统的重要组成部分，是连接肌肉和骨骼的柔软纤维组织。它们的主要功能是将肌肉收缩产生的力量传递到骨骼，促进关节活动。因此，它们是相对被动的、非弹性的结构，能够抵抗高强度的力量。健康的肌腱组织是胶原纤维囊括在无定形基质中而形成的致密结缔组织，胶原平行排列，具有良好的胶原纤维网络。许多原胶原分子成行平行排列，组成具有周期性横纹的胶原原纤维，胶原原纤维进而组成胶原纤维，胶原纤维由疏松结缔组织包绕形成纤维束，大量梭形的腱细胞点缀在纤维束中，外层包绕的疏松结缔组织中含有血管、神经和间充质干细胞。肌腱的血液供应途径有两条，第一个来源是肌腱的末端；第二个来源是肌腱的外周区，称为腱鞘和滑膜鞘。

　　肌腱是典型的结缔组织，主要由水组成，水占肌腱湿重的55%～70%。肌腱干重的大部分是胶原蛋白（60%～85%）。胶原蛋白是一种坚硬的结构蛋白，为组织提供抗拉强度。因此，沿肌腱长轴排列的胶原蛋白会形成高度各向异性的组织，特别适合于肌腱的单轴拉伸应变。肌腱内的胶原分子按层排列，在每一层胶原中穿插的纤维较少。这种由较硬的纤维、柔软的基质构成的材料通常称为纤维复合材料。而肌腱是一个多层的纤维复合材料。纤维复合材料中局部拉伸和剪切力的改变可以极大地影响组织的总体力学性能。由于肌腱结构有多层，通过对一个或多个肌腱层的组成进行简单的、微小的调整，就可以改变其局部的伸展和收缩力，进而改变整个肌腱的力学行为。因此，不仅要了解肌腱的整体组成，还要了解组织结构中基质分子的结构，这对理解肌腱功能至关重要。

　　肌腱最小的构建模块是胶原蛋白分子，它们纵向排列，每个分子的两端之间有大约40nm的空隙，导致胶原原纤维中可见的典型带状结构。五组胶原分子通过分子间交联结合在一起形成微原纤维，进而形成直径约10～500nm的原纤维。胶原纤维通过交联而稳定。在肌腱中，原纤维聚集形成胶原纤维，这些纤维再聚集形成肌腱最大的亚基——纤维束。肉眼可见的纤维束，直径在150～500μm，纤维束之间的间隙被称为束间基质（IFM）的结缔组织所包围。

1

IFM（有时也被称为endotenon）与纤维束结合，形成完整的肌腱单元，对于具有能量存储功能的肌腱尤为重要。弹性蛋白使肌腱具有弹性，它可以伸展到静息状态下的170%，而不至于断裂，胶原蛋白只能伸展4%。胶原纤维周围填充蛋白多糖和水形成的类凝胶。肌腱连接肌肉与软骨或骨组织，抗牵拉力很大，为49～98N/mm^2。有研究报道，正常人肌腱的新陈代谢很缓慢，成纤维细胞活性较低，腱组织中总RNA浓度也很低，即使在慢性跟腱病人的肌腱组织中新陈代谢速率依旧没有显著改变。肌腱表面被外膜所覆盖，外膜是与IFM连续的结缔组织鞘。另外还有一层松散的结缔组织层，即腱旁组织，在远离关节的区域环绕着肌腱，以促进肌腱的运动。然而，当肌腱在关节周围经过时，它被包含在滑膜鞘中，以确保其平滑地滑过周围的结构（图1-1）。

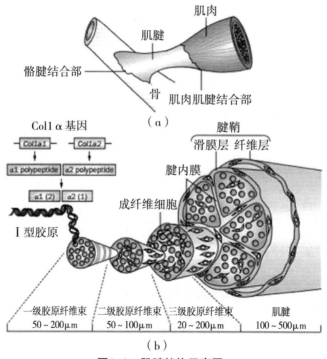

图1-1 肌腱结构示意图

1 ECM的成分

细胞外基质（ECM）是由分泌到细胞外间质中的大分子物质及蛋白和多糖构成复杂的网架结构。ECM具有支持、连接、保水、保护等物理作用，为细胞提供支持和固定、调节细胞间沟通；还具有控制细胞的生长、分化，调节细胞受体及基因表达，影响细胞的代谢和运动。因此，细胞外基质在器官发生、创伤愈合等方面有重要作用。

肌腱细胞和细胞外基质相互作用，腱细胞的改变可能引起ECM的改变，ECM微环境的改变也可导致腱细胞增殖、转移、凋亡和形态改变。肌腱ECM的稳定对肌腱抵抗机械负荷的能力和损伤后的修复有重要作用。一些研究者指出，ECM组成成分的不平衡或降解都会导致肌腱结构的破坏和退化。多数结缔组织中，细胞外基质的各种成分是由成纤维细胞分泌的。细胞外基质的成分包括胶原、弹性纤维、蛋白聚糖、糖胺聚糖、糖蛋白、无机成分、其他非胶原蛋白和水。

1.1　胶原和弹性纤维

1.1.1　胶原

胶原是细胞外基质最主要的成分，它属于纤维蛋白家族，是细胞外基质中最重要的纤维蛋白。基本结构单位是由3条肽链缠绕成的三股螺旋架构，直径1.5nm，长300nm。胶原分子的肽链为α链，富含脯氨酸和甘氨酸，脯氨酸是环状结构，因而能使每条肽链保持稳定的螺旋构象。在肽链的中央区域每隔2个氨基酸有一个甘氨酸，由于甘氨酸是分子量最小的氨基酸，镶嵌在螺旋内部，使三条α链能紧密地缠绕在一起。胶原分子装配成有序排列的胶原原纤维，在电镜下可见67nm的横纹结构。

胶原的亚型大约有30种。具有多种亚型胶原分子让ECM能够更好地应对机械负荷。如果基质失稳态，会产生新的胶原分子来填充，保持最佳的力学传导机制，这反映了ECM高度的适应能力。在正常肌腱中，Ⅰ型胶原占肌腱干重的95%。肌腱中还有其他少量的胶原，常见的有Ⅱ、Ⅲ、Ⅳ、Ⅴ、Ⅵ、Ⅸ、Ⅹ、Ⅻ和ⅪⅤ型。

① Ⅰ型胶原

Ⅰ型胶原在肌腱中含量最多，是由细胞中的粗面内质网产生的原胶原，最后分泌到细胞外组装而成。Ⅰ型胶原含有两条α1链，一条α2链，每条α链含有1000多个氨基酸，并含有大量甘氨酸-X-Y重复序列，其中α1链是由COL1α1基因编码，定位于17q21.31-22.05，α2链由COL1α2基因编码，定位于7q21.3-22.1。每一条α链形成左手螺旋，3条α链又相互缠绕形成右手螺旋，最后形成绳索样右手超螺旋结构的原胶原分子。原胶原分子通过高尔基体转运到细胞外，最终在细胞外基质中逐步裂开暴露出氨基和羧基端，形成成熟的Ⅰ型胶原。只有螺旋结构完整的Ⅰ型胶原所形成的胶原纤维才具有一定的强度和韧性。

Ⅰ型胶原是ECM中重要的组成成分，其含量、粗细、排列形状在维持ECM的完整性和强韧性方面具有重要作用，负责ECM的抗牵拉能力。胶原原纤维排列方向与肌腱张力方向一致，集合成较大的单位，最后形成纤维和纤维束。纤维束被放射状的连接组织分开，包括血管和神经。在Ⅰ型胶原间或内部有其他重要的细胞外基质分子，包括Ⅲ、Ⅴ型胶原、蛋白聚糖、软骨寡聚基质蛋白（COMP）。在软骨组织中，核心蛋白聚糖（decorin）可使Ⅱ型胶原变粗，Ⅸ型胶原可使纤维变细。Ⅴ型胶原可以抑制Ⅰ型胶原的生成。从肌腱中分离出来的小蛋白聚糖可以抑制Ⅰ型和Ⅱ型胶原的生成，减小胶原纤维的直径。

②Ⅲ型胶原

Ⅲ型胶原是肌腱中第二丰富的胶原。Ⅲ型胶原只有一个基因Col3α1，3条α1肽链组成成熟的蛋白质。正常肌腱中Ⅲ胶原形成的纤维比Ⅰ型胶原细，它通过调节Ⅰ型胶原原纤维的大小，防止Ⅰ型胶过度表达，在胶原纤维形成中发挥重要作用。Ⅲ型胶原通常局限于IFM，大量存在于需要高度顺应性的组织中，如皮肤和血管，能提供这种类型的肌腱所需要的更大的伸展性和收缩性。肌腱类型之间的胶原交联情况也不同。这种交联的差异可能会影响纤维的刚度，进而影响整个肌腱层次结构的力学性能。

损伤的肌腱，胶原含量和组成会发生改变，具有以下特征：
- 总胶原量的减少，Ⅰ、Ⅲ、Ⅴ型胶原比例增加，Ⅲ胶原与Ⅰ型胶原比值增加。
- 变性的胶原比例升高。
- 戊糖素比例减少，胶原蛋白交联中的羟基化赖氨酸残余物比例升高。

一项关于马浅趾屈肌腱中Ⅰ和Ⅲ型胶原免疫定位研究显示，正常肌腱组织中，Ⅰ型胶原均匀地存在于纤维结构中，但没有Ⅲ型胶原的免疫标记，Ⅲ型胶原免疫反应出现在腱内膜包围的纤维束中。肌腱病理区域同时有Ⅰ和Ⅲ型胶原，表明组织处于修复中，在肌腱修复和重建过程中，Ⅲ型胶原表达量会增高。

③Ⅴ型胶原

Ⅴ型胶原在正常结缔组织中含量很少，存在于Ⅰ型胶原原纤维的中心，被认为是为原纤维发生提供模板,参与并影响Ⅰ型胶原纤维的聚合过程。体外研究表明,过多Ⅴ型胶原会抑制Ⅰ型胶原纤维的生长自聚过程。培养Ⅴ型胶原功能不良的纤维细胞,其所产生的Ⅰ型胶原纤维直径大于正常纤维细胞所产生的胶原纤维直径。这些研究显示,Ⅴ型胶原数量的多少或功能强弱直接影响Ⅰ型胶原纤维的直径大小。另外,体内动物实验发现Ⅴ型胶原在小直径Ⅰ型胶原纤维组成的损伤肌腹中持续高表达,而这些小直径纤维又与损伤修复肌腱的力学性能低下相关。所以抑制损伤肌健中Ⅴ型胶原的高表达可能有利于Ⅰ型胶原纤维的自聚,从而产生大直径的胶原纤维。

④其他型胶原

少量的非纤维性胶原也存在于肌腱中,Ⅵ型胶原局限于细胞外基质。Ⅻ和ⅩⅣ型胶原蛋白在Ⅰ型胶原与其他基质分子之间起着分子桥梁作用,在肌腱发育过程中发挥着重要作用。机械负荷导致原胶原mRNA上调和胶原合成的增加。胶原合成从静止时的1%提高到运动后的2%,在剧烈运动后2~3天内胶原合成仍在增加。原纤维是在活化的肌细胞中生成,具有前体结构,长度为30~60nm,这些前体被转移到细胞外基质中。原纤维中间体的横向融合导致原纤维的纵向和横向生长。原纤维的产生受小纤维胶原和蛋白多糖含量的调控。虽然所有这些过程都可能在没有胶原交联的情况下发生,但强健的肌腱组织的形成需要胶原大分子组件的转换,这些大分子组件是黏性的、坚固的和具备能量储存的。因此,胶原蛋白分子必须经过加工和修饰。据报道,不完全的胶原蛋白加工导致较小直径的原纤维在较弱的肌腱中形成。

至于观察到的纤维卷曲形状,有人认为只要在体肌腱原位张力足够高,多数纤维是完全可以伸直的,卷曲只是离体肌腱组织的特征,因为没有任何张力存在。在更微观的层次上,也观察到纤维卷曲,纤维卷曲被认为是一个减震器,具有缓冲作用。然而,这只对起连接作用的肌腱组织的原纤维是正确的,对腱鞘的原纤维则不是。据报道,腱鞘显示小而均匀的纤维,平行于波状走行,但是没有任何超微结构方面的卷曲,这是因为腱鞘不是一个减震器。此外,与撕裂组织相比,健康肌腱组织中这些卷曲的角度是不同的,在愈合过程中,角度明显增加,胶原纤维高度交叉。另外,载荷变化对卷曲程度与纤维排列有关。然而,在分子水平上,肌腱负重后没有观察到明显的结构变化,胶原骨架在张力过程中无变化。

胶原纤维通过交联相互连接,在拉伸过程中发挥重要作用,是老化的重要生物标志物。成熟的肌腱胶原纤维直径为1~500μm,弹性模量约为300MPa。

胶原交联是通过三价分子间的吡啶啉交联来实现的，这种交联稳定了胶原纤维的结构，从而促进了肌腱的特殊生物力学特性。不成熟的共价键以酶促反应形成交联，随后在胶原成熟过程中自发转化为更成熟的三价交联。进一步的交联是通过葡萄糖与胶原三螺旋的赖氨酸和精氨酸的非酶反应（又称美拉德反应）。这一过程导致肌腱组织中晚期糖基化终末产物（AGEs）的积累，其中研究最广泛的AGEs是戊糖苷素。戊糖苷素在人的老化髌腱中含量显著增加，因此，戊糖苷素被认为是肌腱老化的生物标志物。

1.1.2　弹性纤维

肌腱基质中存在不同数量的弹性纤维，占肌腱干重的1%～10%，这些纤维主要集中在IFM上，但也存在于纤维束中，特别是在细胞周围。弹性纤维具有高弹性、抗疲劳，能够储存和释放能量。在韧带中，弹性蛋白可以抵抗横向和剪切形变。

弹性纤维的核心是弹性蛋白，占ECM的2%，它对肌腱的弹性非常重要，为胶原蛋白提供强度和刚度。弹性蛋白有低刚度和高韧性的形变特性。除了肌腱组织，弹性蛋白还存在于其他具有高弹性恢复潜力的组织中，包括皮肤和血管。在弹性组织形成过程中，胶原蛋白沉积在预形成的微原纤维上，并通过交联进行稳定。成熟弹性纤维的直径为200～800nm，弹性模量为300～600kPa。肌腱组织中的弹性纤维在腱细胞周围密度较大，在细胞间密度较小（图1-2）。

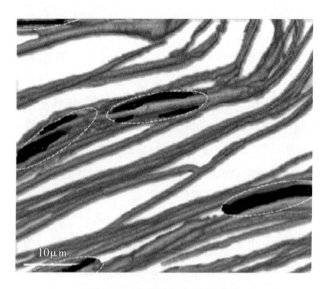

10μm

图1-2　弹性纤维三维重建图

注：弹性纤维组织（灰色），虚线圈出的是细胞核（黑色）。

此外，elaunin也是肌腱弹性纤维的组成部分。它在弹性蛋白沉积后形成。在指深屈肌腱（FDP）的承受压力区发现了大小约为12nm的微原纤维。肌腱中含有水分，约占60%～80%的肌腱湿重，是不可忽视的一部分。水会影响这些组织的黏弹性功能。有报道称，在力学试验前通过渗透改变肌腱的含水量，可以得到循环加载过程中黏弹性响应的不同结果。此外，一项研究使用MRI测出了当水从肌腱核心向承受负荷的肌腱边缘重新分布时的水扩散系数。

1.2　非胶原成分

肌腱的ECM的非胶原成分主要包括蛋白聚糖、糖胺聚糖和糖蛋白。

1.2.1　蛋白聚糖

蛋白聚糖是蛋白质和粘多糖以共价键连接所构成的复合糖，一般多糖含量高于蛋白质。它是结缔组织的主要成分之一，由结缔组织特化细胞、纤维细胞、软骨细胞产生。肌腱中有多种蛋白聚糖，包括多聚蛋白聚糖和多种较小的富含亮氨酸的蛋白聚糖。蛋白聚糖和它的组成成分粘多糖能影响肌腱的生理过程，包括离子转运、保存水分、营养素扩散、连接细胞质、抵抗压力、隔离生长因子和基质中的酶。动物研究表明，二聚糖在肌腱生长中具有结构和信号角色，二聚糖和Ⅵ型胶原在肌腱生长中有表达。

蛋白聚糖种类繁多，分类根据为它们的大小和侧链的性质。较大的蛋白聚糖有aggrecan、lubricin和versican；小的蛋白聚糖有decorin、biglycan、纤维调节素和lumican。此外，还有小富含亮氨酸重复蛋白聚糖（SLRP），包括decorin、biglycan、纤维调节素和lumican。在肌腱ECM病变中，有典型的硫酸软骨素、硫酸皮肤素、硫酸肝素和硫酸角蛋白。蛋白聚糖负责组织水合作用和肌腱的黏弹性功能，特别是decorin负责水合作用，fibromodulin和lumican的水合作用较弱。在纤维形成过程中，decorin和fibromodulin与Ⅻ型胶原的结合也很重要。此外，肌腱的力学性能依赖于fibromodulin和lumican的表达，研究表明，肌腱刚度与不同体重小鼠的fibromodulin和lumican有关，缺少其中一个或两个都会影响肌腱刚度。研究表明，fibromodulin是一个关键的调节剂，而lumican是肌腱强度的次调节剂。在fibromodulin缺失的情况下，小直径的胶原原纤维不成比例地增加和大直径的胶原原纤维的不成熟发育被认为是肌腱力学性能降低的潜在原因之一。

基因敲除的大鼠研究表明，核心蛋白聚糖、纤调蛋白聚糖、基膜聚糖基因缺失，或纤调蛋白聚糖和基膜聚糖基因都缺失会造成不正常的胶原原纤维和原纤维束形态改变。表明这些蛋白聚糖在胶原原纤维形成和成熟过程中具有重要作用。多聚蛋白聚糖（aggrecan）和二聚糖（biglycan）在肌腱早期康复中会增加，损伤肌腱中其他蛋白聚糖的变化也与正常和康复中的肌腱不同。纤连蛋白和腱调蛋白（tenascin-C）在肌腱修复过程中促进纤维母细胞迁移和对纤维细胞黏附具有重要作用。另外有基因研究表明，tenascin-C变异的基因与跟腱损伤，纤维蛋白表达的增加有关，可能对肌腱病的病原性基质重塑有作用。

1.2.2 糖胺聚糖

糖胺聚糖是肌腱中最丰富的非纤维蛋白，占肌腱干重的5%。糖胺聚糖是一类糖蛋白，由一个核心蛋白附着在一条或多条多糖链上组成。这些侧链被称为糖胺聚糖（GAG）侧链，带负电荷，可以吸引水进入肌腱。糖胺聚糖是基质的主要成分，散布在肌腱层的原纤维、纤维和束之中。肌腱中最丰富、特征最明显的糖胺聚糖是核心蛋白聚糖（decorin），占糖胺聚糖总含量的80%。Decorin是一种小富含亮氨酸重复蛋白聚糖（SLRPs），它由一个马蹄形的核心蛋白组成，并与单一的软骨素或硫酸皮肤素侧链相连。核心蛋白在胶原原纤维上有一个特定的结合位点，并能通过侧链与邻近胶原原纤维结合，形成纤维间桥。在束和IFM中都发现了decorin。decorin与SLRP二聚糖（biglycan）共享其纤丝结合位点，后者包含几个硫酸软骨素侧链。Ⅱ类SLRPS lumican和纤维调节蛋白含有硫酸角质素侧链，共享一个纤维结合位点，这与decorin和二聚糖（biglycan）所使用的不同（图1-3）。

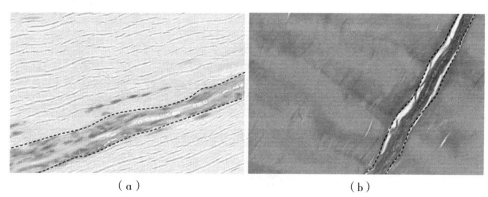

（a）　　　　　　　　　　　　　　　　　　（b）

图1-3　糖胺聚糖组织学图像

注：图（a）为肌腱纵切的组织学图像显示糖胺聚糖（深灰色），这些糖胺聚糖在IFM中富集（用虚线包围）；图（b）为组织学图像显示弹性蛋白（浅黑色），主要局限于IFM（用虚线包围）。

已经证实，SLRPs在肌腱的发展中起关键作用，它们调节胶原纤维的发生。特异性的SLRPs被认为在这一过程中具有独特的、时间依赖性的作用。biglycan和lumican在发育的早期调节纤维的发生，而decorin和纤维调节蛋白在发育和成熟的后期发挥主要作用。有研究认为，SLRPs（特别是decorin）可能通过纤维间桥在不连续的胶原纤维间传递载荷，从而直接影响成熟肌腱的力学性能。单独来看，这些纤维间桥很弱，但是当它们结合在一起时，它们可能达到足够的强度来实现力的传递。也有研究表明，decorin可能促进原纤维之间的滑动，而不是在原纤维之间传递力。其他对肌腱中糖胺聚糖的研究较少，包括lubricin和versican。润滑蛋白（lubricin或PRG4）是一种分子量大的糖胺聚糖，定位于肌腱表面、IFM和肌腱的压力区域。它能提供润滑，允许在肌腱表面滑动，也可以促进相邻肌束之间的滑动。Versican也是一种大分子量糖胺聚糖，在IFM中优先表达，特别是在细胞外区。它与弹性纤维相互作用，因此可能有助于IFM的结构特性，但其在肌腱中的确切作用尚未确定。已经证明，糖胺聚糖沿肌腱纵轴的分布是不同的，其中，SLRPs在张力中物质区域的丰度最高，而在受到压力的肌腱区域，与软骨相关的糖胺聚糖（aggrecan、biglycan、lubricin）占主导地位。SLRPs在肌腱张力区域的优势可能与它们在胶原纤维形成中的作用有关，而在压力区域的软骨相关糖胺聚糖的丰度较高，可以将水吸引到肌腱中，使其能够抵抗压迫。

1.2.3　糖蛋白

基质中粘多糖蛋白是一种糖蛋白，可与基质内细胞结合，对细胞的存活、形态、黏着、伸展、迁移、增殖、分化有直接影响。目前已经发现的可与细胞外基质结合的糖蛋白已有十余种，其中，纤粘连蛋白（Fibronectin，FN）、层粘连蛋白（Laminin，LN）和腱生蛋白（Tenascin，TN）研究最为深入。这类物质在肌腱损伤修复中表达发生变化。腱生蛋白C（Tenascin-C），由6个亚基组成，N端的肽链间交联区域结合在一起，它在肌腱承受高强度的区域占主导地位。Tenascin-C对机械刺激敏感，其表达水平受机械载荷的调节，在维持肌腱组织三维结构形态和弹性方面具有重要作用。Tenascin-C并非只存在于肌腱，它也存在于骨骼和平滑肌中。

1.3　无机成分

在ECM中还有0.2%的无机成分，如铜、锰、钙等。钙是浓度最高的无机金属，在骨腱结合部的发生和发展中扮演着重要角色，铜是一种微量元素，在胶原蛋白交联中起作用，锰在ECM的合成中是酶促反应需要的重要分子。

2 细胞

肌腱中有两种不同的细胞群体，一是位于纤维束内、胶原纤维之间的腱细胞（tenocytes），二是位于纤维束间的IFM细胞（束间细胞）。腱细胞具有细长的形态和复杂的细胞质结构，通过缝隙连接连接相邻的细胞。束间细胞密度更高，呈卵圆形（图1-4）。束间缝隙包含成纤维细胞、祖细胞和血管细胞。研究表明，IFM细胞群可能比束内的tenocytes更具有代谢活性。

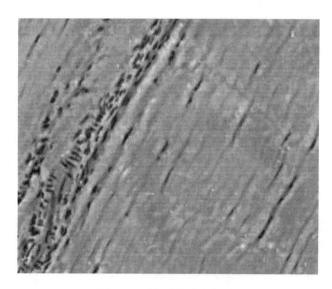

图1-4 腱细胞和束间细胞

注：经HE染色的肌腱纵切图像，显示了肌腱细胞（点状）形态的差异：腱细胞呈长梭形，束间细胞呈卵圆形。

2.1 腱细胞

腱细胞是分泌和建立细胞外基质及其成分的重要结构。这些细胞在形态上长而纤细，与成纤维细胞相似。它们是特化的成纤维细胞，如图1-5所示的tenocyte和tenoblasts的形态。

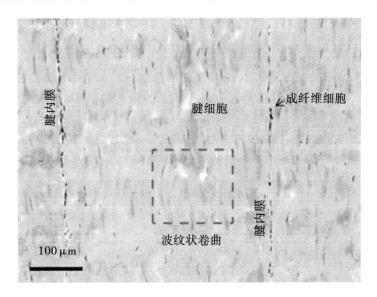

图1-5　肌腱组织H&E染色显示不同肌腱细胞（100×）

注：成纤维细胞（tenoblasts）呈纺锤形，较圆；腱细胞（tenocytes）呈梭形，较长；虚线正方形中显示的是波纹状卷曲的胶原纤维。

在肌腱的纵向方向上，成行排列的是腱细胞。通过缝隙连接的薄层细胞质可以实现细胞间的通信。成纤维细胞（tenoblasts）是不成熟的腱细胞或者是腱细胞的前体。tenoblasts主要位于腱内膜和腱鞘上，呈纺锤形，与腱细胞相比，它们比较圆。tenoblasts含有大量的胞质细胞器，具有较高的代谢活性。年轻的tenoblasts和tenocyte的核—细胞质比值是相似的，但是随着年龄的增长，这个比值会增加。换句话说，在衰老的tenoblasts中，细胞核几乎完全占据了细胞质。腱细胞的形态不仅会随着年龄的增长而改变，还会由于机械载荷的作用而改变。大鼠跟腱在机械载荷作用下表现出异常的细胞形态，这些细胞核—质比增高，细胞变圆，类似于老化的细胞。此外，如果不断增加载荷，就可以检测到单个腱细胞的破坏载荷和拉断伸长等生物力学特性。研究发现，单个腱细胞最大负载是0.9±0.2μN，拉断伸长率是86±24μm。

典型的腱细胞表面标记物包括腱调节蛋白（tenomodulin），这是一种跨膜糖蛋白，能调节细胞增殖，并在胶原原纤维的成熟中发挥关键作用。例如，丢失腱调节蛋白的基因小鼠表现出腱细胞密度的降低，而肌腱组织中的胶原纤维的最大直径显著增加。在肌腱发育的各个阶段，该转录因子被用于识别肌腱细胞，并且作用于胶原合成。

此外，还有一些本质上是血管的外周细胞，它们将血液输送到肌腱细胞。与肌肉相比，肌腱的血管供应要低得多，这与肌肉的代谢活动明显高于肌腱有关。因此，离体的肌腱在外观上是白色和有光泽的，而肌肉呈现红色。此外，与肌腱本身相比，骨腱附着点血管更丰富。肌腱有稍许的血管，分布在肌腱周围的组织上，如腱鞘或肌腱相关的脂肪组织，通过侧重方式提供更多的血供。肌腱内的血管小而薄，而腱鞘内的血管在大小和形态上都是正常的。

腱鞘中的滑膜细胞和滑膜襞细胞是肌腱组织中另一种类型的细胞。对于滑膜襞细胞，有两种细胞类型，A细胞产生透明质酸，充当润滑剂并负责吞噬作用；而B细胞主要合成蛋白质并具有吞噬能力。从形态上看，A细胞与巨噬细胞相似，呈花椰菜样外观，有许多胞浆突起；而B细胞及其突起较细，倾向于滑膜的长轴方向。在不同的滑膜中，A细胞和B细胞的比例不同。以膝关节为例，它是一个大型的力学负载区域，关节受到磨损的几率很大，因此，A细胞在这类肌腱和韧带中占主导地位。

2.2 肌腱干细胞

据报道，人类肌腱中存在一群具有分化潜能的细胞——肌腱干细胞。这些肌腱干细胞位于肌腱的ECM中，研究发现，二聚糖（biglycan）和纤维调节蛋白（fibromodulin）在形成相应的干细胞表观方面至关重要。肌腱干细胞不仅可以从人类肌腱中分离和鉴定，还可以从兔子、大鼠和小鼠中分离和鉴定。肌腱干细胞具有其他成熟干细胞的一般特征。它们形成菌落，能够自我更新，能够分化成多种细胞类型。当拉伸幅度达到4%时，它们可分化为腱细胞，而拉伸幅度达到8%时，则可诱导分化为软骨细胞、骨细胞或脂肪细胞。然而，与间充质干细胞（MSCs）相比，在相同条件下，肌腱干细胞能够表达更多的与腱分化相关的mRNA。例如，肌腱干细胞比间充质干细胞表达更多的腱调蛋白（tenomodulin）、Scx、Ⅰ型胶原、decorin和biglycan。因此，肌腱干细胞在肌腱组织工程领域的应用非常广泛。

3 生长因子

3.1 转化生长因子

生长因子在肌腱稳态和肌腱愈合中发挥关键作用。转化生长因子（TGF-β）是一种胎盘衍生物，它可以刺激成纤维细胞增殖，刺激趋化作用，促进血管生成，调节包括胶原在内的广泛的基质蛋白转录。TGF-β家族是分泌肽类，包含TGF-β同分异构体（TGF-β1、2、3）、激活素和骨形态形成蛋白（BMP）3种。有报道称，TGF-β可与其他生长因子，如血管内皮生长因子（VEGF）和肝细胞生长因子（HGF）相互作用，这些生长因子的存在或缺失直接影响了TGF-β的作用。此外，TGF-β还与血小板衍生生长因子（PDGF）存在相互作用，在PDGF存在的情况下，腱细胞中TGF-β的生成显著减少。TGF-β家族参与创面愈合，并通过Smads和Scx诱导胶原生成。在运动过程中，TGF-β1在胶原表达升高之前被上调，结缔组织生长因子（CTGF）也被上调。TGF-β能够诱导体外肌腱细胞产生Ⅰ型胶原，Jorge的离体研究显示，拉伸力能上调TGF-β1 mRNA的转录，进而刺激Ⅰ型胶原基因的表达。

3.2　胰岛素样生长因子1

肌腱中另一个重要的生长因子是胰岛素样生长因子1（IGF-1）。IGF-1是一种有胰岛素活性的生长因子，但不受抗胰岛素抗体抑制，与胰岛素的结构相似。IGF-1是一种有助于细胞分化和胶原合成的刺激因子。研究发现，IGF-1用于离体肌腱时，肌腱中的蛋白质合成加速。此外，有研究表明，短期训练可诱导大鼠跟腱中IGF-1的表达。Heinemeier把SD大鼠后肢先悬浮，再解除后肢悬浮，进行正常生活。发现悬浮7天的大鼠跟腱中Ⅰ和Ⅱ型胶原、TGF-β1、结缔组织生长因子（CTGF）的mRNA的水平没有改变，跟腱中IGF-1亚型悬浮7天后显著增加。对骨骼肌的长期拉伸实验发现，IGF-1不仅表达量受到拉伸刺激的调控，而且存在多种变异体形式，其中一种对力刺激敏感，只在拉伸作用下产生，命名为力学生长因子（Mechano Growth Factor，MGF）。重新负载后，肌腱中胶原的表达比原来增加了2倍，去负载的肌腱没有减少胶原和胶原诱导因子的表达量。

3.3　血小板衍生生长因子

血小板衍生生长因子（PDGF）也由腱细胞产生，特别是在伤口愈合过程中。其异构体之一，PDGF-β参与细胞分裂和基质合成，并被报道是肌腱撕裂愈合过程的第一个触发器。PDGF与IGF-1的相互作用至关重要，如果没有这种相互作用，PDGF的效率会显著降低。因此，PDGF被认为可以加速IGF-1的合成并上调IGF受体。另外已有研究表明，TGF-β载体的存在可以降低PDGF在基质合成方面的作用。

3.4 血管内皮生长因子

血管内皮生长因子（VEGF）在健康的肌腱组织含量很少，因为健康肌腱是无血管的。然而，在肌腱愈合期间，VEGF非常重要。研究发现，与健康肌腱相比，跟腱断裂时VEGF浓度增加。在慢性退行性肌腱中，VEGF也有高表达。

3.5 生长分化因子-5

生长分化因子-5（GDF-5）对肌腱稳态也很重要，缺乏GDF-5的小鼠，跟腱的ECM中胶原减少40%。GDF-5缺陷小鼠容易出现软骨发育不良，这种疾病与肌腱和韧带松弛，进而引起的踝关节和膝关节习惯性脱位有关。

3.6 结缔组织生长因子

机械力，例如拉伸、剪切力、静态压力可能是结缔组织生长因子（CTGF）表达升高的因素。较高的静态压力不但上调CTGF表达，而且细胞外基质蛋白（Ⅰ、Ⅳ型胶原，层粘连蛋白）的表达也增高。

在本章中，我们介绍了肌腱的分层结构、ECM成分和细胞，并对其具体解剖结构及其功能作了简要的讨论。

参考文献

［1］Dyment N A, Galloway J L. Regenerative biology of tendon: mechanisms for renewal and repair［J］. Current molecular biology reports, 2015, 1（3）: 124-131.

［2］Nourissat G, Berenbaum F, Duprez D. Tendon injury: from biology to tendon repair［J］. Nature Reviews Rheumatology, 2015, 11（4）: 223-233.

［3］Gaida J E, Bagge J, Purdam C, et al. Evidence of the TNF-alpha system in the human Achilles tendon: expression of TNF-alpha and TNF receptor at both protein and mRNA levels in the tenocytes［J］. Cells Tissues Organs, 2012, 196（4）: 339-352.

［4］Heinemeier K M, Lorentzen M P, Jensen J K, et al. Local trauma in human patellar tendon leads to widespread changes in the tendon gene expression［J］. Journal of applied physiology, 2016, 120（9）: 1000-1010.

［5］Arnoczky S P, Lavagnino M, Egerbacher M. The mechanobiological aetiopathogenesis of tendinopathy: is it the over-stimulation or the under-stimulation of tendon cells? ［J］. International journal of experimental pathology, 2007, 88 （4）: 217-226.

［6］Vu T H, Werb Z. Matrix metalloproteinases: effectors of development and normal physiology ［J］. Genes & development, 2000, 14 （17）: 2123-2133.

［7］Kjaer M. Role of extracellular matrix in adaptation of tendon and skeletal muscle to mechanical loading ［J］. Physiological reviews, 2004, 84 （2）: 649-698.

［8］Arnoczky S P, Lavagnino M, Egerbacher M et al. Matrix metalloproteinase inhibitors prevent a decrease in the mechanical properties of stress-deprived tendons: an in vitro experimental study ［J］. The American journal of sports medicine, 2007, 35 （5）: 763-769.

［9］Davis M E, Gumucio J P, Sugg K B, et al. MMP inhibition as a potential method to augment the healing of skeletal muscle and tendon extracellular matrix ［J］. Journal of applied physiology, 2013, 115 （6）: 884-891.

［10］Kannus P. Structure of the tendon connective tissue ［J］. Scand J Med Sci Sports, 2000, 10 （6）: 312-320.

［11］Tsuzaki M, Yamauchi M, Banes A J. Tendon collagens: extracellular matrix composition in shear stress and tensile components of flexor tendons ［J］. Connective tissue research, 1993, 29 （2）: 141-152.

［12］Waggett A D, Ralphs J R, Kwan A P, et al. Characterization of collagens and proteoglycans at the insertion of the human Achilles tendon ［J］. Matrix biology: journal of the International Society for Matrix Biology, 1998, 16 （8）: 457-470.

［13］Neame P J, Kay C J, McQuillan D J, et al. Independent modulation of collagen fibrillogenesis by decorin and lumican ［J］. Cellular and molecular life sciences: CMLS, 2000, 57 （5）: 859-863.

［14］Sodersten F, Hultenby K, Heinegard D, et al. Immunolocalization of collagens （ I and III ） and cartilage oligomeric matrix protein in the normal and injured equine superficial digital flexor tendon ［J］. Connective tissue research, 2013, 54 （1）: 62-69.

［15］Yanagishita M. Function of proteoglycans in the extracellular matrix ［J］. Acta pathologica japonica, 1993, 43 （6）: 283-293.

［16］Yoon J H, Halper J. Tendon proteoglycans: biochemistry and function ［J］. J Musculoskelet Neuronal Interact, 2005, 5（1）: 22-34.

［17］Harvie P, Ostlere S J, Teh J, et al. Genetic influences in the aetiology of tears of the rotator cuff. Sibling risk of a full-thickness tear ［J］. The Journal of bone and joint surgery British volume, 2004, 86（5）: 696-700.

［18］Moreno M, Munoz R, Aroca F, et al. Biglycan is a new extracellular component of the Chordin-BMP4 signaling pathway ［J］. The EMBO journal, 2005, 24（7）: 1397-1405.

［19］Lechner B E, Lim J H, Mercado M L, et al. Developmental regulation of biglycan expression in muscle and tendon ［J］. Muscle & nerve, 2006, 34（3）: 347-355.

［20］Chakravarti S. Functions of lumican and fibromodulin: lessons from knockout mice ［J］. Glycoconj J, 2002, 19（4-5）: 287-293.

［21］Trebaul A, Chan E K, Midwood K S. Regulation of fibroblast migration by tenascin-C ［J］. Biochemical Society transactions, 2007, 35（4）: 695-697.

［22］Mokone G G, Gajjar M, September A V, et al. The guanine-thymine dinucleotide repeat polymorphism within the tenascin-C gene is associated with achilles tendon injuries ［J］. The American journal of sports medicine, 2005, 33（7）: 1016-1021.

［23］Riley G P, Harrall R L, Cawston T E, et, al. Tenascin-C and human tendon degeneration ［J］. Am J Pathol, 1996, 149（3）: 933-943.

［24］Wren T A, Beaupre G S, Carter D R. Mechanobiology of tendon adaptation to compressive loading through fibrocartilaginous metaplasia ［J］. J Rehabil Res Dev, 2000, 37（2）: 135-143.

［25］Lui P P, Chan L S, Lee Y W, et al. Sustained expression of proteoglycans and collagen type III/type I ratio in a calcified tendinopathy model ［J］. Rheumatology（Oxford）, 2010, 49（2）: 231-239.

［26］Qiu Y W, Zhu L W, Zhang X, et al. The effects of insulin-like growth factor 1 and transforming growth factor beta-3 at various concentration on tenocyte survival and collagen formation ［J］. Zhonghua wai ke za zhi ［Chinese journal of surgery］, 2012, 50（8）: 744-747.

[27] Perr Jagaha. Mechanical stretch modulates TGF-β1 andα1（Ⅰ）collagen expression in fetal human intestinal smooth muscle cells [J]. American Physiological Society, 1999: 1074-1080.

[28] Heinemeier K M, Olesen J L, Haddad F, et al. Effect of unloading followed by reloading on expression of collagen and related growth factors in rat tendon and muscle [J]. Journal of applied physiology, 2009, 106（1）: 178-186.

[29] Grant T M, Thompson M S, Urban J, et al. Elastic fibers are broadly distributed in tendon and highly localized around tenocytes [J]. J Anat, 2013, 222: 573-579.

[30] Banos C C, Thomas A H, Kuo C K. Collagen fibrillogenesis in tendon development: current models and regulation of fibril assembly [J]. Birth Defects Res Part C, 2008, 84: 228-244.

[31] Barnard K, Light N D, Sims T J, Bailey A J. Chemistry of the collagen cross-links. Origin and partial characterization of a putative mature crosslink of collagen [J]. Biochem J, 1987, 244: 303-309.

[32] Benjamin M, McGonagle D. Entheses: tendon and ligament attachment sites [J]. Scand J Med Sci Sports, 2009, 19: 520-527.

[33] Birch HL. Tendon matrix composition and turnover in relation to functional requirements [J]. Int J Exp Pathol. 2007, 88: 241-248.

[34] Canty E G, Kadler K E. Procollagen trafficking, processing and fibrillogenesis [J]. J Cell Sci, 2005, 118: 1341-1353.

[35] Connizzo B K, Yannascoli S M, Soslowsky L J. Structure-function relationships of postnatal tendon development: a parallel to healing [J]. Matrix Biol. 2013, 32: 106-116.

[36] Dyment N, Galloway J. Regenerative biology of tendon: mechanisms for renewal and repair [J]. Curr Mol Biol Rep, 2015, 1: 124-131.

[37] Ezura Y, Chakravarti S, Oldberg Å, et al. Differential expression of lumican and fibromodulin regulate collagen fibrillogenesis in developing mouse tendons [J]. J Cell Biol, 2000, 151: 779-788.

[38] Funakoshi T, Schmid T, Hsu H P, et al. Lubricin distribution in the goat infraspinatus tendon: a basis for interfascicular lubrication [J]. J Bone Joint Surg, 2008, 90: 803-814.

［39］Grant T M, Thompson M S, Urban J, et al. Elastic fibres are broadly distributed in tendon and highly localized around tenocytes ［J］. J Anat, 2013, 222: 573-579.

［40］Henninger H B, Valdez W R, Scott S A, et al. Elastin governs the mechanical response of medial collateral ligament under shear and transverse tensile loading ［J］. Acta Biomater, 2015, 25: 304-312.

［41］Isogai Z, Aspberg A, Keene D R, et al. Versican interacts with fibrillin-1 and links extracellular microfibrils to other connective tissue networks ［J］. J Biol Chem, 2002, 77: 4565-4572.

［42］Järvinen TAH, Jo' zsa L, Kannus P, et al. Mechanical loading regulates the expression of tenascin-C in the myotendinous junction and tendon but does not induce de novo synthesis in the skeletal muscle ［J］. J Cell Sci, 2003, 116: 857-866.

［43］Kadler K E, Hojima Y, Prockop D J. Collagen fibrils in vitro grow from pointed tips in the C- to N-terminal direction ［J］. Biochem J, 1990, 268: 339-343.

［44］Kastelic J, Galeski A, Baer E. The multicomposite structure of tendon ［J］. Connect Tissue Res, 1978, 6: 11-23.

［45］Kielty C M, Sherratt M J, Shuttleworth C A. Elastic fibres ［J］. J Cell Sci, 2002, 115: 2817-2828.

［46］Kjaer M. Role of extracellular matrix in adaptation of tendon and skeletal muscle to mechanical loading ［J］. Physiol Rev, 2004, 84: 649-698.

［47］Kjaer M, Langberg H, Heinemeier K, et al. From mechanical loading to collagen synthesis, structural changes and function in human tendon ［J］. Scand J Med Sci Sports, 2009, 19: 500-510.

［48］Knudsen A B, Larsen M, Mackey A L, et al. The human myotendinous junction: an ultrastructural and 3D analysis study ［J］. Scand J Med Sci Sports, 2015, 25: 116-123.

［49］Kohrs R T, Zhao C, Sun Y L, et al. Tendon fascicle gliding in wild type, heterozygous, and lubricin knockout mice ［J］. J Orthop Res, 2011, 29: 384-389.

［50］McNeilly C M, Banes A J, Benjamin M, et al. Tendon cells in vivo form a three dimensional network of cell processes linked by gap junctions ［J］. J

Anat, 1996, 189: 593-600.

[51] Rees S G, Dent C M, Caterson B. Metabolism of proteoglycans in tendon [J]. Scand J Med Sci Sports, 2009, 19: 470-478.

[52] Rigozzi S, Müller R, Stemmer A, et al. Tendon glycosaminoglycan proteoglycan sidechains promote collagen fibril sliding-AFM observations at the nanoscale [J]. J Biomech, 2013, 46: 813-818.

[53] Riley G. The pathogenesis of tendinopathy. A molecular perspective [J]. Rheumatology, 2004, 43: 131-142.

[54] Ritty T M, Roth R, Heuser J E. Tendon cell array isolation reveals a previously unknown fibrillin-2-containing macromolecular assembly [J]. Structure, 2003, 11: 1179-1188.

[55] Smith R K W, Zunino L, Webbon P M, et al. The distribution of Cartilage Oligomeric Matrix Protein (COMP) in tendon and its variation with tendon site, age and load [J]. Matrix Biol, 1997, 16: 255-271.

[56] Södersten F, Hultenby K, Heinegård D. et al. Immunolocalization of collagens (I and III) and cartilage oligomeric matrix protein in the normal and injured equine superficial digital flexor tendon [J]. Connect Tissue Res. 2013, 54: 62-69.

[57] Spiesz E M, Thorpe C T, Chaudhry S, et al. Tendon extracellular matrix damage, degradation and inflammation in response to in vitro overload exercise [J]. J Orthop Res, 2015, 33: 889-897.

[58] Sun Y L, Wei Z, Zhao C, et al. Lubricin in human achilles tendon: the evidence of intratendinous sliding motion and shear force in achilles tendon [J]. J Orthop Res. 2015, 33: 932-937.

[59] Svensson L, Aszódi A, Heinegård D. et al. Cartilage oligomeric matrix protein-deficient mice have normal skeletal development [J]. Mol Cell Biol, 2002, 22: 4366-4371.

[60] Thorpe C T, Birch H L, Clegg P D, et al. The role of the non-collagenous matrix in tendon function [J]. Int J Exp Pathol, 2013, 94: 248-259.

[61] Thorpe C T, Chaudhry S, Lei II, et al. Tendon overload results in alterations in cell shape and increased markers of inflammation and matrix degradation [J]. Scand J Med Sci Sports, 2015, 25: 381-391.

［62］Thorpe C T, Udeze C P, Birch H L, et al. Specialization of tendon mechanical properties results from interfascicular differences［J］. J R Soc Interface, 2012, 9: 3108-3117.

［63］Zhang G, Chen S, Goldoni S, et al. Genetic evidence for the coordinated regulation of collagen fibrillogenesis in the cornea by decorin and biglycan［J］. J Biol Chem, 2009, 284: 8888-8897.

［64］Abraham T, Fong G Scott A. Second harmonic generation analysis of early Achilles tendinosis in response to in vivo mechanical loading［J］. BMC Musculoskelet. Disord, 2011: 12, 26.

［65］Baldwin, A.K., Simpson, A., Steer, R. et al. Elastic fibres in health and disease［J］. Expert Rev. Mol. Med, 2013, 15: 1-30.

［66］Bell R, Taub P, Cagle P, et al. Development of a mouse model of supraspinatus tendon insertion site healing［J］. J. Orthop. Res, 2015, 33: 25-32.

［67］Buschmann J, Meier Buergisser G, Bonavoglia E, et al. Cellular response of healing tissue to DegraPol tube implantation in rabbit Achilles tendon rupture repair: an in vivo histomorphometric study［J］. J. Tissue Eng. Regen. Med, 2013, 7: 413-420.

［68］Buschmann J, Puippe G, Meier Buergisser G, et al. Correspondence of high-frequency ultrasound and histomorphometry of healing rabbit Achilles tendon tissue［J］. Connect. Tissue Res, 2014, 55: 123-131.

［69］Docheva D, Mueller S A, Majewski M et al. Biologics for tendon repair［J］. Adv. Drug Deliv. Rev, 2015, 84: 222-239.

［70］Kahn C J F, Dumas D, Arab-Tehrany E, et al. Structural and mechanical multi-scale characterization of white New-Zealand rabbit Achilles tendon［J］. J. Mech. Behav. Biomed. Mater, 2013, 26: 81-89.

［71］Killian M L, Cavinatto L, Galatz L M, et al. The role of mechanobiology in tendon healing［J］. J. Shoulder Elb. Surg, 2012, 21: 228-237.

［72］Kohler, J, Popov C, Klotz B, et al. Uncovering the cellular and molecular changes in tendon stem/progenitor cells attributed to tendon aging and degeneration［J］. Aging Cell, 2013, 12: 988-999.

［73］Legerlotz K, Riley G P, Screen H R C. GAG depletion increases the stress-relaxation response of tendon fascicles, but does not influence recovery［J］. Acta Biomater, 2013, 9: 6860-6866.

[74] Li Y, Fessel G, Georgiadis M, et al. Advanced glycation end-products diminish tendon collagen fiber sliding [J]. Matrix Biol, 2013, 32: 169-177.

[75] Magnan B, Bondi M, Pierantoni S, et al. The pathogenesis of Achilles tendinopathy: a systematic review [J]. Foot Ankle Surg, 2014, 20: 154-159.

[76] Masic A, Bertinetti L, Schuetz R, et al. Observations of multiscale, stress-induced changes of collagen orientation in tendon by polarized Raman spectroscopy [J]. Biomacromolecules, 2011, 12: 3989-3996.

[77] Meier Buergisser G, Buschmann J. History and performance of implant materials applied as peritendinous antiadhesives [J]. J. Biomed. Mater. Res. B Appl. Biomater, 2014, 103: 212-228.

[78] Mifune Y, Matsumoto T, Ota S, et al. Therapeutic potential of anterior cruciate ligament-derived stem cells for anterior cruciate ligament reconstruction [J]. Cell Transplant, 2012, 21: 1651-1665.

[79] Nourissat G, Houard X, Sellam J, et al. Use of autologous growth factors in aging tendon and chronic tendinopathy [J]. Front. Biosci, 2013, 5: 911-921.

[80] Riggin C N, Sarver J J, Freedman B R, et al. Analysis of collagen organization in mouse achilles tendon using high-frequency ultrasound imaging [J]. J. Biomech. Eng, 2014: 136.

[81] Rui Y F, Lui P P Y, Li G, et al. Isolation and characterization of multipotent rat tendon-derived stem cells [J]. Tissue Eng, 2010, 16: 1549-1558.

[82] Rutter K, Sell D R, Fraser N et al. Green tea extract suppresses the age-related increase in collagen crosslinking and fluorescent products in C57BL/6 mice [J]. Int. J. Vitam. Nutr. Res, 2013, 73: 453-460.

[83] Stange R, Sahin H, Wieskotter B, et al. In vivo monitoring of angiogenesis during tendon repair: a novel MRIbased technique in a rat patellar tendon model [J]. Knee Surg. Sports Traumatol. Arthrosc, 2014, 23: 2433-2439.

[84] Tagliafico A, Michaud J, Capaccio E, et al. Ultrasound demonstration of distal biceps tendon bifurcation: normal and abnormal findings [J]. Eur. Radiol, 2010, 20: 202-208.

[85] Tan Q, Lui P P Y, Rui Y F, et al. Comparison of potentials of stem cells isolated from tendon and bone marrow for musculoskeletal tissue engineering [J]. Tissue Eng, 2012, 18: 840-851.

［86］Thorpe C T, Stark R J F, Goodship A E, et al. Mechanical properties of the equine superficial digital flexor tendon relate to specific collagen cross-link levels ［J］. Equine Vet. J, 2010, 42: 538-543.

［87］Thorpe C T, Udeze C P, Birch H L, et al. Specialization of tendon mechanical properties results from interfascicular differences ［J］. J. R. Soc. Interface, 2012, 9: 3108-3117.

［88］Van Sterkenburg M N, Van Dijk C N. Mid-portion Achilles tendinopathy: why painful? An evidence-based philosophy ［J］. Knee Surg. Sports Traumatol. Arthrosc, 2011, 19: 1367-1375.

［89］Willberg L, Sunding K, Forssblad M, et al. Sclerosing polidocanol injections or arthroscopic shaving to treat patellar tendinopathy/jumper's knee? A randomised controlled study ［J］. Br. J. Sports Med, 2011, 45: 411-415.

［90］Zhang J, Wang J H C. Mechanobiological response of tendon stem cells: implications of tendon homeostasis and pathogenesis of tendinopathy ［J］. J. Orthop. Res, 2010, 28: 639-643.

第二章 肌腱病

肌腱病是由于多种病理过程导致组织完整性丧失，以及部分或全部组织破裂而造成的综合病症。肌腱病的发病机制还不完全清楚，外部因素主要有运动、药物滥用或日常活动等导致的高机械力学负荷，这些原因会导致局部温度过高、缺氧、氧化应激、细胞凋亡等。有报道称，完全没有负荷也会改变肌腱基质，与肌腱受到超载负荷类似。应力隔离的肌腱（完全卸载负荷）表现出肌腱组织机械性能的下降，组织学上发现细胞和ECM的典型变化。内在因素主要有年龄、性别、体重、解剖变异、全身性疾病、遗传学、血型等，这些因素在肌腱病的产生中也起着不可忽视的作用。

1 分类

1.1 肌腱病

"肌腱病"（Tendinopathy）一词是一个广义的术语，是肌腱的潜在病理和功能障碍的统称。它包括在肌腱中发现的微观和宏观的异常，并且几种病理条件同时存在于肌腱结构中。

1.2 肌腱变性

肌腱变性（Tendinosis）被定义为一种没有炎症的退行性疾病。它是一种失败的愈合反应，肌腱细胞外基质（ECM）的变性和合成之间的不平衡。从宏观上看，肌腱发生黏液样变性，区域变软，白色外观变暗为灰褐色。组织学上表现为胶原组成异常，胶原纤维紊乱，长度不均匀，直径变小，特别是Ⅲ型与Ⅰ型胶原比例高于正常。肌腱组织细胞密度增加，细胞变圆、新陈代谢活跃（图2-1）。血管长入和新生血管的发生率增加，肌腱原纤维间糖胺聚糖（GAGs）增加，有时还存在肌腱钙化。一般来说，这些特征支持了肌腱获得软骨表型的观点，这可能是由于负荷改变导致的细胞分化障碍。

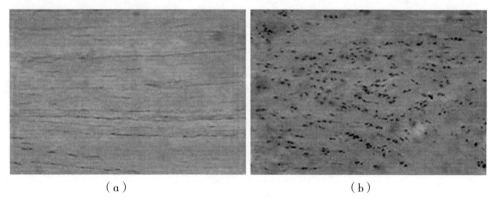

（a）　　　　　　　　　　　　　　　　（b）

图2-1　肌腱组织学图像（HE染色）

注：图（a）为正常，图（b）为病变肌腱。正常肌腱中可见平行的纤维和细长的腱细胞（tenocytes，TCs），而病变肌腱中胶原组织紊乱，细胞（点状）增多，TCs变圆。

临床表现为肌腱增厚或肿胀。超声下，该区域呈低回声，磁共振（MRI）下，该区域对比信号增高。这两种影像学特征均提示肌腱含水量增加、胶原组织减少。多普勒超声显示液体流量增加，显示血管密度增加。这些特征导致肌腱的极限肌力下降，甚至肌肉萎缩和无力，从而增加肌腱撕裂的风险。

1.3　肌腱炎

肌腱炎（Tendonitis）是以炎症为特点，并伴有退行性变和血管破裂，最常见的部位是肌腱与骨骼的结合位置。症状是局部疼痛、压痛和肿胀。肌腱炎不同于肌腱变性，后者是一种更常见的非炎症性退行性疾病。超声显示，肌腱原纤维形态缺失、肌腱增厚、局部钙化、骨刺、骨侵蚀和异常血管化。骨异常症状被认为是导致炎症反应发生的原因。肌腱炎也可以定义为肌腱周围组织与肌腱相互作用产生的炎症。特征是液体增多、肿胀，炎症细胞浸润，腱围增厚，有时腱围与正常肌腱组织粘连。所有这些肌腱炎的情况一般不会发展到退化或不愈合的状态，通过休息，物理治疗或非甾体抗炎药物可以治愈。

1.4　肌腱断裂

肌腱断裂（Tendon Rupture）是指肌腱纤维部分或全部撕裂。这种情况一般是急性的，受到一次高负荷冲击造成；也有可能是慢性的，由于肌腱病或老化造成肌腱弱化，在较低负荷下发生肌腱断裂。断裂部位因肌腱类型而异。例如，由于复杂的载荷环境和不同的力学性能，冈上肌腱通常在插入处撕裂。然而，由于局部血管供应减少，跟腱通常在中间位置处撕裂。肌腱断裂后，在愈合过程中通常会形成疤痕组织，大多数肌腱永远不能恢复到与健康肌腱组织相同的胶原蛋白结构和组成。这可能导致肌腱组织的机械性能下降，增加再次断裂的风险。

2　肌腱的增龄变化

随着个体年龄的增长，由于肌腱组织ECM中微损伤的积累，老年人肌腱的机械强度有所下降。随着年龄的增长，不仅组织会受损，组织本身也会发生改变。研究发现，老年人和年轻人体内的胶原蛋白浓度有所不同，老年人肌腱中胶原蛋白含量比年轻人低。在分析活体组织切片后发现，老年人的羟基赖氨酸吡啶啉含量明显高于年轻人。据报道，三价分子间吡啶啉交联可以稳定胶原纤维的结构。

2.1　束间基质

年龄相关的肌腱组织结构病变还包括束间基质（IFM）的硬化（也称为endotenon），IFM主要由Ⅲ型胶原和蛋白多糖组成，将腱束结合在一起。通过比较两种功能上截然不同的马的肌腱，发现尽管在腱束的力学特性上没有差异，但这两种肌腱类型的腱束具有非常相似的失效载荷。年龄增长引起IFM变化，IFM所占面积的普遍减少。衰老引起的ECM非胶原部分的变化包括GAGs的减少。

2.2　软骨寡聚基质蛋白

在肌腱中，最丰富的糖蛋白（glycoproteins）是软骨寡聚基质蛋白（COMP），它由5个亚基包围着圆柱形的核组成，每个亚基都能与Ⅰ型胶原结合，因此COMP可以为5个胶原分子之间提供连接。在纤维间基质中，COMP浓度较高，但在IFM中不存在。COMP在肌腱中的精确功能尚不确定，因为敲除COMP基因的小鼠没有表现出肌腱异常。COMP的表达也随着年龄的增加而降低。COMP在肌腱发育中起关键作用，在胶原基质形成中起组织作用，是一种存在于软骨中的非胶原ECM蛋白。在衰老过程中肌腱中的蛋白质交联会增加，胶原交联水平在肌腱的生物力学性能方面很重要。为了防止老化过程中过度的胶原交联，绿茶被证明在抑制胶原交联方面有效。此外，有相当多的证据表明，美拉德反应机制是肌腱随年龄增长而老化的原因。在衰老过程中，有年龄的累积，在较高年龄水平下，纤维滑动显著减少，导致衰老过程中组织黏弹性的丧失。

2.3 弹性蛋白

研究发现，在老年大鼠模型中，肌腱的弹性蛋白（elastin）水平随着极限荷载、极限应变、弹性模量和破坏应力的降低而升高。这不仅与衰老后肌腱ECM中弹性蛋白含量的增加有关，而且与肌腱组织中胶原总含量（包括可溶性和不可溶性）的减少有关。

2.4 腱细胞

衰老在细胞水平上主要影响腱细胞的形态。与年轻的腱细胞（tenocytes）相比，衰老的腱细胞的核－质比率增加，整体上变得更小、更纤细，产生的细胞外基质也更少。年轻和年老的腱细胞对抗菌药物（如氟喹诺酮类）表现也不同，年老的腱细胞比年轻的腱细胞反应更敏感。

2.5 肌腱干细胞

肌腱干细胞（tendon stem cells）也会受到衰老的影响。据报道，肌腱干细胞尽管向几种细胞系分化的能力保持不变，但是与年轻人相比，老年人干细胞的自我更新能力、克隆原性和迁移能力则显著降低。具体来说，包括ECM的产生、整合素的表达和Rho相关蛋白激酶2（ROCK-2）活性的改变。对细胞黏附和迁移至关重要的Ⅰ型胶原和纤连蛋白在基因水平上下调。还发现，随着肌腱干细胞的衰老，创口愈合能力降低。

3 力学负荷对肌腱的影响

肌腱组织中只有数量很少的细胞，所以氧化代谢率较低。由于细胞数量少，所以氧化酶和线粒体的含量相对较低。虽然肌腱的机械负荷可以刺激组织间质葡萄糖和游离脂肪酸的浓度增加，但改变的量很小。使用近红外光谱（NIRS）研究表明，运动能导致肌腱组织血氧饱和度缓慢地下降，因此，估计人类肌腱内的耗氧量不大，在剧烈运动后跟腱缺氧程度不太明显。

3.1 肌腱组织对力学负荷的适应性改变

人类和动物的肌腱力学性能和横截面积在接受训练后，刚度和横截面积分别有所增加，这说明机械刺激可导致肌腱细胞产生适应性反应，导致细胞外基质发生变化。然而，还没有确定这些变化会在何时，以及在何种程度上发生，负责这些调整的机制仍然存在争议，动物和人类研究的结果之间存在较大的差异。在运动或训练中对肌腱组织施加机械载荷，可启动信号级联，刺激组织中的细胞增加基质蛋白的产生，最终导致肌腱肥大。这种机制转导在体外可以被很好地建立和描述。相反，当由人类肌腱成纤维细胞制成的人造肌腱被切断时，肌腱表型上的重要分子，如胶原蛋白和腱调蛋白的表达减少。对肌腱和韧带成纤维细胞的细胞培养研究表明，成纤维细胞通过增加某些生长因子的产生和分泌来响应机械拉伸，这些生长因子反过来作用于成纤维细胞，诱导胶原的表达和合成。参与信号级联的生长因子包括转化有生长因子β1（TGF-β1）和结缔组织生长因子（CTGF）。此外，更多间接证据表明，胰岛素样生长因子-I（IGF-I）可能在肌腱组织中的机械负荷与胶原合成之间起作用。在小动物模型中，这种机械转导模式涉及肌腱对负荷的适应。在老鼠肌腱上加载强烈的负荷，由电诱导肌肉训练，导致大幅增加胶原诱导生长因子mRNA的表达，如IGF-I、TGF-β1，Ⅰ和Ⅲ型胶原蛋白的mRNA的表达也增加。反复在跑步机上跑步已被证明会提高大鼠肌腱中IGF-Ⅰ蛋白的水平。因此，肌腱细胞可能通过增加生长因子的产生来应对负荷，而这些生长因子的作用导致了胶原蛋白的表达。然而，这些生长因子表达的增加与胶原蛋白表达的增加之间的因果关系还没有被证实，肌腱中机械信号转化为生化信号的确切分子信号通路仍然在很大程度上不为人所知。

3.2　肌腱组织对负荷的适应性改变的机制

为了研究负荷诱导的成人肌腱胶原合成，微透析研究显示，在剧烈运动和长期训练的反应下，在跟腱组织周围的腱鞘中，胶原合成标志物升高。然而，这些微透析数据只是确定了腱鞘周围区域，而且很可能只是反映了腱鞘周围甚至腱鞘外的胶原合成情况，而不是实际肌腱组织的情况。测定人体肌腱组织中胶原合成的一种更直接的方法是追踪标记氨基酸在肌腱组织中的掺入情况。在这个方法中，我们观察到在年轻男子的髌腱中，在急性踢腿运动后，胶原的合成率提高了。肌腱组织更新速度缓慢与研究急性肌腱胶原合成率的数据不太吻合，这些研究使用了前胶原蛋白微透析或分析标记氨基酸与肌腱组织的结合。这些研究表明，肌腱胶原合成的基础率相对较高，几乎与骨骼肌中肌原纤维蛋白的合成率相似。然而，标记氨基酸掺入的测量存在误差，即所有新合成的胶原蛋白都能被检测到，但是这些新合成的胶原蛋白经常会被迅速降解，因此导致从未掺入组织基质中的假象。

假设胶原蛋白会大量产生，而这些胶原蛋白分解得也较快，而且从未被纳入更永久的组织结构中。事实上，如果假定90%～95%的胶原蛋白包含在肌腱的稳定结构内，而5%～10%的胶原蛋白是一些快速周转的分子。如果这一假设成立，那么在成人和马肌腱中发现高基础水平的肌腱蛋白合成可以与相对永久的肌腱基质相一致。然而，很难将非常缓慢的组织更替与人类肌腱在长期负荷下变肥大这一事实相协调，因为肥大反应表明某种程度的合成活性。一种可能的解释是，负荷诱导的肌腱生长发生在肌腱的最外围。这与微透析实验结果一致，在腹膜组织中存在负荷诱导的胶原合成。早期研究显示，大鼠跟腱外周细胞中IGF–I蛋白表达水平高于深层细胞，进一步证实了在跟腱外周的细胞有更大的生长潜力。最近的研究表明，啮齿类动物肌腱浅表部位有更大的生长和细胞增殖潜力。换句话说，我们可以推测，当肌腱在负荷下生长时，加入了一层新的胶原基质，类似于树的年轮。

肌腱组织对负荷的适应性和整体代谢活动研究中，出现差异的另一个解释可能是由于不同类型的肌腱之间存在较大差异。来自马的肌腱的数据显示，高负荷的肌腱比中等负荷下的肌腱有更慢的更新率。虽然可能违反直觉，但我们可以推测高负荷肌腱根本承受不了持续地重构，因为这会降低肌腱的强度。因此，高负荷的跟腱很可能比负载较少的腱（如髌腱）有较慢的更新率。这可以解释为什么长期负荷导致髌腱肥厚，与跟腱肥厚数据却不一致的现象。此外，个别肌腱之间也可能存在区域差异。例如，训练引起的髌腱肥厚在大多数情况下只出现在近端和远端，而不在中间部位。不同的肌腱之间及肌腱内部不同区域之间的反应性是否对负荷存在组织更新率的差异与不同，还有待研究。

最后，一种可能的解释是运动导致的肥厚仅是水分含量增加的结果，而不是胶原基质的实际积累。

4　髌腱病概述

髌腱（Patellar Tendon，PT）主要是连接髌骨与胫骨的组织，形态粗大，性能坚韧，是人体最大的肌腱之一。对运动员而言，髌腱损伤极为常见，已成为影响运动表现的一个重要问题。

4.1　髌腱病是什么

组成膝关节的骨性结构是股骨、胫骨和髌骨。当伸展膝关节时，股四头肌、大腿前部的一组肌肉开始工作。股四头肌一端的股直肌起自髂前下棘，股中肌起自股骨体前面，股外侧肌起自股骨粗线外侧唇，股内侧肌起自股骨粗线内侧唇，另一端四个头合并成一条肌腱，包绕髌骨，向下形成髌腱止于胫骨粗隆。如果收缩股四头肌，髌骨会收到一个拉力。髌骨的目的是增加股四头肌的力学优势。髌骨通过髌腱与胫骨相连，可以想象到，髌腱必须非常坚韧，以承受股四头肌收缩所施加的力量。

一种简单的找到髌腱的方法是坐在椅子上，膝关节稍微弯曲，放松双腿。用同一侧的手指轻轻按压髌骨下方，之后绷紧腿部的肌肉，手指会感到髌骨下面有些紧张，当放松肌肉时，从髌骨到胫骨的组织带就会放松，这就是髌腱。

和其他肌腱一样，如果髌腱超载会受伤。在训练中，髌腱承受的负荷累积得太高，就会发生超载。也可能是由于在几次训练之间没有给身体提供足够的恢复时间。一旦超负荷发生，就有可能出现髌腱病。

髌腱病是一种急性的过度使用造成的髌腱损伤。如果髌腱进一步恶化，损伤将发展为一种慢性损伤的情况，通常称为肌腱病。换句话说，髌腱病是由于髌腱不够强壮，不能满足运动要求。不幸的是，许多运动员比赛日程安排较紧凑，以至于在他们重新投入比赛之前，不允许自己的身体充分修复损伤。随着组织的反复损伤，细胞开始降解。身体无法修复受伤的组织，导致疼痛的慢性疾病。这种疼痛一般需要至少3个月的时间才能痊愈。如果继续打球，髌腱会继续损伤，使它更弱。一旦爆发性用力，会增加髌腱撕裂的风险，并增加最终治愈它所需的时间。为了保持健康，此时需要停止参加运动，对髌腱进行逐步强化训练，并修复导致肌腱过载的生物力学错误。

4.2 髌腱病的症状

髌腱病最常见的症状是髌尖部开始有酸胀不适，后续出现明显的持续钝痛，并且影响运动表现。疼痛通常发生在髌骨尖端以下，即髌腱与髌骨的连接处，在髌尖下方和正下方的骨突出处感到压痛，伴随有髌腱肿胀（图2-2）。在髌腱病中，疼痛具有一定规律，运动刚开始时疼痛加重，活动开后疼痛减轻。这些活动包括跑步、爬楼梯、走下坡，当然还有跳跃。另一种会加重疼痛的活动是蹲坐。检查时，髌尖处有明显压痛，做伸膝抗阻实验和半蹲实验时，髌尖处疼

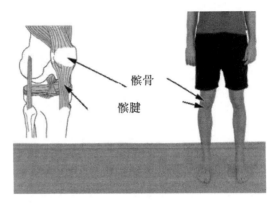

髌骨
髌腱

图2-2　髌骨、髌腱位置

痛。在日常生活和工作中，凡是做股四头肌收缩动作时，髌尖部会出现不适或疼痛。肌腱病临床上治疗较为困难，发病后的保守性治疗一般需要6个月以上的时间症状才能基本消除，对大部分人来说，疼痛或不适症状会持续数年。

根据受伤的不同阶段，症状的严重程度会有所不同。在早期阶段，在身体活动对髌骨造成压力后才会感到不适。一旦损伤继续发展，可能会在白天感到疼痛，而在活动对髌骨造成压力增加后，疼痛会加剧。此外，还可能出现早晨起床时髌腱僵硬和肿胀。

4.3 髌腱病的好发部位

髌腱病好发于髌腱近端止点，有研究表明，约占70%，提示这部分髌腱可能具有不同的力学特性。研究表明，与肌腱肌后束相比，肌腱前束显示更大的峰值、屈服应力和切线模量比。换句话说，肌腱前束比后束更强。在髌腱内似乎也存在区域特异性的生化和结构差异。据有关研究表明，在肌腱中存在区域特异性的材料特性。这些区域差异在多大程度上导致了肌腱病，或者它们如何与负荷相适应，仍然未知。来自人类髌腱前后部分的肌腱束显示出明显不同的力学性能，相邻肌腱束之间的侧向力传递相当小，因此，可以认为这些肌腱束在功能上是独立的结构。肌腱束之间的滑动有利于肌腱包绕骨骼。成纤维细胞位于纤维间和束间间隙，在拉伸加载过程中，成纤维细胞及其细胞核发生变形，参与组织的机械力学信号转导通路。负重可能会对肌腱的几个部分造成潜在的压力，从而导致组织损伤或材料疲劳。

4.3.1 骨腱结合部的结构

骨腱结合部是一个复杂的渐变移形组织，包括肌腱远端、肌腱插入骨的异形渐变区域和矿物丰富的骨附着点。常见的骨腱结合部部位有肩袖、手屈指肌腱、胫骨结节部、髌骨髌腱结合部、跟骨跟腱结合部。髌骨髌腱结合部（Patella-Patellar Tendon Junction，PPTJ）组织学上呈现出典型的四层结构：髌腱（Tendon，T）、未钙化的纤维软骨（Uncalcified Fibrocartilage，UCFC）、钙化的纤维软骨（Calcified Fibrocartilage，CFC）和髌骨（Bone，B）（图2-3）。在结合部肌腱纤维直接嵌入骨区域，其中浅层的肌腱纤维嵌入骨膜，深层的肌腱纤维以适宜的角度或切线附着在骨上。肌腱与骨之间的未钙化和钙化的纤维软骨区域填充大量的Sharpey氏纤维。

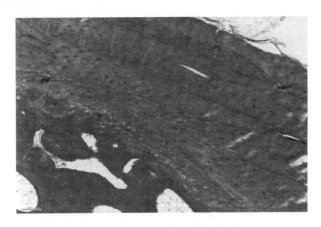

图2-3 兔髌骨髌腱结合部的结构

4.3.2 骨腱结合部的纤维分布特点

骨腱结合部是运动系统内的区域，张力在致密有规则的结缔组织（如肌腱、韧带和骨骼）之间传递。以杨氏模量近似计算的骨的刚度比肌腱高1～2个数量级。当界面受拉时，变形行为的任何失配都会引起附加应力。

肌腱内的纤维在许多物种中都是卷曲的。从超微结构上看，纤维是纤丝束。因此，它们可以分支成更小的束或融合成更大的束。纤维卷曲具有不同的周期和角度，卷曲形态常在纤维内排列。纤维在骨的界面分离。在纤维水平，肌腱和骨相连续。肌腱与骨连接处为纤维软骨性结构。肌腱和骨之间的过渡不是突然发生的，胶原纤维在到达骨骼之前要经过未钙化和钙化的纤维软骨。肌腱组织纤维主要由Ⅰ和Ⅲ型胶原组成，纤维软骨中Ⅱ型胶原比例较高。重要的是，纤维软骨的糖胺聚糖含量远高于肌腱组织。糖胺聚糖能与大量的水结合。因此，纤维之间的基质具有更强的抗压性。从未钙化纤维软骨到钙化纤维软骨转变的特征是纤维内部和纤维之间的矿物质含量逐渐增加。通过对纤维轨迹和截面的分析发现，在结构上，肌腱的止点并没有增强。沿肌腱的纤维数量基本不变，而纤维横截面在插入处变小；相应地，拉应力在插入点附近达到最大；同时，未钙化的纤维软骨中肌腱纤维高度弯曲。因此，接触压力将在这个区域达到峰值。压应力和拉应力的联合作用可使肌腱止点成为薄弱环节。然而，肌腱卷曲被认为是一个参数，可以导致肌腱应力部分均匀化。在插入区突出处插入的纤维被发现形成了肌腱的一个明显部分，并且比其他纤维更紧绷。因此，与其他插入区域相比，突出部分可能会承受不同的应力状态。

4.3.3 骨腱结合部的动能

髌骨髌腱结合部的肌腱插入骨的隆起处，投射到髌骨表面，具有多种形状和大小，骨隆起为肌腱的锚定提供坚固的附着，同时又为肌肉力量的传递增加了力矩，消散了骨腱结合部位点受到的应力。这种复杂的过渡区域，组织结构不均一，连接两种材料特性完全不同的肌腱和骨骼部分，在力学载荷中起到应力缓冲的作用，这种特殊结构能有效地传递两种不同材料间的力学负荷，但也是最常见发生功能紊乱的骨骼肌肉系统之一。而且髌骨髌腱结合部损伤多发还有自身解剖生理因素，由于髌骨在活动时可以发生位置的变化，特别是膝屈曲时髌腱在与髌骨的相接处可以形成转折角，就使骨腱结合部的应力点受到方向经常发生改变的牵拉力，而且这种牵拉力通常比较大，跳跃过程中髌腱受力可以达到体重的7～10倍以上。同时，由于运动员训练任务的安排较为紧密，往往使结合部损伤组织得不到应有的休息，这对病情的发展和治疗又是一个极为不利的因素。

4.4 髌腱病的病理学特点

髌腱病的病理学特点是肉眼可见髌腱附着处的肌腱组织呈黄褐色，有充血、肿胀、增生、弹性减少、硬度增大、韧性变小、脆性增大、肌腱组织囊性变和脂肪性变等病理变化，晚期在髌腱部位可有纤维化，甚至骨质增生。显微镜下可见潮线和软骨层破坏，正常的组织结构变得不规则。损伤较轻者，只有潮线向前推进的涨潮现象，细胞增生，纤维软骨细胞由肌腱向骨的方向经历增殖、肥大和退变，并开始出现软骨的钙化等。

4.5 髌腱病的发生原因

肌腱连接肌肉和关节，从而使肌肉收缩时能够牵拉骨骼。肌腱由胶原纤维组成，由于其高拉伸强度，可以承受极大的牵张力。抗拉极限强度是材料在断裂前所能承受的最大力。胶原纤维就像小橡皮筋，因为它们可以储存弹性能量。就像人体的大多数组织一样，肌腱会变得更强壮以满足身体活动对它们的要求。问题是肌腱和韧带适应得很慢，肌肉功能适应训练刺激的速度更快，这使我们对肌腱施加的力可以超过其负载能力。如果训练中计划进展缓慢，给肌腱足够的时间来匹配改善了的肌肉功能和增加的力量输出，就可以避免发生肌腱受伤。然而，体育运动的竞争性和训练安排的紧凑性，使肌腱承受更高的运动难度和较短的恢复时间。疼痛现象和肌腱的损伤程度往往不对等，一旦感到疼痛，肌腱损伤就已经很严重了。换句话说，仅没有疼痛，并不意味着髌腱在某种程度上没有退化。因此，疼痛只是一项身体活动是否安全的延迟指标。跟腱断裂经常在没有任何征兆的情况下发生，也证明了这一点。肌腱会因为退行性变而变弱，但不会感到疼痛。

4.6　髌腱病发展的阶段和治疗原则

关于髌腱病的研究主要根据何时感到疼痛，或者疼痛是否限制了运动表现来区分不同的损伤阶段。然而，这样就留下了几个重要的问题没有解决，特别是当谈到治疗髌腱病的最佳方法时。Cook提出了肌腱病连续模型，能够合理解释由超载引起的肌腱内部变化。该模型根据肌腱内的实际微观变化，把肌腱划分为四个阶段：正常肌腱、反应性肌腱病、肌腱修复不良和退行性肌腱病。并不是肌腱的所有部分都以相同的速度经历这些阶段。部分肌腱可能仍然健康，而其他部分已经进入损伤阶段。这3个损伤阶段的病理变化如下：

4.6.1　反应性肌腱病

髌腱病第一阶段是反应性肌腱病，这是肌腱损伤的轻微阶段。当肌腱暴露在过度的负荷下而没有足够的时间恢复时，肌腱会从正常阶段发展为反应性肌腱病。这一阶段被称为反应性肌腱病，因为肌腱细胞在修复肌腱损伤时变得具有反应性。设想一个这样的情景，你通常每周打两次排球，每次1小时。髌骨完全可以承受这样的负荷，因为有足够的时间来恢复，而且训练量也不大。然而，在赛季，你可能要打很多场、很长时间的比赛。虽然肌肉在比赛之间有足够的时间恢复，但髌腱跟不上。在比赛结束时，过多的累积负荷施加在髌腱上，迫使肌腱进入反应性腱病阶段。在反应性肌腱病中，肌腱会稍微增厚。这是身体应对过度负荷的权宜之计，直到一个更合理的适应发生。肌腱细胞通过改变形状来增加蛋白质的产生，更多的水被结合在肌腱上。肌腱中胶原纤维的完整性不会改变，如果适当减少负荷，肌腱可以恢复到正常状态。由于胶原的排列没有改变，肌腱的抗拉强度也没有下降。因此，尽管肌腱在比赛后可能会有点儿疼痛，但可以继续比赛而不会有任何功能的下降。肌腱受到暴力击打也会导致反应性肌腱病，因为这种创伤会导致同样的肌腱反应。

4.6.2　肌腱修复不良

髌腱病第二阶段是肌腱修复不良，这是由于多次肌腱损伤累积造成的。如果负荷没有显著减少，或者在最初过载发生后没有足够的时间恢复，则肌腱会从反应性肌腱病变发展到肌腱修复不良，即第二个损伤阶段。接着刚才的例子，设想你早上醒来，感觉髌腱有点儿疼痛，但是你不想错过任何一次训练和比赛，决定不顾疼痛，继续参加训练和比赛。也许你会服用一些药物来缓解疼痛。遗憾的是，髌腱还没有恢复过来，继续跳跃和奔跑会进一步损伤它。这种情况持续几周后，在肌腱内部，肌腱细胞的数量增加了，蛋白质也增加了，胶原蛋白开始变得无秩序，导致肌腱的抗拉强度下降。在这个阶段，肌腱更容易受到超载的影响，并且承载运动强度也会下降。也就是说，较低的运动量就会对现在的肌腱造成过大的压力。这个阶段，如果坚持科学的锻炼方法，停止所有让肌腱超载的活动，肌腱仍然可以愈合。然而，恢复到健康肌腱会需要较长的时间。

4.6.3　退行性肌腱病

髌腱病第三阶段是退行性肌腱病，此阶段肌腱在逐渐死亡。如果一直过度使用肌腱，损伤会发展到退行性阶段。肌腱内的细胞已经出现死亡并继续死亡，胶原纤维排列混乱。肌腱的愈合能力严重受损，抗张力强度也大幅下降。过载可能会导致肌腱断裂。例如，尽管你的髌骨疼痛，你还是坚持按照计划比赛。这种循环持续数月，疼痛会随着时间的推移而加重。几个月后，坐着或上下楼梯这样的日常活动也会引起疼痛。

图2-4说明了肌腱损伤的各个阶段的进展情况。

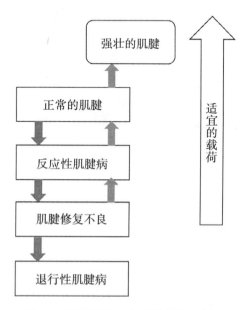

图2-4　肌腱损伤各个阶段进展示意图

肌腱损伤的确切阶段很难确定，尤其是部分肌腱可能处于不同的阶段，唯一明显的症状是疼痛，疼痛可以发生在所有阶段。在损伤早期，部分肌腱将处于反应阶段，而其他部分可能已经在肌腱早期修复。一旦损伤进展，肌腱的大部分部位处于修复不良状态，一些部位就会出现退行性肌腱病。

4.6.4　治疗反应性髌腱病变和早期髌腱修复不良的原则

在这个阶段，肌腱仍然能够自我愈合。没有必要进行像离心蹲坐这样专门针对肌腱的运动。需要将负载减少到适当的级别，并为恢复留出足够的时间。这将导致肌腱细胞反应降低，疼痛也将减少。有一种方法可以确定肌腱是否处于这个阶段（除了影像学诊断），就是记住第一次肌腱疼痛或不适的日期。如果是在过去的几个星期内，很有可能处于这个阶段。需要监控身体状况，每当锻炼增加疼痛时，需要调整锻炼。同时，避免剧烈地运动，减少髌骨承受的压力。当处于这一阶段时，在两次运动之间留出至少两三天的时间来恢复。除了调整训练负荷，还需要解决所有导致髌腱病的因素。这些因素决定了在运动过程中髌腱需要承受多大的负荷，通过解决这些因素，就可以大幅降低髌腱过载的风险。

4.6.5　治疗晚期髌腱修复不良和退行性髌腱病的原则

在这个阶段，肌腱不能完全愈合。需要实施专门针对肌腱和触发胶原形成的运动。此外，需要避免所有会增加肌腱疼痛的运动。如果在膝盖开始不适后，继续参加高强度比赛几个月，就会进入这个阶段。处于这个阶段的另一个迹象是过去是否有过几次肌腱疼痛。当时，疼痛消失了，一旦重新开始训练，疼痛就会再次出现。这是因为肌腱已经变弱了，它的抗张强度下降了，因为胶原蛋白排列紊乱。受损的肌腱不能承受正常的训练负荷，这就是为什么训练会导致疼痛的复发。在这个阶段，肌腱不会自行愈合。需要做一些练习来重启愈合过程。肌腱退化也可以在没有疼痛的情况下发生。例如，一项研究发现，退化到足以断裂的肌腱中有2/3是无痛的。

4.7　髌腱病的炎症反应

最初，肌腱病被认为是身体对肌腱超载的一种炎症反应。然而，随着研究的深入，发现肌腱病大多是无炎症的。有研究指出，肌腱病是一种激活的细胞反应，而不是炎症反应。在疾病的初始阶段，反应性腱鞘炎，服用抗炎药物，如非甾体抗炎药和皮质类固醇是有益的。然而，这并不是因为它们本身的抗炎特性，而是因为它们在一定程度上抑制了细胞反应。由于在肌腱病的晚期，希望肌腱细胞有反应性炎症，所以不推荐使用这样的治疗方案。到目前为止，炎症在肌腱病变中的确切作用尚未达成最终共识。

4.8 治疗髌腱病需要的时长

很难估计治疗肌腱病需要多长时间，但在大多数研究中发现，疼痛在前3～4周明显改善，但会持续到12周。治疗时间取决于受伤阶段的病变程度。处于反应性肌腱病变或早期修复阶段的运动员可能会在4～8周内回到赛场。相比之下，病程发展到晚期的运动员需要接受3个月或更长时间的治疗。髌腱病的治疗是一个缓慢的过程，会慢慢地让肌腱的所有部分从修复不良阶段恢复到反应性腱病变阶段，直到它们最终恢复到正常阶段。这需要多长时间取决于肌腱受伤的严重程度。此外，即使肌腱处于正常阶段，肌腱没有疼痛，但是当开始运动时，疼痛又出现了，需要进一步加强它们，或者可以将运动强度降低到疼痛不会复发的程度。

4.9 造成髌腱病的原因

4.9.1 主要原因

髌腱病在需要较多跳跃的运动项目中较常见，如排球、篮球，但也发生在足球运动员、舞蹈演员、举重运动员和其他运动项目中，这些项目都包含踢、跑、冲刺等动作形式。本质上，所有需要膝关节伸肌工作的运动都会给髌腱带来高负荷。与跳跃相关的两项主要运动是排球和篮球。尽管跑步和举重会对髌腱施加很大的负荷，但是当起跳和落地时，迅速地加速和减速会对髌腱的负荷更大，大约是6～7倍的体重。在理想的情况下，肌腱能够在休息期间适应，但是如果反复给肌腱施加太多的应力而没有给它足够的时间来恢复，它就会开始崩溃。

一项针对患有髌腱病的优秀女子篮球运动员的研究发现，患有单膝或双膝髌腱病的运动员与健康的队友相比，平均每周多训练1～3个小时。另一项在挪威对业余排球运动员的研究发现，患有髌腱病的运动员每周比他们的健康队友进行更多的负重训练。挪威的研究还揭示，患有髌腱病的运动员有较高的垂直跳跃高度和更强壮的腿部肌肉，可能是因为他们训练的时间更多。由于肌肉力量可以增加，但是肌腱不能跟上肌肉力量增加的速度。因此，强壮的肌肉很容易让肌腱超负荷工作。造成肌腱损伤所需的训练量因人而异，这取决于运动员的恢复能力、营养状况、运动质量和许多其他因素。尽管每周高强度的训练是发生髌腱病的危险因素，但如果想保持健康，还需要较多的训练时间。

总之，髌腱病发生的主要原因是经常训练而没有给肌腱足够的时间来恢复，导致髌腱负荷过重。这种超载悄无声息地发生，因为只有在肌腱已经受损时才会感到疼痛。换句话说，即使膝关节没事，髌腱也可能已经受损了，无痛并不意味着肌腱是百分之百地健康。

4.9.2　潜在原因

只要运动，髌腱就要承受一定的负荷。然而，有一些特定的因素会影响肌腱需要应付多少负荷。解决这些因素可以帮助降低髌腱病的发病风险。

①踝关节背屈不足

当把脚拉向膝关节时，脚踝就会背屈。相反的动作——跖屈，发生在脚远离膝关节时。在篮球运动员和排球运动员中，踝关节背屈范围的减少与髌腱病风险的增加有关。因此，改善踝关节活动能力，特别是背屈，是髌腱病康复方案的一部分。

②腓肠肌紧张

腓肠肌在小腿的背面，跨过膝关节。如果腓肠肌很紧张，膝关节在伸展的时候就必须对抗额外的阻力。因此，按摩和拉伸腓肠肌对于减轻髌腱的负荷非常重要。如果在做了按摩、踝关节活动训练和拉伸之后，小腿仍然感到紧绷，这可能是潜在的肌肉功能障碍。这种功能障碍会导致小腿紧绷，如果不解决这个潜在的原因，就无法缓解小腿紧绷的状况。同样的道理也适用于其他肌肉群的张力过大，比如股四头肌。这些类型的功能障碍是很难自己识别的，这就需要医学专业人士的帮助。

③股四头肌紧张

发生髌腱病的另一个危险因素是紧绷的股四头肌。减轻股四头肌的过度张力将减少髌腱必须处理的永久张力。此外，紧绷的股四头肌会在神经上抑制和削弱腘绳肌和臀部肌肉。解决这个问题就可以在运动时将负荷重新分配到小腿的后部，从而进一步减少对髌腱的负荷。

④腘绳肌紧张

就像小腿的腓肠肌一样，腘绳肌交叉分布在膝关节的后面。如果腘绳肌绷得很紧，在伸展腿的时候就必须对抗额外的阻力，这会给髌腱带来过多的负荷。此外，紧绷的腘绳肌会使臀部的髋关节很难完成相应的动作，而这是跳跃动作发力的关键环节。在跳跃运动中缺乏屈髋动作被认为是发生髌腱病的危险因素。最后，腘绳肌紧绷可能是由臀肌无力引起的。因为腘绳肌和臀大肌都负责髋关节的伸展，较弱的臀肌会增加腘绳肌的负荷，这就是腘绳肌过度劳累和绷紧的原因。出于这个原因，建议臀肌力量和髋关节活动能力得到改善后再拉伸腘绳肌。

⑤臀部肌肉力量弱

研究表明，髋关节外展无力和髋关节外旋力量弱是膝关节疼痛的危险因素。薄弱的臀肌会以多种方式导致髌腱超载。例如，在跑步、跳跃或起跳着地时，臀肌控制大腿的运动。因此，薄弱的臀肌意味着对大腿运动的控制力减弱，这就增加了膝关节在跑步或跳跃时向身体中线倾斜的可能性（内旋和内收）。如果膝关节向内倾斜，会导致髌腱离开中心轴，从而导致肌腱受力过载。此外，如果臀肌很弱，身体在跑步或跳跃时主要依赖于股四头肌。由于臀部和腿部后面的肌肉很弱，身体通过给大腿和臀部前部的肌肉施加更多的负荷来弥补，因为这些肌肉很强壮。单单这一点就会对膝关节造成足够的额外应力，从而导致患上髌腱病。为了解决这个问题，需要平衡股四头肌的肌力与臀大肌和腘绳肌的肌力。

⑥髋部活动度低

如果臀部僵硬，在跑步、跳跃和下蹲时将很难控制大腿的运动。这是因为僵硬的肌肉与那些试图完成动作的肌肉相反。由于髋关节活动度低，膝关节失去正常力线的风险增加，膝关节会承受更多的负荷，尤其是髌腱和ACL。此外，僵硬的髋关节还会导致下背部疼痛，因为身体通过增加邻近关节的活动范围来弥补髋关节的活动范围，比如膝部和腰部。僵硬的臀部也会限制臀肌力量的训练，这是因为肌肉的拮抗作用。出于这个原因，应该经常在加强臀部肌力锻炼的同时训练臀部的活动能力。

⑦脚尖方向错误

许多人都有走路时脚尖向外的习惯。在运动过程中，脚尖向外转动会使脚踝更容易受累，这会让人处于一个不稳定的位置，使关节承受更大的压力。脚尖向外运动不仅会限制运动潜力，还会增加受伤的风险。但是，脚尖也不能绝对笔直地向前，角度可以在5°～12°，就可以把前面提到的负面影响降到最低。人们这样运动的一个常见原因是踝关节背屈活动范围有限，身体通过把脚尖转向外来弥补。这意味着必须练习踝关节背屈来保持脚尖向前（图2-5）。

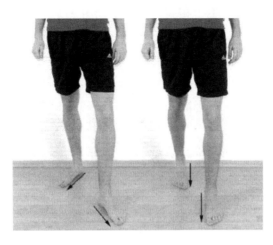

图2-5　脚尖方向

注：左图为不正确的脚尖方向，右图为正确的脚尖方向。

⑧跳跃技术错误

跳跃时使用的技巧决定了身体如何分配负重。如果腘绳肌和臀大肌无力，可能会更多使用大腿前部的肌肉（股四头肌）来分担跳跃负荷。这是因为身体通过给强壮的肌肉施加更多的负荷来补偿弱小的肌肉，从而使重量向前移动。这种跳跃技术会使髌腱负荷慢慢超载，从而导致髌腱病，所以一定要认真对待。相反地，许多运动员会通过修复这一因素来缓解跳高运动员的膝关节损伤。除了这种生物力学解释，研究还发现了着地时膝关节角度与髌腱病之间存在相关性。结论是，如果髋部屈曲角度足够，更多的动量会被腘绳肌和臀大肌吸收，而如果髋部屈曲角度不足，更多的动量将被股四头肌吸收。对股四头肌施加更多的负荷，会对髌腱造成更大的应力。

⑨过度训练

要理解过度训练，必须理解刺激是如何导致机体适应的。每当机体执行一项任务时，机体系统就会做出适应的反应。例如举重，肌肉会生长，会变得更强壮。然而，肌肉不是在训练中生长的，而是在训练之后。运动实际上会破坏肌肉，一旦刺激停止，机体会加强相关组织，如肌肉生长，肌腱变得更强壮，骨骼变得更坚硬等，从而进行自我修复。机体需要多长时间来实现这种适应取决于许多因素，如训练强度和个人恢复能力。由于不同的应力水平、营养和基因组成等因素，恢复速度不尽相同。机体的所有子系统都以不同的速度适应。神经系统适应得最快，其次是肌肉，肌腱和骨骼需要更长的时间来适应训练刺激。当机体破坏速率超出自我恢复的能力时，就会发生过度训练。当给髌腱施加高负荷而没有给它们适当的恢复时间，就会出现髌腱过度训练。肌腱中胶原蛋白的合成只有在高强度锻炼后36小时才会达到峰值，这意味着如果连续几天给髌腱施加很大的应力，就没有足够的时间来完全恢复。如果继续发展，肌腱最终会进入反应性肌腱病阶段。另外，当在一次训练中使髌腱承受过多的应力时，就会出现"太多太快"的情况。例如，你习惯了60分钟的运动，而某天你做了120分钟。当感到疲劳时，运动质量会下降，会增加髌腱的负荷。当你做强度更大的运动，肌腱会承受更大的力量，超负荷也会发生。例如，你刚刚蹲起100公斤，然后你决定蹲150公斤。或者，你一直以慢节奏蹲起100公斤，现在想尝试用更快的节奏。在这两种情况下，髌腱所受的力会随着训练的进行而急剧增加，因为肌腱的抗拉强度还没有经过几周的训练，肌腱将无法应付这种情况。这会出现反应性肌腱病变或更糟的肌腱修复不良。最后，这种过度训练和"太多太快"的组合，会导致髌腱病的发生。

4.10 髌腱病的预防

4.10.1 遵循循序渐进原则，避免过度使用

防止过度使用伤害最简单、最明显的方法就是停止过度使用。无论从事何种运动，都应该记录训练日志。训练日志的主要目的是显示所有训练的记录，但也可以记下身体的不适。一旦找到了一个膝关节不疼的训练量，应该保持1个月，不要担心训练效果和递增量。即使连续4周举起同样的重量，仍然会得到锻炼的好处。在这段时间之后，每周只增加训练中10%的负荷。如果想增加重量，保持重复次数、节奏和休息时间不变。如果想增加重复次数，保持重

量、节奏和休息时间不变。这种做法确保身体知道要适应什么。逐渐地增加可以让肌腱有足够的时间来适应新的训练负荷，并防止过度使用。此外，高强度训练周期中，要留出两三天的休息时间。不要在几个星期内把身体推向极限，虽然这种方法可以带来一些短期收益，但也会以伤害的形式付出严重的长期代价。只有保持健康并长时间积极训练，才能在运动中取得重大成就。

4.10.2 增加强化肌腱的训练

缓慢地深蹲是一种安全简单的方式，可以增加髌腱的负荷，并刺激它们变得更强壮。不需要一直在斜板上做练习。相反，单腿深蹲训练，保持一定的重量，在平坦的地面上进行训练也是可以的。这是一个持续的过程，不能在短短几周内就完成转变，这种强化需要几个月的时间，需要坚持不懈。这样下肢会更强壮，对运动控制得更好，肌腱会更健康。

4.10.3 保持强健的支撑肌肉

继续进行臀部肌肉和腘绳肌的训练，会提高运动潜力，同时也能保持膝关节健康。从初级的臀大肌练习，慢慢过渡到臀大肌的高级练习，如壶铃摆动等。

4.10.4 每天做步法练习

步法训练有点儿无聊，但如果想在运动中不断进步，这是必须接受的训练。每天至少花5分钟在踝关节和髋关节活动上。最简单的方法就是把它融入日常生活中。一旦养成了习惯，就不会逃避步法练习了，因为步法练习的回报是巨大的。

4.10.5 做伸展运动

如果是在办公室工作，而且知道自己每天没有足够的活动，那么确保每天至少做10分钟的伸展运动，以抵消长时间静坐带来的负面影响。最重要的是，伸展股四头肌和屈髋肌群。如果需要的话，也可以花些时间伸展小腿和腘绳肌。

4.10.6 掌握正确的动作形式

一旦学会了踝关节、膝关节和臀部的训练，就要持之以恒地参加练习。在上下楼梯的时候注意膝关节是否倾斜，走路的时候注意脚底的压力。这种练习也可以延伸到运动中。例如，如果你正在进行一项需要大量跳跃的运动，可以先做一些缓冲动作训练，光脚训练对于快速掌握正确的技术非常有价值。

4.10.7　减少疲劳时参加运动

不要试图在运动场上肆意妄为，要保持正确的动作形式，内心深处要知道什么时候停止运动。在机体疲劳时，继续参加训练或比赛，不但不能提高比赛水平，还会导致错误的技术动作出现，在中枢神经系统中储存错误的运动模式。如果想给自己施加更大的应力，可以在训练中循序渐进地进行，不要让肌腱过度紧张。不要为了重复的个人记录而过多地做跳深训练。相反，做一些关节友好的练习，如壶铃摆动或爬行。在训练期间，可以控制变量，而不试图去证明什么。这是一个非常安全的底线。

4.10.8　适当的热身活动

在比赛或训练前一定要做好适当的热身。至少花5～10分钟做热身，确保身体做好运动的准备。可以徒手进行关节活动，也可以使用泡沫轴滚动来消除身体肌肉紧张。另外，如果运动需要大量的腿部动作，可以专门做臀部肌肉热身活动。

4.10.9　运动形式要多样

要变换不同的身体运动形式。比如耐力运动和力量训练交叉进行。要谨记，所有的专业化都需要付出高昂的代价。如果专攻一项特定的运动，很有可能忽视身体的其他部位，而对这个特定部位施加过多的应力。不要只局限于特定的运动，要做一个身体素质全面的人，做一个真正健康的人。

4.10.10　科学的训练方法

在那些已经对膝关节伸展机制有很高要求的运动中，必须平衡膝关节和髋关节的运动。以膝关节为主的运动是指对膝关节和大腿前面的股四头肌施加高负荷的运动，躯干通常保持直立。在以髋关节为主的运动中，髋部承担了更多的负荷，更多的负荷放在腘绳肌和臀大肌上，躯干不能保持直立。以膝关节为主的运动的经典例子是下蹲和弓步。典型的以髋关节为主的动作有壶铃摆动、硬拉和其他主要作用于臀部伸展的动作，如臀桥。当然，某些以膝关节为主的动作，比如深蹲，也会使臀部负重，但它仍然是一种以膝关节为主的运动。为了保持你的膝关节健康，应该对髋部和膝部训练保持1∶1的比例。如果出现髌腱病症状，可以打破这种训练比例。在非常严重的情况下，甚至可以放弃股四头肌的力量训练，因为有髌腱病的运动员通常已经有强壮的股四头肌和优异的纵跳成绩。相反，如果坚持让有症状的运动员和健康的队友进行同样的训练，就会冒着受伤升级的风险。在这种情况下，运动员可能会有稍微强壮的大腿，但是疼痛会阻止运动员充分利用它们。考虑到这一点，花更多的时间训练以髋关节为主的动作是一个更合理的选择。它不会导致更多的肌腱断裂，可以帮助在运动中减轻膝关节的负荷，并且有助于保持运动员的兴趣，因为他们仍然可以和队友一起做力量训练。最后，进行一些缓慢的股四头肌控制的动作，可以有效地刺激胶原纤维恢复到良好的排列状态，并有助于降低疼痛。

胶原蛋白的合成和组织转换在肌腱内以固定的速度发生。如果没有办法改变这两个因素，治疗髌腱病的唯一方法就是在训练期间让髌腱得到充分的休息。在受伤后进行训练时，运动员可以调整训练方案来防止伤势进一步恶化，但对职业运动员来说这是不可能的。换句话说，一些治疗方法对业余运动员很有效，但对职业运动员在赛季中是不够的。我们迫切需要更先进的方法来处理髌腱病。

4.10.11　注意饮食

现在我们的食物中有许多危险成分。最严重的是植物油（例如玉米油、菜籽油、红花油、大豆油和葡萄籽油）、反式脂肪和糖，要避免这些成分。但是生命活动依赖它们，所以可以补充液体鱼油，以确保身体摆脱那些坏脂肪。

①维生素C

著名体操教练建议使用维生素C和鱼油来治疗肌腱病。因为维生素C已被证明可以改善胶原合成，而缺乏维生素C与胶原合成减少有关。补充大剂量维生素C也已被证明能够促进肌腱愈合。身体会适应摄入的维生素C的量，这会减少吸收。因此，建议改变每天的摄入量，而不建议长时间补充过多的维生素C。所以，一般建议只需最初的8周内使用维生素C，在接下来的几个星期内慢慢减少维生素C的摄入量，让身体适应较低的饮食中维生素C含量。

②鱼油

鱼油已经被证明除了可以改善关节健康外，还有无数的健康益处。对补充鱼油治疗肌腱病的研究也显示了积极的结果。此外，鱼油有助于降低肌腱病的系统性风险因素。这些危险因素包括胰岛素抵抗和体脂过多。高水平运动员和教练员利用鱼油来对抗肌腱病，研究也发现了有益的效果。因此，支持补充鱼油的证据是强有力的。对鱼油的剂量建议差别很大，备受欢迎的奥运体能教练员查尔斯·波利昆建议每天摄入30~45克的鱼油。鱼油有稀释血液的作用，如果患者正在服用其他血液稀释药物，请在服用此补充剂之前咨询医生。

③方茎青紫葛提取物

在印度，方茎青紫葛被用作药用已有上千年的历史。近年来，它在西方世界也越来越受欢迎。对方茎青紫葛提取物的研究主要集中在其骨愈合特性上。研究发现，这种补充剂可以使骨折的愈合速度加快30%左右，对减肥和抗炎也有好处。研究发现，方茎青紫葛提取物对患有腱鞘病的人有很好的效果，大约一半有肌腱问题的人报告病情有所改善。方茎青紫葛提取物中含有维生素C，这可能就是为什么有些肌腱炎患者能注意到病情有所改善的原因。鉴于方茎青紫葛提取物的研究和证据，研究者认为鱼油和维生素C是肌腱问题更可靠的解决方案。然而，如果需要治疗骨折，茎青紫葛提取物应该补充在列表中。

④氨基葡萄糖和软骨素

当提到关节健康补充剂时，氨基葡萄糖和软骨素补充剂通常是第一个被推荐的产品。研究表明，这些补充剂对骨关节炎患者有益，而且通常认为自我补充是安全的。氨基葡萄糖和软骨素也被证明能促进胶原合成，并能促进大鼠肌腱愈合。

⑤天然消炎药

姜黄素是治疗炎性疾病天然的药物，包括肌腱炎在内。炎症是否与肌腱炎有关的问题仍在讨论中，虽然大多数研究人员现在认为肌腱病与炎症无关，但尚未达成最终共识。一项研究发现，姜黄素有助于防止细胞外基质的分解和肌腱细胞的死亡。鉴于这些发现，姜黄素可能有助于治疗腱鞘病变，特别是晚期腱鞘病变。

另一种通常被建议用于加速软组织损伤后恢复的天然抗炎物质是菠萝蛋白酶。研究发现，它可以促进大鼠急性跟腱损伤后的愈合，并被用于治疗软组织损伤的许多制药产品中。菠萝蛋白酶还能缓解疼痛。如果对菠萝过敏，不要服用菠萝蛋白酶。如果正在服用任何血液稀释药物，请咨询医生是否需要补充菠萝蛋白酶。一般情况下，在服用补充剂时出现任何不良反应，必要时停止服用。

由于没有长期研究这些天然消炎药在治疗髌腱病时的疗效，最安全的使用方法是食用相应的食物。只要多吃点咖喱和菠萝就行了。同时，添加一些含有类黄酮的食物，因为这些也具有抗炎作用，并且含有其他营养物质，有助于从损伤中恢复。此外，还有大蒜、可可、茶和蓝莓。一般来说，应该确保每天饮食中含有许多天然食物。

参考文献

[1] Soslowsky L J, Thomopoulos S, Tun S, et al. Neer Award 1999. Overuse activity injures the supraspinatus tendon in an animal model: a histologic and biomechanical study [J]. J Shoulder Elbow Surg, 2000, 9（2）: 79–84.

[2] Owens B D, Wolf J M, Seelig A D, et al. Risk Factors for Lower Extremity Tendinopathies in Military Personnel [J]. Orthopaedic journal of sports medicine, 2013, 1（1）: 23–25.

[3] Rees J D H, J, Srikanthan A, West A. The Location of Pathology in Patellar Tendinopathy [J]. British journal of sports medicine, 2013, 47（9）: 14–15.

[4] Tan S C, Chan O. Achilles and patellar tendinopathy: current understanding of pathophysiology and management [J]. Disabil Rehabil, 2008, 30（20–22）: 1608–1615.

[5] Saithna A, Gogna R, Baraza N, et al. Eccentric Exercise Protocols for Patella Tendinopathy: Should we Really be Withdrawing Athletes from Sport? A Systematic Review [J]. The open orthopaedics journal, 2012, 6: 553–557.

[6] Deymier–Black A C, Pasteris J D, Genin G M, et al. Allometry of the Tendon Enthesis: Mechanisms of Load Transfer Between Tendon and Bone [J]. J Biomech Eng–T Asme, 2015, 137（11）.

[7] Leung K S, Chong W S, Chow D H, et al. A Comparative Study on the Biomechanical and Histological Properties of Bone–to–Bone, Bone–to–Tendon, and Tendon–to–Tendon Healing: An Achilles Tendon–Calcaneus Model in Goats [J]. The American journal of sports medicine, 2015, 43（6）: 1413–1421.

[8] 王琳. 运动相关骨腱结合部损伤动物模型研究进展 [J]. 北京体育大学学报, 2014（7）: 55–61.

[9] Petersen W, Laprell H. Insertion of autologous tendon grafts to the bone: a histological and immunohistochemical study of hamstring and patellar tendon grafts [J]. Knee surgery, sports traumatology, arthroscopy: official journal of the ESSKA, 2000, 8（1）: 26–31.

［10］Lu H H, Thomopoulos S. Functional attachment of soft tissues to bone: development, healing, and tissue engineering ［J］. Annual review of biomedical engineering, 2013, 15: 201-226.

［11］Gaida J E, Bagge J, Purdam C, et al. Evidence of the TNF-alpha system in the human Achilles tendon: expression of TNF-alpha and TNF receptor at both protein and mRNA levels in the tenocytes ［J］. Cells Tissues Organs, 2012, 196（4）: 339-352.

［12］Lui P, Zhang P, Chan K, et al. Biology and augmentation of tendon-bone insertion repair ［J］. Journal of orthopaedic surgery and research, 2010, 5: 59.

［13］Yukata K, Matsui Y, Shukunami C, et al. Differential expression of Tenomodulin and Chondromodulin-1 at the insertion site of the tendon reflects a phenotypic transition of the resident cells ［J］. Tissue & cell, 2010, 42（2）: 116-120.

［14］Van der Worp H, de Poel H J, Diercks R L, et al. Jumper's knee or lander's knee? A systematic review of the relation between jump biomechanics and patellar tendinopathy ［J］. Int J Sports Med, 2014, 35（8）: 714-722.

［15］黎明, 韩红, 滕宇, 等. 跟腱末端病的发病和保护修复机制 ［J］. 中国中医骨伤科杂志, 2010（4）: 10-12.

［16］Urwin M, Symmons D, Allison T, et al. Estimating the burden of musculoskeletal disorders in the community: the comparative prevalence of symptoms at different anatomical sites, and the relation to social deprivation ［J］. Ann Rheum Dis, 1998, 57（11）: 649-655.

［17］Kannus P. Etiology and pathophysiology of chronic tendon disorders in sports ［J］. Scand J Med Sci Sports, 1997, 7（2）: 78-85.

［18］Kannus P, Natri A. Etiology and pathophysiology of tendon ruptures in sports ［J］. Scand J Med Sci Sports, 1997, 7（2）: 107-112.

［19］Sharma P, Maffulli N. Tendon injury and tendinopathy: healing and repair ［J］. J Bone Joint Surg Am, 2005, 87（1）: 187-202.

［20］DeFranco M J, Derwin K, Iannotti JP. New therapies in tendon reconstruction ［J］. J Am Acad Orthop Surg, 2004, 12（5）: 298-304.

［21］Hootman J M, Macera C A, Ainsworth B E, et al. Association among physical activity level, cardiorespiratory fitness, and risk of musculoskeletal injury ［J］. Am J Epidemiol, 2001, 154（3）: 251-258.

［22］United States bone and joint Initiative: The Burden of musculoskeletal diseases in the United States. 2nd ed. Rosemont, IL: American Academy of Orthopaedic Surgeons, 2011.

［23］Parker L, Nazarian L N, Carrino J A, et al. Musculoskeletal imaging: medicare use, costs, and potential for cost substitution［J］. J Am Coll Radiol, 2008, 5（3）: 182-188.

［24］Maffulli N, Kader D. Tendinopathy of tendo achillis［J］. J Bone Joint Surg Br, 2002, 84（1）: 1-8.

［25］Kraushaar B S, Nirschl R P. Tendinosis of the elbow（tennis elbow）. Clinical features and findings of histological, immunohistochemical, and electron microscopy studies［J］. J Bone Joint Surg Am, 1999, 81（2）: 259-278.

［26］Abate M, Silbernagel K G, Siljeholm C, et al. Pathogenesis of tendinopathies: inflammation or degeneration?［J］. Arthritis Res Ther, 2009, 11（3）: 235.

［27］Rees J D, Wilson A M, Wolman R L. Current concepts in the management of tendon disorders［J］. Rheumatol Oxford, 2006, 45（5）: 508-521.

［28］Bass E. Tendinopathy: why the difference between tendinitis and tendinosis matters［J］. Int J Ther Massage Bodywork, 2012, 5（1）: 14-17.

［29］Khan K M, Cook J L, Taunton J E, et al. Overuse tendinosis, not tendinitis part 1: a new paradigm for a difficult clinical problem［J］. Phys Sportsmed, 2000, 28（5）: 38-48.

［30］Khan K M, Cook J L, Bonar F, et al. Histopathology of common tendinopathies. Update and implications for clinical management［J］. Sports Med, 1999, 27（6）: 393-408.

［31］Fu S C, Rolf C, Cheuk Y C, et al. Deciphering the pathogenesis of tendinopathy: a three-stages process［J］. Sports Med Arthrosc Rehabil Ther Technol, 2010, 2: 30.

［32］de Mos M, Koevoet W, van Schie H T, et al. In vitro model to study chondrogenic differentiation in tendinopathy［J］. Am J Sports Med, 2009, 37（6）: 1214-1222.

［33］Ker R F. The implications of the adaptable fatigue quality of tendons for their construction, repair and function［J］. Comp Biochem Physiol A Mol Integr Physiol, 2002, 133（4）: 987-1000.

〔34〕Mafi N，Lorentzon R，Alfredson H. Superior short-term results with eccentric calf muscle training compared to concentric training in a randomized prospective multicenter study on patients with chronic Achilles tendinosis〔J〕. Knee Surg Sports Traumatol Arthrosc，2001，9（1）：42-47.

〔35〕Khan K M，Cook J L，Kannus P，et al. Time to abandon the "tendinitis" myth〔J〕. BMJ，2002，324（7338）：626-627.

〔36〕Schepsis AA，Jones H，Haas AL. Achilles tendon disorders in athletes〔J〕. Am J Sports Med 2002，30（2）：287-305.

〔37〕Heber M.Tendinosis vs. Tendonitis. Elite Sports Therapy. 〔Accessed 16 September 2011〕. http：//www. elitesportstherapy.com/tendinosis-vs-tendonitis.

〔38〕Spadaro A，Iagnocco A，Perrotta F M，et al. Clinical and ultrasonography assessment of peripheral enthesitis in ankylosing spondylitis〔J〕. Rheumatol（Oxford），2011，50（11）：2080-2086.

〔39〕Lin T W，Cardenas L，Soslowsky L J. Biomechanics of tendon injury and repair〔J〕. J Biomech，2004，37（6）：865-877.

〔40〕Sartori J，Stark H. Tracking tendon fibers to their insertion-a 3D analysis of the Achilles tendon enthesis in mice〔J〕. Acta biomaterialia，2020.

第三章 肌腱病流行病学

1 普通人群的肌腱病流行病学

普通人群中肌腱病流行病学研究显示，骨骼肌肉系统疼痛中由于肌腱紊乱的大约占30%。一项2007—2011年跨度5年的动态调查报告指出，由于髌腱病造成膝前痛的占44.6%。当今糖尿病患者日趋增多，而诸多研究表明糖尿病患者肌腱病发病率很高，据报道Ⅱ型糖尿病人中有30%～60%人患有肌腱病。糖尿病患者因为肌腱撕裂住院的风险比非糖尿病人高44%。肌腱病在老龄化和运动人群中高发。冈上肌腱病是临床医生最常见的疾病之一，患病率为4%～26%。炎症在肌腱病发病机制中的重要性一直是争论的话题。在过去的二十年里，肌腱病的特征是退行性病变。最近，肌腱炎症在疾病的作用重新崛起。越来越多的人支持免疫细胞和炎症介质对肌腱病发展的作用。研究表明，与健康肌腱组织相比，在肌腱病变组织中巨噬细胞和肥大细胞的数量显著增加，炎症和纤维化细胞因子、多肽和生长因子的表达谱在病变肌腱中发生了改变。Toppi等对社区中176名非运动员患者进行了两年跟踪调查研究，发现MRI检查出的髌腱病的总患病率为30.1%。较高水平的体育活动和大股内侧肌横断面积与髌腱病患病率显著相关，与年龄和BMI无关。在两年的随访中，共有148名妇女进行了核磁共振成像，其中31%的人出现了髌腱病变。观察到43.5%的髌腱病变持续存在，且与膝关节疼痛加重有关。Fairley等人对年龄在50～79岁的297名非运动员无症状患者的研究表明，MRI检查出的髌腱病与当前或过去的肥胖史呈正相关，在社区中发病率为28.3%。身高越高，髌腱病患病率就越高，男性患病率高于女性。

1.1 美国普通人群肌腱病学

美国每年报告的肌肉骨骼损伤达3300万例，其中近一半涉及肌腱和韧带。尽管大多数此类伤害是非致命的，但它们可能会影响患者生活，导致患者生活质量显著下降、生产力损失和医疗系统的巨大负担。一项统计发现，美国2004

年肌肉骨骼损伤的直接治疗费用高达1270亿美元，比十年前增加了37%。虽然肌腱和韧带的损伤约占全部肌肉骨骼疾病的40%，但它们占导致无法正常工作的75%以上。一项研究报告称，在美国的医疗保健中心治疗了超过6100万例肌肉骨骼损伤，这还不包括没有去医疗机构治疗的人员。在这些损伤中，最大的一组是肌腱或韧带损伤，即扭伤、拉伤和断裂，有1840万起损伤经受专业医疗人员的诊断。涉及肌腱和韧带的肌肉骨骼损伤，无论采用何种治疗方式，都可能对个体今后的功能产生严重而持久的影响，肌腱可能永远达不到损伤前的功能水平。

1.2 英国普通人群肌腱病学

英国每年约15万人发生肌腱病变。由于肱骨外上髁炎（网球肘）导致无法工作每年大约造成2700万英镑的损失。此外，肌腱和韧带愈合不良往往会导致数月的行动不便和肌腱功能变弱。尽管我们对肌腱生物学和肌腱修复机制的了解有所增加，但我们仍未开发出有效的治疗策略，而且手术结果往往较差。跟腱病是常见的损伤，特别是那些经常进行跑步相关活动者。研究估计，目前跑步者的年发病率为7%～9%，终生发病率为52%。然而，30%的转诊患者报告没有定期参加锻炼，这表明肌腱病有多因素的病因。一项使用事故赔偿公司数据的研究，包括440万新西兰人，收集肌腱和韧带损伤的数据，时间段为2010年7月至2016年6月。结果发现，在6年的研究期间，肌腱和韧带损伤索赔的总数量为1112077，总成本超过14亿新西兰元。在此期间，索赔数量增加了16.2%，这些伤害的总成本增加了40%。大多数索赔要求是由欧洲族裔提出的，而亚洲族裔提出的索赔要求的数量以最快的速度增加，在为期6年的研究期间占52%。土著新西兰人保持最高的平均索赔成本（1614.05新西兰元），比每次索赔的总平均费用（1262.12新西兰元）多13%。最常见的损伤部位是肩部和膝部，这些伤害也是造成总成本的最大因素。受伤总费用在40～54岁的索赔人中最高，而与该年龄段索赔的数目无关。研究结果表明，新西兰人肌腱和韧带损伤的经济负担正在上升。高昂的医疗费用表明迫切需要采取多方面的干预措施，以减少肌腱和韧带损伤的发生率和改善临床效果。

2 运动人群的肌腱病流行病学

运动人群中肌腱病发病情况更不容乐观。流行病学证据显示，肌腱损伤占所有运动损伤的50%，而由于跑跳造成的肌腱过度使用损伤接近30%。

2.1 髌腱病流行病学

髌腱病（PT）是一种常见的过度使用损伤，通常被称为跳跃膝。髌腱病的临床表现是髌腱负荷活动引起的疼痛和功能障碍。既往对亚精英运动员的研究报道，排球和篮球运动员的PT患病率最高（分别为14.4%和11.8%），男性比女性更常见。有研究者对澳大利亚国家篮球联盟的60名男性运动员进行研究，发现有13名参与者（22.7%）自我报告有髌腱病，30名运动员下蹲时疼痛，15名运动员局部疼痛，10例弥漫性疼痛。弥漫性疼痛患者的年龄比局部疼痛患者多，45%的运动员双侧髌腱异常，15%的运动员单侧髌腱异常。股四头肌附着点病变是膝前疼痛的一个重要原因。运动员中最常见的是由于慢性退行性肌腱重复承受载荷所致。多项研究表明，膝关节伸肌的高应力和重复负荷是导致股四头腱病的原因。Lian等人对613名运动员进行的一项回顾性研究检查了9种不同运动项目中跳高运动员膝关节的患病率。14.2%的运动员具有跳跃膝，22%的人目前有症状；发生率最高的是与膝关节伸肌高冲击载荷相关的运动项目：排球（44.6%）、篮球（31.9%），而自行车没有病例报道，手球和足球项目的患病率最低，男子为13.5%，女子为5.6%。出现跳跃膝的运动员平均体重较高，并参与了更多的负重训练和跳跃训练。Zwerver等人调查了7项不同运动项目891名非优秀运动员跳跃膝的患病率和危险因素。跳跃膝的总体患病率为8.5%，排球运动员的患病率最高为14.4%，其次是手球运动员13.3%，篮球运动员11.8%，田径运动员6.9%，曲棍球运动员5.1%，高尔夫运动员4.8%，足球运动员2.5%。男性的患病率（10.2%）高于女性（6.4%）。与跳跃膝相关的危险因素包括更小的年龄、较高的身高、较大的体重。一项关于荷兰一般运动人口髌腱病的调查显示，髌腱病的患病率和发病率均为1.6/1000人年。Durcan等跟踪研究了爱尔兰橄榄球联盟中精英运动员髌腱病的发生情况，发现橄榄球运动员髌腱病的发生率为9.6%。Sobrino 等跟踪调查2005年1月—2010年10月西班牙芭蕾舞演员运动损伤的发生情况，发现髌股疼痛发生率最高为30%，而髌腱病的发生率为19%，位居第三位。有研究显示，髌腱病在重复跳跃运动项目中发病率较高，特别是篮球和排球运动，调查结果显示职业篮球运动员髌腱病患病率为32%，业余者为12%；职业排球运动员髌腱病患病率为45%，业余者为14%。也有报道指出精英排球运动员髌腱病的患病率为40%~50%。Caquot等调查了法国希望篮球锦标赛中运动员髌腱病的情况，发现有59%的人被诊断为髌腱病患者，其中44%的患者受到髌腱疼痛的长期折磨；在被诊断为髌腱病患者中，有60.4%的人有停训经历，82%的人接受过物理治疗，只有10%的人无明显症状。

2.2 跟腱病流行病学

跟腱（AT）是人体最大、最强壮的肌腱，是踝关节跖屈的主要力量。跟腱病是一种以疼痛、肿胀和肌腱功能受损为特征的临床诊断，是对复杂的、多方面的病理肌腱的总称。跟腱病主要临床特征是跟腱及周围的疼痛、肿胀和功能受限。疼痛开始于运动开始和结束时；当病情变得缓慢时，疼痛会持续贯穿整个运动过程，严重影响患者生活质量。跟腱病通常发生在两个位置：55%~65%在肌腱中段，20%~25%在止点。一项关于美国军事人员下肢肌腱病流行病学调查显示，跟踪80106名受试人员1年后，有450人发生跟腱病，584人发生髌腱病。跟腱损伤被认为是由于过度的机械力使跟腱超载造成的。急性撕裂被认为是继发于累积性退行性变，突然的大机械应力或这两种因素的结合造成的。一些研究已经确定跟腱损伤与病人跑步和跳跃力学变化之间的存在关系。大多数跟腱损伤（接近82%）发生在体育和娱乐活动中，这被认为主要是由于体育运动增加了对跟腱的机械力学需求。跟腱损伤是一种毁灭性的损伤，尤其是对竞技运动员来说。有研究对2004—2005学年至2013—2014学年美国全国大学生体育协会16项运动项目的男性和女性跟腱损伤情况进行分析。结果显示，共有255例跟腱损伤，损伤率（IR）为2.17例/100000 AEs；其中女子体操（IR=16.73），男子篮球（IR=4.26），女子篮球（IR=3.32）最为常见。52例为重度损伤，占跟腱损伤的20.4%，时间损失较高（48天），手术率较高（65.4%）。对于严重跟腱损伤，女性运动员比男性运动员有更高的手术率（77.8% vs. 58.8%）和时间损失（96天 vs. 48天）。身体接触是主要的损伤原因。跟腱损伤严重影响了NCAA运动员的上场时间和职业生涯。

3 小结

肌肉骨骼损伤的频率和伴随而来的卫生保健系统负担预计在未来几十年将大幅增加，这与许多因素有关。首先，人口老龄化将导致需要对此类伤害进行医疗护理的人数大幅增加。其次，手术指征和技术的改进有望改善手术修复的结果，进而导致患者对手术需求的增加。最后，随着全面保健的改善和预期寿命的延长，普通民众的寿命比以往任何时候都更长，活动水平也更高。据估计，在未来几年，这将对肌肉骨骼损伤、肌腱和韧带损伤产生指数效应。

肌腱病发病率如此高，已成为影响人们日常生活的一个重要问题。损伤肌腱的修复过程缓慢，有效的治疗方法较少，明显降低患病者的生活和生存质量。在体育运动中，肌腱病已严重地限制体育运动参加者的某些运动甚至可以提前终结运动员的运动生涯。

参考文献

［1］Kaux J F，Forthomme B，Goff C L，et al. Current opinions on tendinopathy ［J］. Journal of sports science & medicine，2011，10（2）：238-253.

［2］Glaviano N R，Kew M，Hart J M，et al. Demographic and Epidemiological Trends in Patellofemoral Pain ［J］. International journal of sports physical therapy，2015，10（3）：281-290.

［3］Adrian Barniak T F，Craig R. Denegar，& Michael F Joseph*. Insulin Resistance and Tendinopathy ［J］. Physical and Rehabilitation Medicine，2015，27（1）：35-41.

［4］Mosca M J，Carr A J，Snelling S J B，et al. Differential expression of alarmins-S100A9，IL-33，HMGB1 and HIF-1alpha in supraspinatus tendinopathy before and after treatment ［J］. BMJ open sport & exercise medicine，2017，3（1）：225.

［5］Toppi J，Fairley J，Cicuttini F M，et al. Factors associated with magnetic resonance imaging defined patellar tendinopathy in community-based middle-aged women：a prospective cohort study ［J］. BMC Musculoskelet Disord，2015，16：184.

［6］Kane S F，Olewinski L H，Tamminga K S. Management of Chronic Tendon Injuries ［J］. American family physician，2019，100（3）：147-157.

［7］Clark S T，Zhu M，Gamble G D，et al. Epidemiology of tendon and ligament injuries in Aotearoa/New Zealand between 2010 and 2016 ［J］. Injury epidemiology，2020，7（1）：1-10.

［8］Coetzee SMECJvVFF. Causative factors and rehabilitation of patellar tendinopathy：A systematic review ［J］. South African Journal of Physiotherapy，2016，7（1）：1-11.

［9］Hannington M，Docking S，Cook J，et al. Self-reported jumpers' knee is common in elite basketball athletes-But is it all patellar tendinopathy？ ［J］. Phys Ther Sport，2020，43：58-64.

［10］Lian O B, Engebretsen L, Bahr R. Prevalence of jumper's knee among elite athletes from different sports: a cross-sectional study［J］. The American journal of sports medicine, 2005, 33（4）: 561-567.

［11］Zwerver J, Bredeweg S W, van den Akker-Scheek I. Prevalence of Jumper's knee among nonelite athletes from different sports: a cross-sectional survey ［J］. The American journal of sports medicine, 2011, 39（9）: 1984-1988.

［12］Albers I S, Zwerver J, Diercks R L, et al. Incidence and prevalence of lower extremity tendinopathy in a Dutch general practice population: a cross sectional study［J］. BMC Musculoskelet Disord, 2016, 17: 16.

［13］Durcan L, Coole A, McCarthy E, et al. The prevalence of patellar tendinopathy in elite academy rugby: a clinical and imaging study［J］. J Sci Med Sport, 2014, 17（2）: 173-176.

［14］Sobrino F J, de la Cuadra C, Guillen P. Overuse Injuries in Professional Ballet: Injury-Based Differences Among Ballet Disciplines［J］. Orthopaedic journal of sports medicine, 2015, 3（6）: 23-25.

［15］Kulig K, Noceti-DeWit L M, Reischl S F, et al. Physical therapists' role in prevention and management of patellar tendinopathy injuries in youth, collegiate, and middle-aged indoor volleyball athletes［J］. Braz J Phys Ther, 2015, 19（5）: 410-420.

［16］Van der Worp H, de Poel H J, Diercks R L, et al. Jumper's knee or lander's knee? A systematic review of the relation between jump biomechanics and patellar tendinopathy［J］. Int J Sports Med, 2014, 35（8）: 714-722.

［17］Janssen I, Steele J R, Munro B J, et al. Previously identified patellar tendinopathy risk factors differ between elite and sub-elite volleyball players［J］. Scand J Med Sci Spor, 2015, 25（3）: 308-314.

［18］Saithna A, Gogna R, Baraza N, et al. Eccentric Exercise Protocols for Patella Tendinopathy: Should we Really be Withdrawing Athletes from Sport? A Systematic Review［J］. The open orthopaedics journal, 2012, 6: 553-557.

［19］Caquot J, Perrochon A, Bugeaud J L, et al. Prevalence of pain below patella in the basketball players of the championship of France hope pro A［J］. Ann Phys Rehabil Med, 2016, 59S: 15-16.

［20］Owens B D，Wolf J M，Seelig A D，et al. Risk Factors for Lower Extremity Tendinopathies in Military Personnel ［J］. Orthopaedic journal of sports medicine，2013，1（1）：23–25.

［21］Chan J J，Chen K K，Sarker S，et al. Epidemiology of Achilles tendon injuries in collegiate level athletes in the United States ［J］. International orthopaedics，2020，44（3）：585–594.

第四章　肌腱病病理学

1　肌腱变性

肌腱变性影响的肌腱包括冈上肌肌腱、肱二头肌长头肌腱、肘关节内外侧伸肌肌腱、髌腱、跟腱和胫后肌肌腱。肌腱变性易发生在肌腱—骨插入部位，主要原因是由于应变的增加、复杂的负荷（如剪切和压缩）和低血管化。临床上，肌腱变性表现为与活动相关的疼痛或压痛、无力、肌腱增大或肿胀。组织学检查显示肌腱内胶原变性，纤维方向紊乱，细胞外基质富含蛋白多糖，糖胺聚糖在变薄的原纤维间聚集，没有炎症细胞或炎症征象。虽然该病的病理尚不完全清楚，但以下部分将概述肌腱变性病理的组织学和分子特征，以及组织和细胞对机械刺激的反应，这些反应被认为与该病的发病机制有关。

1.1　组织学和分子学特征

1.1.1　组织学特征

肌腱变性典型的病理变化包括肌腱横断面积增加，细胞增多、变圆，代谢活性增强，胶原组织减少，Ⅲ型胶原与Ⅰ型胶原比例增加，PGs和GAGs增加，在正常肌腱组织的位置形成肉芽组织和纤维软骨组织。损伤的肌腱是灰色或棕色，柔软、纤薄、脆弱。镜下观察，胶原束紊乱，细胞核褐色圆形，数量增多。电子镜下观察，损伤肌腱胶原纤维有折成角度、直径和方向改变，有气泡。这与组织缺氧的情况相吻合，包括脂肪空泡、溶酶体变大、内质网上颗粒减少。损伤的肌腱中很少见炎症细胞，但有微血管和细小神经长入，VEGF上调。肌腱还经历血管增生，P物质增多，凋亡细胞增加。这些结构和组织学变化导致肌腱模量下降，极限抗拉强度下降，使其面临进一步损伤或断裂的风险。

1.1.2　分子学特征

已有大量研究描述了肌腱变性期间的分子变化。在分子水平上，慢性腱病的特征包括Ⅰ型和Ⅲ型胶原蛋白、纤连蛋白、腱生蛋白-C、aggrecan和biglycan mRNA增加。胶原mRNA、纤连蛋白和腱生蛋白-C的上调与愈合反应相关，aggrecan和biglycan的表达增加与机械力学的压缩和剪切反应相一致。此外，蛋白聚糖和磺化GAGs增加，两者都是对机械刺激的反应。据报道，GAGs可以保护肌腱束不受疲劳影响，可能是通过消耗GAG使组织水化，导致肌腱束更高的应力松弛和更低的破坏应力。其他软骨标志物在肌腱病中也被发现，包括Sox9和gremlin1，这些变化与组织学上观察到的纤维软骨变化一致，被认为是负荷改变的结果，如剪切或压缩力诱导细胞获得软骨表型。

健康肌腱中存在合成和降解平衡。在肌腱变性中，这种平衡经常被负责基质降解的蛋白水解酶的表达增加所破坏。MMPs降解大部分ECM成分，并参与肌腱重构。解聚素和金属蛋白酶（ADAMs）具有蛋白水解和信号转导功能，也可作为炎症介质，与血小板反应蛋白一起构成ADAMTSs（ADAMs with thrombospondin motifs），作用于胶原前肽酶和蛋白聚糖酶，参与软骨和肌腱蛋白的分解。组织抑制金属蛋白酶（TIMPs）抑制MMPs、ADAMs和ADAMTSs，但程度较小。在肌腱炎中，MMPs增加，而这些酶抑制剂（TIMPs）减少，形成退化环境（表4-1）。

表4-1　肌腱变性的分子学变化

↑ Type Ⅲ / Ⅰ Collagen Ratio	↑ MMP-1	↑ TGF-β
↑ Type Ⅱ Collagen	↑ MMP-2	↑ COX-2
↑ Type Ⅲ Collagen	↑ MMP-23	↑ Substance P
↑ Fibronectin	↑ ADAMTS-2	↑ PGE2
↑ Aggrecan	↑ ADAMTS-3	↑ IGF-1
↑ Biglycan	↓ MMP-3	↑ VEGF
↑ Cell Rounding	↓ MMP-10	↑ VWF
↑ Nerve Fibers	↓ MMP-12	↑ Sox9
↑ PG and GAGs	↓ MMP-27	
↓ Collagen Organization	↓ ADAMTS-5	

1.2　发病机理

虽然肌腱变性的损伤机制尚不清楚，但研究肌腱对机械载荷的反应是了解这种情况如何发生及如何预防或治疗损伤的重要一步。肌腱变性的特征是体内正常的平衡生物学过程的失去平衡或中断。接下来，将探讨腱细胞（TCs）和腱源性干细胞（TSCs）在异常机械载荷的背景下的反应及其在肌腱变性发病机制中的作用。

1.2.1　负荷对腱细胞的影响

腱细胞（TCs）是存在于肌腱组织中的成纤维细胞样细胞，维持体内稳态并对其机械和生物环境做出反应和适应。异常的机械负荷可以破坏这些细胞的功能，导致肌腱的病理改变，如ECM退化加剧、TCs表型改变、非腱基质成分沉积，以及肌腱整体弱化。损伤肌腱的细胞呈现圆形，密度增多，有氧化损伤的症状，腱细胞凋亡增多。损伤的TCs细胞外基质因为含水过多而变圆和脆弱，不成熟的软骨基质蛋白质增多，组织功能下降。现在也有肌腱再生干细胞的研究指出，预防肌腱过度使用性损伤要减少重复负荷的量，降低由此引起的过氧化导致的细胞凋亡和软骨化基因表达。

过度使用负荷会导致炎症状态，并会导致组织微撕裂，因此造成肌腱变性。虽然这种原因很常见，但过度使用并不是导致肌腱变性的唯一机制。由于肌腱在正常的生理状态下承受恒定的负荷，长时间的停用也会导致退行性的病理状态。最后，异常的受力方向，如剪切或压缩力，也可以造成肌腱变性的发生。过度使用的大鼠肩袖模型使用下坡跑造模，模仿经常发生肩袖病变的人类运动员或劳工。在本模型中，肌腱ECM中胶原含量的变化与临床所见的人类肌腱变性的变化相似。Ⅰ型胶原mRNA表达随负荷过重而降低，这与健康运动时Ⅰ型胶原增加的正常合成代谢反应相反。由于Ⅰ型胶原蛋白约占肌腱中所有胶原蛋白的95%，并形成高度排列的纤维网，对组织的抗拉机械强度至关重要，这种特性的丧失会导致组织结构和机械稳定性的降低。此外，Ⅲ型/Ⅰ型胶原蛋白比值随着过度使用而增加，这一比例的增加表明Ⅰ型胶原的降解和Ⅲ型胶原的合成，常见于损伤后的重塑中，Ⅲ型胶原是修复ECM形成的肉芽组织的一部分。这一反应支持了肌腱可能由于过度负荷而发生微损伤的观点，并且愈合反应未能将Ⅲ型胶原替换为Ⅰ型纤维胶原。应激剥夺模型也显示胶原组织减少，表明Ⅰ型胶原降解，Ⅲ型/Ⅰ型胶原比例增加。

异常负荷环境也会改变肌腱组织内的PG和GAG含量。PGs是肌腱基质中的蛋白质，通常附着在GAG侧链上，而GAG侧链是由重复二糖组成的复合糖。肌腱中最丰富的是小的富含亮氨酸的PGs，如decorin和biglycan，它们影响肌腱中胶原的合成，并在肌腱发育、力学性能和衰老中发挥作用。大的PGs，如aggrecan和versican，在软骨中大量存在，但也出现在局部的肌腱中，它们发挥吸水以抵抗流体静力的功能作用。肌腱中PG和GAG含量的区域性差异取决于局部力学环境。例如，肌腱的受拉区域含有小的PGs，如decorin，而肌腱的插入部位，存在压缩和剪切力，含有大的PGs，如aggrecan，以及相关的GAGs水平，以帮助抵抗这些复杂的力。肌腱中PG和GAG成分的变化是TCs对肌腱负重环境变化的适应性反应。大鼠的过度使用活动增加了decorin、versican和aggrecan的表达，也增加了GAG的总体含量。此外，肌腱的压缩载荷模型也显示纤维软骨随aggrecan的增加而改变。这种成分的变化改变了肌腱的机械和生物环境、影响了TC的代谢、干扰了肌腱的抗拉负荷能力，使其更易发生反复损伤和病理损伤。临床上，无论是组织学，还是MRI和超声成像，都可以观察到由于肌腱整体含水量增加而导致的GAG和PG含量的积累。

与肌腱组织中PGs和GAGs增加的适应性反应类似，其他软骨标志物在肌腱变性模型中也增加，支持TC对异常负荷条件的适应性反应。冈上肌腱在肩峰下来回伸缩摩擦，这可能会增加肌腱的压力和剪切力。体内和体外模型均显示，在正常的活性水平下，随着TC相关基因（腱调蛋白、Ⅰ型胶原）和生长因子的增加，以及肌腱干细胞的增殖，存在积极的适应反应。然而，在非正常生理条件下，增加活性水平会上调非TC相关基因。过度使用可增加胶原蛋白2α1、aggrecan、sox 9和肝素结合调节肽（heparin affine regulatory peptide，HARP）的表达，以及Ⅱ型和Ⅵ型胶原。此外，胶原诱导的髌腱变性模型异位骨化和钙化增加，Ⅱ型胶原、Sox9和细胞增多。Ⅱ型和Ⅵ型胶原蛋白和aggrecan在软骨组织中大量存在，有助于抵抗压缩力和剪切力。HARP是一种已知的调节软骨细胞形成发育的细胞因子，而Sox9是一种在成熟TCs中异常表达的转录因子，可促进软骨细胞分化。此外，在TCs培养中过表达Sox9可下调其他肌腱特异性标记物，如腱调节蛋白、Ⅱ型胶原和软骨调节蛋白-1，并将细胞形状从梭形转变为圆形。这支持了Sox9因负载改变而上调可能导致细胞表型从腱源性向软骨源性转变。

肌腱变性的特征还包括血管分布和血流量的增加。肌腱病的典型特征是血管增生，VEGF可以刺激血管向退行性组织中生长，研究发现，VEGF在肌腱病变中显著增加。彩色多普勒超声（US）可在临床中预测新血管穿透结缔组织的结构改变。从生物力学角度来看，退行性病变的肌腱血容量越高，肌腱越弱。因此，血管内皮生长因子也会因机械载荷的增加而增加，这也印证了在机械载荷过大的情况下会导致肌腱病变。过度使用会增加血管生成标志物血管内皮生长因子（VEGF）和血管性血友病因子（VWF）的表达。VEGF参与新血管的形成和生长，增加了血管通透性，并在炎症和伤口愈合环境中发挥血管生成作用。这种通透性的增加也会导致肌腱组织吸水和肿胀。人类肌腱细胞遭受循环负荷时还会增加血管生成素样因子4（ANGPTL4），它不依赖于VEGF发挥作用。血管新生也与肌腱变性区神经新生相关。P物质参与疼痛的传递，在慢性疼痛的情况下，初级传入神经增加，并被认为是诱发腱病疼痛的原因。

血管生成与炎症也相关，血管生成因子可增加血供和炎性细胞因子向病变区域的传递。虽然肌腱病没有直接的炎症反应，特别是没有炎症细胞的浸润，但某些炎症标志物在负荷下的上调可能仍然在肌腱变性的发病过程中发挥作用。异常负荷导致炎症介质：环氧合酶-2（cyclooxygenase-2，COX-2）和5脂氧合酶激活蛋白（five-lipoxygenase activating protein，FLAP）增加。COX和FLAP是花生四烯酸两条通路的炎症标志物，其中，FLAP引起血管收缩和通透性增加，COX-2导致前列腺素的产生，引起血管扩张、水肿、通透性增加和痛觉过敏。此外，周期性拉伸成纤维细胞，前列腺素E_2（PGE_2）的增加具有负荷依赖性，随后是COX-1和COX-2的增加。PGE_2水平的升高降低了肌腱中细胞的增殖和胶原合成，这可能导致肌腱ECM的退化和肌腱变性的发生。去除应力的肌腱显著增加了白细胞介素-1β（IL-1β）和肿瘤坏死因子（TNF-α）的蛋白表达，它们是炎症细胞因子，与肌腱的退化有关。

金属蛋白酶家族中的酶（MMPs、TIMPs、ADAMs、ADAMTSs）与ECM的退行性情况有关。MMPs的表达可以改变胶原合成和转化的模式，并可通过机械刺激进行调节。肌腱组织的异常力学应变可改变MMPs的稳态平衡，导致不正常的变性。静力性负荷会增加TCs中MMP-1的表达；减少肌腱中应力会增加MMP-13、MMP-3表达，同时会增加TIMP-2表达。对大鼠冈上肌腱施加压缩负荷也会增加MMP-13的表达。这些基质金属蛋白酶与原纤维胶原的降解以及其他基质金属蛋白酶的活化有关。ADAMTS-2和-3是一种前胶原肽酶，它们也随肌腱变性而增加，而ADAMTS-5是一种蛋白聚糖，随着肌腱变性而减少。肌腱病变导致胶原酶（MMP-1）、明胶酶（MMP-2）和MMP-23升高，而基质溶素（MMP-3）、MMP-10、MMP-12和MMP-27降低。此外，组织抑制金属蛋白酶（TIMPs）的水平与在肌腱病组织中发生的蛋白水解活性相一致。

1.2.2　腱源性干细胞的反应

研究发现腱源性干细胞（TSCs）在肌腱维护、病理和愈合中起着重要作用。肌腱变性的基质成分会发生如下变化：脂肪变性、GAG积累、钙化。TSCs可分化为TC系和非TC系，TSCs对环境做出反应和适应，并且对导致分化的机械、生物和结构因素敏感。肌腱负荷的变化与TSCs的错误分化有关，周期性拉伸试验中，4%的应变诱导TSCs分化成TC（Ⅰ型胶原蛋白），而8%应变诱导TSCs分化成non TC（PPARγ，Ⅱ型胶原蛋白，Sox9和Runx2）。此外，在3天内，TSCs被拉伸4小时，伸长2%，可诱导成骨分化。这表明，负载条件的改变可以影响TSCs的分化，导致肌腱变性表型的改变。

除了对机械刺激有反应外，在肌腱变性中，TSCs对变化的生物环境也有反应。PGE2水平随着密集、重复的机械负荷的增加而增加。当PGE2添加到培养的TSCs时，会以剂量依赖的方式降低细胞增殖并诱导脂肪形成和成骨分化。这表明炎症介质在过度使用情况下的增加可能导致了肌腱变性中TSCs的异常分化。此外，反复拉伸TSCs后，骨形态发生蛋白（BMP-2）表达增加，可促进成骨、成脂和成软骨分化，抑制肌腱形成标记物的表达。此外，BMP-2导致GAGs和aggrecan增加，而decorin、biglycan和纤维调节蛋白的水平降低。这些研究支持了生物环境的变化会进一步加剧肌腱病理变化。

胶原酶诱导的肌腱变性模型旨在通过对胶原结构的降解，复制临床上可见的胶原降解和合成的不平衡。在该模型中，大鼠TSCs对BMP/Smad通路的敏感性增加，这可能解释了在肌腱变性中BMPs的异位表达，或解释了TSCs偏离TC谱系的异常分化。此外，存在软骨样细胞的异位矿化区域。在早期，成纤维细胞表达了这些软骨标记物，这表明在该模型中，错误的分化可能是导致愈合失败和骨化的原因。这些模型表明，改变自然结构环境也可以引起TSC分化引起的病理改变。

基于前人的研究成果，总结TSCs在肌腱变性中的作用机制。首先，肌腱由于载荷的变化，导致化学和结构的改变，造成TSCs错误分化，引发致病性表型，向成脂、成软骨或成骨的分化，进而导致脂质积累、异位软骨化、骨化、粘液样变性，造成肌腱修复的TSC枯竭。最初的负荷改变所引起的结构和生物学变化会进一步加剧这些表型变化。这些特征导致疼痛、愈合失败、力学完整性的丧失，并最终倾向于断裂。

2　肌腱断裂

由于肌腱ECM的变性和随后的力学性能下降，导致个体的肌腱断裂风险增加。虽然肌腱变性的特点是愈合失败，但肌腱断裂遵循典型的三期伤口愈合反应。因为肌腱组织从未完全恢复其原有正常的结构、力学或成分特性，所以肌腱断裂是一种不完全愈合反应的结果。以下内容将概述肌腱断裂的愈合反应，内源性与外源性愈合，以及负荷对愈合的影响。

2.1 愈合反应

肌腱断裂是由于急性创伤或慢性退行性肌腱弱化造成的。一旦断裂，肌腱就会经历愈合反应，修复受伤的肌腱并恢复功能。虽然机械性能在治疗过程中不断提高，但它们永远不会完全恢复到原有的性能。这种愈合反应主要包括3个阶段：①炎症阶段；②增殖阶段；③重塑阶段（图4-1）。

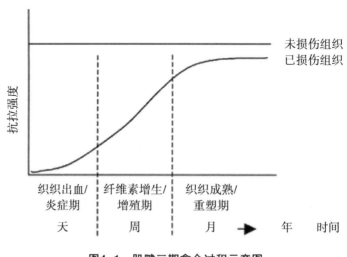

图4-1　肌腱三期愈合过程示意图

2.1.1 炎症阶段

炎症阶段在受伤后立即启动，并持续长达7天。止血机制是损伤部位的血管渗出红细胞和血小板，血小板聚集并形成纤维蛋白凝块，同时释放促炎标志物来招募免疫细胞，主要是中性粒细胞。损伤部位的受损细胞及募集的中性粒细胞也释放趋化因子来吸引巨噬细胞。巨噬细胞吞噬坏死组织，并释放生长因子，启动ECM形成、TC增殖和血管生成。机械拉伸被认为对初始炎症阶段的愈合有害。

2.1.2 增殖阶段

增殖阶段在受伤后的第3~7天启动，并持续数周。在此阶段，TCs和巨噬细胞增殖并启动组织合成。最初是Ⅰ型胶原的产生减少，Ⅲ型胶原的产生显著增加。ECM中充满大量无组织的胶原蛋白和非胶原蛋白，包括PGs和GAGs，维持组织中的高含水量。研究表明，在增殖阶段被动拉伸可以促进TCs合成胶原，增加抗拉强度、肌腱直径、PGs合成、胶原交联，减少粘连。

2.1.3 重塑阶段

重塑阶段发生在受伤后的数周、数月，甚至数年的过程中。在此阶段，TCs开始将Ⅲ型胶原转化为Ⅰ型胶原，疤痕肉芽组织变得更加整齐和纤维化。细胞密度降低，细胞活性降低。虽然这种修复形式改善了损伤肌腱的力学性能，但修复后的组织仍然是纤维性瘢痕，永远不会完全恢复损伤前的结构、成分或功能特性。

2.2 调节因子

在愈合的各个阶段，生物调节因子在机体反应的开始和进展中扮演着重要角色。理解每个调节因子的作用可以帮助阐明肌腱愈合的潜在机制，以及导致愈合失败的机制。

2.2.1 金属基质蛋白酶

金属基质蛋白酶（MMPs）家族主要负责维持ECM的动态稳态。TIMPs是平衡MMPs降解和修复功能所必需的内源性抑制剂。这些蛋白酶的许多亚型参与了肌腱重塑和修复。MMP-9和-13在损伤后降解细胞外基质，而MMP-3、-4和-14在愈合过程中参与细胞外基质降解和重构。

2.2.2 胰岛素样生长因子-1

在炎症期，胰岛素样生长因子-1（IGF-1）家族刺激成纤维细胞和炎症细胞向损伤部位迁移和增殖。在增殖和重塑阶段，它还能促进DNA合成，以及GAG、PG和胶原蛋白的产生，具有抗炎、减轻功能缺陷、加速肌腱损伤后恢复的作用。

2.2.3 血小板源性生长因子

血小板源性生长因子（PDGF）存在于损伤后的早期和整个重构阶段，它促进趋化、细胞增殖、DNA合成、ECM的产生，还诱导愈合过程中其他生长因子，如IGF-1的表达。在细胞培养实验中，肌腱成纤维细胞以PDGF剂量依赖的方式增殖。

2.2.4 血管内皮生长因子

血管内皮生长因子（VEGF）促进血管生成和新生血管形成，同时也诱导内皮细胞增殖和迁移。在肌腱损伤和修复期间，VEGF促进血管的增加，帮助生长因子、细胞因子、炎症细胞的渗透。VEGF对于建立和维持腱内膜和腱鞘的脉管系统也必不可少。VEGF在肌腱损伤后7～10天达到峰值，之后恢复到基线水平，而血管长入在17天达到峰值，这表明损伤部位的细胞可能通过VEGF的表达调节血管新生。

2.2.5　成纤维细胞生长因子

成纤维细胞生长因子（FGF）家族由成纤维细胞和炎症细胞分泌，在细胞迁移、血管生成和细胞增殖中发挥作用。FGF-1和FGF-2也被称为碱性成纤维细胞生长因子（bFGF），在成熟肌腱组织中最为丰富，bFGF被认为是更强的有丝分裂素，有助于肉芽组织的形成。

2.2.6　转化生长因子

转化生长因子（transforming growth factor，TGF）家族主要通过Smad途径参与调控肌腱发育、调控创面愈合和瘢痕组织形成、调控骨腱结合部愈合。TGF-β有三种主要的异构体：TGF-β1、-β2和-β3。TGF-β1与瘢痕组织形成有关，TGF-β3与胎儿无瘢痕创面愈合有关。TGF-β1在组织愈合的炎症期上调，促进胶原蛋白的生成和细胞增殖。TGF-β2抵消了TGF-β1的作用，这说明在肌腱愈合过程中可能存在着不同亚型之间的平衡，以调节胶原的合成。此外，随着TGF-β1的加入，Ⅰ型和Ⅲ型前胶原mRNA表达呈剂量依赖性增加，肌腱的极限负荷和刚度也增加。IL-1β细胞因子可以促进炎症和分解代谢酶的表达、促使ECM的降解和Ⅰ型胶原合成的下调，它在肌腱损伤时显著升高。这种炎症反应对于免疫细胞和肌腱成纤维细胞募集到损伤部位，以及其他重要因子如TGF-β和PDGF的表达，进而促进ECM合成是必要的。

2.2.7　肿瘤坏死因子

肿瘤坏死因子（TNF-α）是炎症的中介，在肌腱损伤炎症期升高，并与肩袖损伤的病理过程有关。此外，它还具有诱导疤痕组织的形成，下调Ⅰ型胶原蛋白的作用。虽然TNF-α在炎症初始阶段是必要的，但在肌腱愈合的后期过程中，减少它可以改善愈合性能。

2.2.8　骨形态发生蛋白

骨形态发生蛋白（BMP）家族是TGF-β超家族的一部分，促进骨形成和肌腱愈合。BMP-2和-7是常见的成骨因子，在骨再生中发挥作用，已被用于骨腱结合部的愈合。BMP-12、-13、-14也称为生长分化因子（growth differentiation factor，GDF）-7、-6、-5，分别影响肌腱组织的形成和分化，促进纤维形成。它们具有促进肌腱愈合的能力，BMP-13参与早期肌腱愈合反应，BMP-12参与愈合和修复，BMP-14参与成熟肌腱的修复和稳态。

2.2.9 一氧化氮

一氧化氮（NO）是一种双原子、高活性的自由基，由一氧化氮合成酶产生。高浓度的NO是由促炎细胞因子诱导的，与MMPs的激活有关。NO也在伤口愈合过程中发挥作用，如血管生成、细胞增殖和胶原合成。它在慢性肌腱病中被上调，在肌腱过度使用的情况下出现过表达。

2.2.10 P物质

P物质参与疼痛的传递，并包含在初级传入神经中，已被证明会随着肌腱损伤和过度使用而增加，并与肩袖病变引起的疼痛有关。免疫组织化学研究表明，P物质在肌腱损伤组高于正常肌腱组。微透析研究表明，神经递质谷氨酸盐在长期跟腱和髌腱疼痛组高于无疼痛的正常组。基因芯片研究表明，在鼠跟腱和冈上肌肌腱康复中，谷氨酸盐mRNA增加。新生血管和神经的出现，以及神经递质的增加可能是肌腱损伤患者疼痛的部分原因。

2.2.11 前列腺素E_2（PGE_2）

前列腺素E_2（PGE_2）是肌腱疼痛和炎症的介质，已被证明在肌腱承受重复负荷时增加，并减少成纤维细胞中的细胞增殖和胶原生成。此外，在细胞培养研究中，已证明它可以减少TSC增殖，并诱导脂肪形成和骨形成。

2.3 内源性和外源性愈合

肌腱愈合的评估可以从两方面展开：内源性愈合和外源性愈合（图4-2）。最初人们认为肌腱缺乏内在愈合的能力，只依赖于周围组织细胞的迁移，之后发现，肌腱本身也具有愈合的能力。现在认为，在大多数情况下，肌腱的内源性和外源性愈合是共同作用的。然而，它们的相互作用仍然未知，可能与损伤类型、部位及愈合阶段有关。

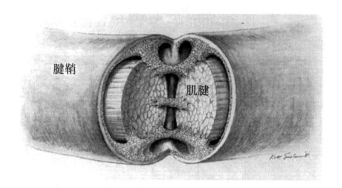

图4-2 肌腱内源性愈合和外源性愈合示意图

注：腱鞘和肌腱之间的外源性愈合引起粘连，中心组织的形成是内源性愈合。

2.3.1 外源性愈合

外源性愈合是指细胞从周围腱鞘、滑膜或腱旁侵入肌腱的过程。这些迁移的细胞分泌胶原蛋白，促进肌腱的重建，但也可能导致粘连的形成，从而影响肌腱的滑动。外源性愈合还包括炎症细胞的入侵，释放因子促进损伤部位的愈合。腱围细胞中祖细胞标志物的表达较高，与腱细胞相比，腱围细胞迁移和复制的更快，并表现出更高的向肌成纤维细胞表型分化的潜力。这表明腱围细胞可能有助于肌腱的重建，以及由于异位分化导致异常愈合。

2.3.2 内源性愈合

在内源性愈合中，TCs增殖，分泌胶原修复组织，改善肌腱的生物力学。与外源性机制相比，由于粘连减少，可以更好地促进肌腱滑动。虽然外源性细胞在损伤后出现在损伤部位较早，但它们在损伤部位停留的时间很短。伤后3天内腱细胞迁移到损伤部位，并持续高增殖直到伤后7天。肌腱可发生内源性和外源性愈合，但损伤部位不同，愈合方式也不同。例如，外源性愈合在撕裂的肩袖肌腱中更为突出，肩峰下囊等周围组织在愈合反应中发挥了重要作用。每一种细胞类型的贡献也可能受到创伤类型、解剖位置、滑膜的存在和损伤区域活动量的影响。

2.4 愈合过程中负荷的影响

正如力学刺激可促进肌腱病的发展一样，在愈合过程中肌腱的力学环境可极大地影响愈合过程和愈合结果。此外，最佳力学环境可能会因受伤的类型和位置而大不相同。了解适当的力学环境可以为肌腱修复提供正确的康复策略。

在肩袖撕裂中，石膏固定可以改善骨腱结合部愈合。在评估固定、笼内活动和运动对大鼠冈上肌肌腱修复的影响时，与其他组相比，固定在早期改善了基质组织，在后期改善了肌腱的刚度和模量。此外，Ⅰ型胶原与Ⅲ型胶原比例的增加表明了肌腱组成的改善。插入部位纤维软骨基因表达增加，有助于改善肌腱与骨之间的过渡区域。最后，其粘弹性性能优于原有组织。有人担心固定会增加肩部僵硬度，但是发现肩袖修复后的固定化早期会增加僵硬度，但不会导致僵硬度的长期增加，而且可以提高肌腱愈合率。减少负重对肌腱愈合是有益的，但完全卸载负荷不利于愈合，会导致肌腱组织结构和力学性能下降。采用注射肉毒杆菌毒素A（Botox）引起的化学性肌肉松弛的动物模型，分析愈合部位肌肉完全卸载的效果，发现去负荷的大鼠冈上肌肌腱产生了混合结果，胶原组织得到改善，但愈合后力学性能、矿物质密度和骨形成下降。通过注射肉毒杆菌和石膏固定术实现完全去负荷，可以显著降低肌腱横截面积、极限负荷和硬度。在大鼠跟腱断裂模型中，与运动组相比，石膏固定组导致与肌腱愈合相关的基因（BDNF、bFGF、NGF、IGF-1）表达减少，提示愈合潜力降低。这表明可能存在一个最佳的固定水平，以帮助肌腱愈合，而不牺牲组织的力学性能。

虽然固定对一些肌腱的愈合是有益的，如冈上肌，但也有在其他情况下，固定是有害的。在屈指肌腱愈合中，去负荷是不可取的，因为会增加粘连的形成，减少愈合肌腱的功能，降低了整体修复强度，增加了修复失败的风险。在犬屈指肌腱模型中，固定增加了外源性愈合，修复组织从腱鞘长入，从而抑制了内在反应，导致粘连；运动组中，腱鞘细胞（epitenon cells）比腱细胞表现出更大的活性和胶原生成能力。此外，与延迟运动组或固定组相比，早期运动可导致犬屈指肌腱的极限负荷、刚度和关节活动度显著增加，这些都表明其愈合效果更为成功。在大鼠跟腱模型中，修复愈合期间的负荷增加了组织的力学性能，并诱导肌腱发育所需基因上调，这种愈合反应可能是由于机械刺激导致TGF-β分泌增加所致。TGF-β可启动硬化因子（scleraxis，Scx）的表达，帮助损伤肌腱愈合。虽然有些肌腱需要负重以达到最佳愈合效果，但负重过重与负重不足同样有害。这在肌腱受伤后恢复高强度活动的运动员或工人身上很常见。在大鼠肩袖撕裂模型中，损伤后恢复活动会导致运动范围、肌腱刚度和模量下降。在肌腱损伤后的愈合过程中，适当的机械负荷对于获得最佳的愈合效果非常重要。今后还需要进行更多的研究来确定负荷加载的最佳大小、频率和持续时间。

2.5　肌腱修复的并发症

尽管断裂的肌腱经历了漫长广泛的愈合反应，试图恢复固有的成分、结构和机械力学性能，但这种反应不能提供完全的愈合，具有局限性。

肌腱愈合的一个并发症是肌腱粘连。这是屈指肌腱损伤后的不良临床结果，即使最佳的手术修复和康复策略也难以避免。粘连在肌腱和腱鞘之间形成是由外源性愈合反应引起的，即细胞从腱鞘迁移到肌腱。这些粘连抑制鞘内肌腱的自然滑动和运动，而这是正常肌腱行使功能所必需的。在愈合过程中的被动运动有助于减少粘连的形成，未来的研究仍需要充分解决这一问题。

肌腱愈合的另一个并发症是瘢痕组织。在肌腱愈合过程中的重建阶段，Ⅰ型胶原的生产增加，形成大量的胶原纤维。然而，这种纤维组织会发展成为疤痕组织，造成组织表现出较差的力学性能和无序的结构，无法恢复到健康肌腱的性能。

除了在原有肌腱组织的位置形成瘢痕组织外，在骨腱结合部被破坏的损伤中，附着点原有的组织和成分不能恢复。正常的骨腱结合部包括四个区域：肌腱、未钙化纤维软骨、钙化纤维软骨和骨。肌腱中的Ⅰ型和Ⅲ型胶原，纤维软骨中的Ⅰ型、Ⅱ型和Ⅲ型胶原，钙化纤维软骨中的Ⅰ型、Ⅱ型和Ⅹ型胶原，骨中的Ⅰ型胶原含量发生变化。随着这种转变，纤维组织也发生了转变，从肌腱中的排列整齐到骨中的无序。所有这些特性使骨腱结合部能够承受生理载荷，而不会在截然不同的材料界面形成应力集中。当肌腱愈合时，肌腱和骨骼之间的过渡区域不会再生，而是形成纤维性瘢痕组织，这种组织的力学性能较弱，材料结构之间有一个明显的界面，使其更容易再次发生损伤。

3　小结

无论原因是什么，肌腱对组织损伤做出反应时，都会经历一系列复杂的化学变化。在健康组织中，肌腱病变的组织学表明了组织退化和修复之间的动态平衡被打破。异常过程导致变性增加，包括MMPs、ADAMs和促炎途径的级联效应。与此同时，不规则的修复机制导致异常基质蛋白的积累和Ⅰ型胶原蛋白的减少，最终导致抗拉强度下降，易于出现临床症状和断裂。在正常的肌腱愈合过程中，一系列复杂的、多方面的反应导致现有组织的吸收、肌腱结构的修复、最终的再生。胶原蛋白和ECM蛋白的沉积导致健康肌腱结构的再现和临床功能的改善。

参考文献

[1] Xu Y, Murrell G A. The basic science of tendinopathy [J]. Clinical orthopaedics and related research, 2008, 466（7）: 1528-1538.

[2] Lin T W, Cardenas L, Soslowsky L J. Biomechanics of tendon injury and repair [J]. Journal of biomechanics, 2004, 37（6）: 865-877.

[3] Riley G. Tendinopathy-from basic science to treatment [J]. Nat Clin Pract Rheumatol, 2008, 4（2）: 82-89.

[4] Magnusson S P, Langberg H, Kjaer M. The pathogenesis of tendinopathy: balancing the response to loading [J]. Nat Rev Rheumatol, 2010, 6（5）: 262-268.

[5] Corps A N, Robinson A H, Movin T, et al. Increased expression of aggrecan and biglycan mRNA in Achilles tendinopathy [J]. Rheumatol（Oxford）, 2006, 45（3）: 291-294.

[6] Archambault J M, Jelinsky S A, Lake S P, et al. Rat supraspinatus tendon expresses cartilage markers with overuse [J]. J Orthop Res, 2007, 25（5）: 617-624.

[7] Pasternak B, Aspenberg P. Metalloproteinases and their inhibitors-diagnostic and therapeutic opportunities in orthopedics [J]. Acta Orthop, 2009, 80（6）: 693-703.

[8] Attia M, Scott A, Duchesnay A, et al. Alterations of overused supraspinatus tendon: a possible role of glycosaminoglycans and HARP/pleiotrophin in early tendon pathology [J]. J Orthop Res, 2012, 30（1）: 61-71.

[9] Jones E R, Jones G C, Legerlotz K, et al. Cyclical strain modulates metalloprotease and matrix gene expression in human tenocytes via activation of TGFβ [J]. Biochim Biophys Acta, 2013, 1833（12）: 2596-2607.

[10] Ikoma K, Kido M, Nagae M, et al. Effects of stress-shielding on the dynamic viscoelasticity and ordering of the collagen fibers in rabbit Achilles tendon [J]. J Orthop Res, 2013, 31（11）: 1708-1712.

[11] Dunkman A A, Buckley M R, Mienaltowski M J, et al. The tendon injury response is influenced by decorin and biglycan [J]. Ann Biomed Eng, 2014, 42（3）: 619-630.

［12］Fang F, Sawhney A S, Lake S P. Different regions of bovine deep digital flexor tendon exhibit distinct elastic, but not viscous, mechanical properties under both compression and shear loading［J］. J Biomech, 2014, 47（12）: 2869-2877.

［13］Zhang J, Wang J H. The effects of mechanical loading on tendons-an in vivo and in vitro model study［J］. PLoS One, 2013, 8（8）: 717-740.

［14］Lui P P, Fu S C, Chan L S, et al. Chondrocyte phenotype and ectopic ossification in collagenase-induced tendon degeneration［J］. J Histochem Cytochem, 2009, 57（2）: 91-100.

［15］Takimoto A, Oro M, Hiraki Y, et al. Direct conversion of tenocytes into chondrocytes by Sox9［J］. Exp Cell Res, 2012, 318（13）: 1492-1507.

［16］Perry S M, McIlhenny S E, Hoffman MC, et al. Inflammatory and angiogenic mRNA levels are altered in a supraspinatus tendon overuse animal model ［J］. J Shoulder Elbow Surg, 2005, 14（1 Suppl. S）: 79-83.

［17］Mousavizadeh R, Khosravi S, Behzad H, et al. Cyclic strain alters the expression and release of angiogenic factors by human tendon cells［J］. PLoS One, 2014, 9（5）: 973-956.

［18］Asundi K R, Rempel D M. MMP-1, IL-1beta, and COX-2 mRNA expression is modulated by static load in rabbit flexor tendons［J］. Ann Biomed Eng, 2008, 36（2）: 237-243.

［19］Uchida H, Tohyama H, Nagashima K, et al. Stress deprivation simultaneously induces over-expression of interleukin-1beta, tumor necrosis factor-alpha, and transforming growth factor-beta in fibroblasts and mechanical deterioration of the tissue in the patellar tendon［J］. J Biomech, 2005, 38（4）: 791-798.

［20］Thornton G M, Shao X, Chung M, et al. Changes in mechanical loading lead to tendonspecific alterations in MMP and TIMP expression: influence of stress deprivation and intermittent cyclic hydrostatic compression on rat supraspinatus and Achilles tendons［J］. Br J Sports Med, 2010, 44（10）: 698-703.

［21］Del Buono A, Oliva F, Osti L, et al. Metalloproteases and tendinopathy ［J］. Muscles Ligaments Tendons J, 2013, 3（1）: 51 - 57.

［22］Jones G C, Corps A N, Pennington CJ, et al. Expression profiling of metalloproteinases and tissue inhibitors of metalloproteinases in normal and degenerate human Achilles tendon［J］. Arthritis Rheum, 2006, 54（3）: 832-842.

［23］Zhang J, Wang J H. Mechanobiological response of tendon stem cells: implications of tendon homeostasis and pathogenesis of tendinopathy［J］. J Orthop Res, 2010, 28（5）: 639-643.

［24］Shi Y, Fu Y, Tong W, et al. Uniaxial mechanical tension promoted osteogenic differentiation of rat tendon-derived stem cells（rTDSCs）via the Wnt5a-RhoA pathway［J］. J Cell Biochem, 2012, 113（10）: 3133-3142.

［25］Zhang J, Wang J H. Production of PGE2 increases in tendons subjected to repetitive mechanical loading and induces differentiation of tendon stem cells into non-tenocytes［J］. J Orthop Res, 2010, 28（2）: 198-203.

［26］Rui Y F, Lui P P, Ni M, et al. Mechanical loading increased BMP-2 expression which promoted osteogenic differentiation of tendon-derived stem cells［J］. J Orthop Res 2011, 29（3）: 390-396.

［27］Rui Y F, Lui P P, Wong Y M, et al. BMP-2 stimulated non-tenogenic differentiation and promoted proteoglycan deposition of tendon-derived stem cells（TDSCs）in vitro［J］. J Orthop Res, 2013, 31（5）: 746-753.

［28］Lui P P, Wong Y. Higher BMP/Smad sensitivity of tendon-derived stem cells（TDSCs）isolated from the collagenase-induced tendon injury model: possible mechanism for their altered fate in vitro［J］. BMC Musculoskelet Disord, 2013, 14: 248.

［29］Hope M, Saxby T S. Tendon healing［J］. Foot Ankle Clin, 2007, 12（4）: 553-567.

［30］Oliva F, Via A G, Maffulli N. Role of growth factors in rotator cuff healing［J］. Sports Med Arthrosc, 2011, 19（3）: 218-226.

［31］Klein M B, Yalamanchi N, Pham H, et al. Flexor tendon healing in vitro: effects of TGF-beta on tendon cell collagen production［J］. J Hand Surg Am, 2002, 27（4）: 615-620.

［32］Manning C N, Havlioglu N, Knutsen E, et al. The early inflammatory response after flexor tendon healing: a gene expression and histological analysis［J］. J Orthop Res, 2014, 32（5）: 645-652.

［33］Gulotta L V, Kovacevic D, Cordasco F, et al. Evaluation of tumor necrosis factor alpha blockade on early tendon-to-bone healing in a rat rotator cuff repair model［J］. Arthroscopy, 2011, 27（10）: 1351-1357.

［34］Szomor Z L, Appleyard R C, Murrell G A. Overexpression of nitric oxide synthases in tendon overuse［J］. J Orthop Res, 2006, 24（1）: 80-86.

［35］Cadby J A, Buehler E, Godbout C, et al. Differences between the cell populations from the peritenon and the tendon core with regard to their potential implication in tendon repair［J］. PLoS One, 2014, 9（3）: 924-974.

［36］Kajikawa Y, Morihara T, Watanabe N, et al. GFP chimeric models exhibited a biphasic pattern of mesenchymal cell invasion in tendon healing［J］. J Cell Physiol, 2007, 210（3）: 684-691.

［37］Sharma P, Maffulli N. Basic biology of tendon injury and healing［J］. Surgeon, 2005, 3（5）: 309-316.

［38］Edelstein L, Thomas S J, Soslowsky L J. Rotator cuff tears: what have we learned from animal models?［J］. J Musculoskelet Neuronal Interact, 2011, 11（2）: 150-162.

［39］Killian M L, Cavinatto L, Galatz L M, et al. The role of mechanobiology in tendon healing［J］. J Shoulder Elbow Surg, 2012, 21（2）: 228-237.

［40］Gimbel J A, Van Kleunen J P, Williams G R, et al. Long durations of immobilization in the rat result in enhanced mechanical properties of the healing supraspinatus tendon insertion site［J］. J Biomech Eng, 2007, 129（3）: 400-404.

［41］Parsons B O, Gruson K I, Chen D D, et al. Does slower rehabilitation after arthroscopic rotator cuff repair lead to long-term stiffness?［J］. J Shoulder Elbow Surg, 2010, 19（7）: 1034-1039.

［42］Hettrich C M, Rodeo S A, Hannafin J A, et al. The effect of muscle paralysis using Botox on the healing of tendon to bone in a rat model［J］. J Shoulder Elbow Surg, 2011, 20（5）: 688-697.

［43］Galatz L M, Charlton N, Das R, et al. Complete removal of load is detrimental to rotator cuff healing［J］. J Shoulder Elbow Surg, 2009, 18（5）: 669-675.

［44］Bring D, Reno C, Renstrom P, et al. Prolonged immobilization compromises up-regulation of repair genes after tendon rupture in a rat model［J］. Scand J Med Sci Sports, 2010, 20（3）: 411-417.

［45］Eliasson P, Andersson T, Hammerman M, et al. Primary gene response to mechanical loading in healing rat Achilles tendons［J］. J Appl Physiol（1985）, 2013, 114（11）: 1519-1526.

［46］Maeda T, Sakabe T, Sunaga A, et al. Conversion of mechanical force into TGF-beta-mediated biochemical signals［J］. Curr Biol 2011; 21（11）: 933-941.

［47］Peltz C D, Sarver J J, Dourte L M, et al. Exercise following a short immobilization period is detrimental to tendon properties and joint mechanics in a rat rotator cuff injury model［J］. J Orthop Res, 2010, 28（7）: 841-845.

［48］Branford O A, Klass B R, Grobbelaar A O, et al. The growth factors involved in flexor tendon repair and adhesion formation［J］. J Hand Surg Eur Vol, 2014, 39（1）: 60-70.

［49］Angeline M E, Rodeo S A. Biologics in the management of rotator cuff surgery［J］. Clin Sports Med, 2012, 31（4）: 645-663.

［50］O' Keefe R, Jacobs J J, Chu C R, Einhorn T A. Orthopaedic Basic Science: Foundations of Clinical Practice, 4th ed. Orthopaedic Research Society: American Academy of Orthopaedic Surgeons, 2013.

［51］Bedi A, Maak T, Walsh C, et al. Cytokines in rotator cuff degeneration and repair. J Shoulder Elbow Surg, 2012, 21（2）: 218-227.

第五章　肌腱病病因学

　　肌腱病有多种病因，可通过肌腱结构本身的急性或慢性改变，或两者结合而发生，也与其他多种因素相关联。有研究者对肌腱病的一般病因进行总结归纳，分为内部因素和外部因素。内部因素主要有年龄、性别、体重、营养、疾病等，以及解剖学结构的异常，包括双腿长度、关节力线异常、骨骼结构的变异等因素。肌肉力量不足、关节松弛度高、伸膝组织结构的柔韧性和股后群组织结构柔韧性也是发病的重要因素。外部因素主要是指运动训练相关因素，包括职业、运动专项、运动场地、运动装备等，以及运动技术的合理性、运动安排的科学性及运动性疲劳等因素，以下进行详细阐述。

1　内部因素

　　内部因素是肌腱生理状态的局部环境，即个体的身体直接影响其健康和组成的因素。这些内在因素可以通过无数的方式影响肌腱的健康、强度和组成。

1.1　年龄

　　年龄的增加是肌腱病的危险因素。儿童少年时期，肌腱的弹性较好，肌腱病较少，更容易发生骨骺炎等软骨疾患，但随着年龄及训练年限的增加，青少年运动员肌腱病发病率的增高，这与耐力性运动增多有关，过度使用成为重要的发病因素。

　　随着年龄的增长，身体会发生一些变化，这些变化本身就可能使肌腱易患肌腱病。随着年龄的增长，细胞产生的能量经常从有氧转化为无氧，进而导致基质金属蛋白酶（MMP）生成增加，导致肌腱破坏和组成之间的不平衡，造成基质退变，肌腱整体强度下降。肌腱会随着年龄的增加出现退行性变，胶原纤维失去正常结构、排列紊乱、细胞水分降低、糖胺聚糖（GAG）含量增加等。偏振光下胶原纤维比例显著降低，肌腱的物理特性发生改变，表现为不成熟胶原纤维数量增加，以及基质成分降解，导致物理性能下降。在承受负荷较重、关节活动频率较高的的肩、肘和膝关节的肌腱组织容易发生肌腱退行性改变。此外，随着年龄的增加，细胞更新能力变弱，导致更老、更弱的细胞不容易被清除，新的结构不容易形成。随着肌腱的老化，血管对肌腱结构的供应和血液中的营养物质减少。随着年龄的增长，腱细胞体积减小，变得更长、更细，细胞核增大，产生的ECM减少，Ⅰ型胶原体积密度增加，脂质沉积，TGF-β受体从腱细胞膜消失，肌腱血流减少。虽然这些因素显示了年龄和肌腱病变的进展之间的相关性，但值得注意的是，病变本身并不依赖于年龄，因为结构改变已被证明发生在所有年龄范围的患者中。

1.2 性别

优秀运动员的流行病学研究表明，男性运动员的发病率为13.5%，而女性运动员为5.6%，男性运动员发病率约为女性的2倍以上。针对一般运动员的发病率的研究表明，男性运动员的发病率为10.2%，女性运动员为6.4%。排球运动员髌腱病流行病学结果也呈现相同的发病情况，即男性运动员的发病率是女性运动员的2倍以上，男性运动员髌腱承受负荷相对较大是主要原因，男性运动员体重更大，跳跃高度更高，而且落地方式不同，主要体现在膝关节伸肌动量更大，从而髌腱承受的负荷更高。有研究比较了男女运动员起跳后落地过程中髌腱所承受的应力，结果表明男性运动员相对于女性运动员股四头肌力量更高，落地过程中踝关节背屈速率和躯干屈曲速率较高，导致男性运动员的髌腱承受的牵拉力更大，女性运动员肌肉力量较弱，而跳跃能力和高度较低，可解释肌腱病的男女性别差异。

男女运动员在跳跃运动中的神经肌肉募集模式可能存在差异，但尚存争议。有研究比较了男女运动员从0.32米高度落地时下肢肌肉募集形式的差异，与女性运动员相比，男性运动员存在明显的股后群肌肉启动延迟和最大激活延迟。但急停起跳（stop-jumping）测试结果表明虽然在肌肉启动时间上存在显著差异，男性表现出更为有效的神经肌肉募集策略，但与落地时髌腱承受的张力并没有显著相关关系，该研究认为神经肌肉募集模式并不是主要的差异因素。

其他的研究从肌腱性能的差异方面进行了比较，有研究认为肌腱弹性方面存在明显的性别差异，女性肌腱弹性更好，缓冲作用更强。流行病学结果表明，肌肉柔韧性是髌腱病的重要发病因素，女性肌肉柔韧性较好可有效降低髌腱所承受的应力。针对雌激素与肌腱病的关系研究认为雌激素对肌腱病的发病有预防作用，但也有研究表明雌激素对肌腱损伤的修复不利。

1.3　身体形态和习惯

身体形态和习惯与对肌腱结构的负荷有不同程度的影响。体重较大的病人在行走时给承重肌腱施加更大的负荷，使其结构承受更高的应力。无论肌腱在身体中的位置如何，任何承受较高重量的肌腱都是如此。不管肌腱的整体强度如何，接近肌腱极限载荷的重复应力都会导致肌腱的机械形变，增加断裂的风险。软组织结构可能会由于不适当的条件而应力增加，例如在没有预先拉伸而突然施加载荷中，这会增加肌腱粘弹性性能，影响极限强度。突然增加的重复性工作量也会导致其受伤，比如增加锻炼强度或锻炼频率。如果没有足够的时间来调整，进行损伤修复，肌腱结构可能会发生进一步损伤，肌腱病变逐步恶化。运动装备不足也是导致肌腱病的常见原因。例如，合适的鞋可以帮助减轻对下肢各种肌腱的过度应力，而不合适的鞋或鞋底支撑会导致受伤，并加剧肌腱损伤发生。此外，举重动作不当，重复训练会导致肌腱负荷累积过载，导致肌腱病变。

患者之间的形态差异也可能使某些个体易发生肌腱损伤。这些情况一般不被认为是病理障碍，而是解剖结构异常。例如，肩峰的类型包括扁平型、弯曲型和钩状型。这些结构的差异，在日常生活活动中，过度的应力可能会加载到肩袖肌腱上。研究显示，钩状型肩峰患者易在早年时发生肩袖肌腱病和撕裂。扁平足或平足会增加足部软组织结构的压力。当膝关节屈曲时，胫骨外旋会使髌骨承受更大的侧向力，导致髌腱张力增加，这在儿童时期开始参加运动时很常见，会导致髌腱疼痛、软组织损伤，甚至肌腱附着点的骨骼改变。

1.4　肌肉柔韧性

膝关节肌群的柔韧性与髌腱病的发病有关，良好的柔韧性可有效降低运动时肌腱承受的负荷。Cook将135名14～18岁优秀青少年篮球运动员通过超声检查分为正常肌腱组和异常肌腱组，比较两组身体素质指标方面的差异，结果表明身体柔韧性和垂直跳跃能力与肌腱病相关。与Cook的研究相似，Witvrouw等发现髌腱病患者股四头肌和腘绳肌的柔韧性显著低于正常对照组，对138名体育教育专业学生经过两年的跟踪，共有19名学生发生髌腱病，对9个内源性腱病发病危险因素采用回归统计分析，结果表明股四头肌柔韧性（$P<0.004$）和腘绳肌柔韧性（$P<0.03$）与髌腱病之间存在显著相关性，表明股四头肌和股后群肌的柔韧性是髌腱病的影响因素。但有研究表明正常肌腱组和异常肌腱组坐位体前屈得分并没有差异，认为肌肉—肌腱复合体、骨盆及下肢动力链的功能失调是肌

腱病的重要发病因素，包括膝关节伸肌肌群的柔韧性、股四头肌的力量及足弓的高度，其中股四头肌肉力量降低可能与肌腱病疼痛致活动减少有关，也是肌腱病发病的原因，两者互为因果。

1.5　营养

和身体的其他组织结构一样，肌腱依靠营养物质为细胞的代谢提供能量。营养物质的摄入直接影响微观和宏观肌腱的健康和强度。虽然肌腱消耗的氧气大约是骨骼肌的15%，但它们是需要氧气的组织。虽然肌腱对缺血环境可以耐受较长时间，从而允许长时间的负荷和牵拉，但长时间的缺氧应激可导致细胞功能下降，并最终死亡。此外，长时间的缺氧还会导致缺血再灌注损伤，大量的氧气进入之前缺氧的组织会导致自由基增加，造成氧化应激增加，组织损伤。肌腱通常能很好地忍受温度的大幅波动，然而，长时间暴露在极冷或极热环境中可能会对组织造成损伤，也会延长损伤修复所需的时间。

1.6　代谢疾病

代谢系统疾病可导致肌腱损伤，是通过直接影响肌腱或引起肌腱局部生长环境的改变而造成肌腱损伤。糖尿病影响全身各种各样的软组织结构，也是导致肌腱病的一个原因，它通过改变细胞代谢，造成细胞水肿，降低细胞的生长能力和耐受缺血和氧化应激的能力。呈现胶原纤维交联沉积，晚期糖基化终末产物增加，结构改变，增加促炎途径，并改变参与细胞再生的蛋白质。

血脂异常也能导致胶原纤维紊乱和密度下降，从而导致肌腱整体强度下降。此外，肌腱内脂肪沉积增加，脂质代谢过程异常，导致损伤后恢复不良。在严重的高胆固醇血症中，异常的脂肪沉积在肌腱中，称为肌腱黄斑。风湿性关节炎和银屑病等可导致肌腱直接损伤和炎症，并阻碍愈合。促炎通路在结缔组织结构中被激活，导致软组织松弛和关节变形。钙化性肌腱炎是钙直接沉积在肌腱中，常见于肩袖，目前还不清楚这是肌腱病变的原因，还是肌腱损伤的导致的结果。

1.7　遗传学

已有研究证据表明，遗传在肌腱强度和修复损伤能力方面起着很大作用。原因很复杂，不同的结构可能取决于不同的遗传位点，变异可以在正常人群中看到，也有独特的临床病理。前交叉韧带（ACL）撕裂率的研究表明，兄弟姐妹与前交叉韧带断裂具有高度相关性，且与直系亲属的相关性更高。兄弟姐妹之间发生肌腱撕裂的相对风险是没有血缘关系的人的两倍多，而且有症状的肌腱撕裂风险是没有血缘关系的人的五倍。血型与肌腱断裂的总体风险呈正相关，O血型和A血型更容易发生肌腱断裂。腱生蛋白C（tenascin C，TNC）和Col5A1等基因产物与跟腱病变有关。TNC是肌腱中受高拉应力作用的一种糖蛋白，其基因产物数量的相对变异对肌腱强度和特性有临床影响。Col5A1是一种在Ⅴ型胶原中编码特定链的蛋白质，链的变异可导致肌腱损伤和肌腱病变的发生率。爱唐综合征（Ehlers-danlos syndrome，EDS）涉及Ⅴ型胶原的突变，并使个体易于发生自发性肌腱断裂。

2　外部因素

肌腱病的外部因素是指那些从肌腱自身生长环境以外影响肌腱的因素。在急、慢性情况下，它们都可能造成肌腱伤害和阻碍愈合。

2.1　过度负荷

肌腱的过度负荷，无论是直接的应力还是重复的频率，都可能对肌腱造成微观损伤。过度负荷造成的损伤能够发生在任何肌腱，特别是肌腱的嵌入处或起止点，这里是应力的集中区域，也是肌腱重复负载的直接暴露位点。最近的研究表明，肌腱过度使用性损伤与持续的负荷作用有关，还包括活动量的增加、体重、年龄、基因因素。肌腱的应力—应变曲线见图（图5-1），在初始区域，随着应变的增加，肌腱纤维被拉直，随着应力的增加，增加的应变逐渐减少。一旦肌腱被拉伸，肌腱的固有刚度在线性区域内出现，在这个区域，可以

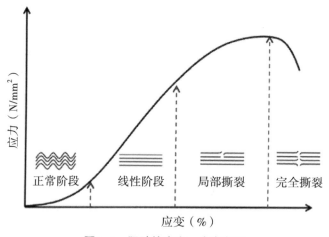

图5-1　肌腱的应力—应变曲线

计算杨氏模量或刚度。不同的肌腱组成、结构、模量有很大的不同。在极限破坏区域，可以看到肌腱所能承受的最大荷载，以及随荷载的增加而破坏的情况。

2.2　疲劳负荷

在生理范围内的重复负荷也会导致肌腱损伤。反复的微创伤可引起肌腱应力和力学性能的改变。在生理限度内的肌腱力学负荷刺激成纤维细胞增殖和胶原的合成和重组，有助于改善肌腱损伤修复和重塑，并提高极限强度。然而，如果肌腱在没有足够时间进行修复或没有足够的生物机制进行再生的情况下反复损伤，累积效应可能导致肌腱病变，并最终发生肌腱断裂。

2.3　不合理负荷

不正常的身体姿势会造成肌腱承受不合理的负荷，从而导致纤维之间产生摩擦力，引起微创伤和直接损伤。这可能导致局部纤维紊乱和损伤，造成抗拉强度降低，增加易感性的撕裂。

2.4　废用

与过度使用不同，废用也会导致肌腱异常和病变。没有生理水平的应力，肌腱会发生退化并表现出力学性能的下降。显微镜下的变化包括细胞数量和拉伸模量的减少、胶原纤维紊乱、细胞形态和修复能力的改变。在犬模型中，肌腱固定可导致Ⅰ型、Ⅲ型胶原、aggrecan、decorin和纤连蛋白的减少。

2.5　压应力

虽然肌腱通常承受拉应力，但在某些区域也会受到压应力。骨腱结合部是肌腱与骨之间的过渡区，在这个区域肌腱承受压应力，也是大多数临床肌腱病发生的地方。负荷的改变会增加此区域的压应力，使纤维软骨的含量增加，这可能导致组织特性降低，并使组织结构易发生肌腱病变。

2.6　外源性损伤

肌腱的外源性损伤可发生在体外，系统损伤或局部损伤。氟喹诺酮类药物被证明是肌腱损伤和断裂的原因，这些药物与TCs相互作用，阻碍细胞的更新和愈合能力，并具有累积效应。局部注射类固醇也是肌腱病变和断裂的危险因素，也具有累积效应。烟草的使用也会阻碍肌腱在微创伤中愈合和重建的能力。

直接机械性损伤的来源多种多样，在临床肌腱损伤中占很大比例。肌腱急性撕裂伤常见于四肢，如手的屈指肌腱和伸指肌腱。肌腱撕裂常被分为部分肌腱撕裂和完全肌腱撕裂。钝性创伤也是外源性来源之一。尽管肌腱具有粘弹性和抗拉强度，但直接的钝性损伤可导致肌腱破裂。这更可能发生在系带区域，如手屈拇肌腱。外源性的局部撞击也可导致肌腱损伤，如桡骨远端骨折碎片所致的拇长伸肌腱断裂。

3　小结

肌腱结构的病理功能障碍是肌肉骨骼损伤的重要组成部分，并造成了巨大的直接和间接医疗费用。肌腱病分类包括肌腱病、肌腱变性、肌腱炎和肌腱断裂，而且几种病况可能同时发生。正如本章所述，肌腱异常可以由多种原因引起，包括内在的和外在的。年龄、遗传、医学并发症、身体形态与习惯、组织营养等因素会极大地影响肌腱组织的健康；而药物、过度负荷和直接损伤等外源性影响也会导致肌腱变性和损伤倾向。

参考文献

［1］Zwerver J，Bredeweg S W，Akker-scheek IVD. Prevalence of Jumper's Knee Among Nonelite Athletes From Different Sports：a Cross-sectional Survey［J］. The American Journal of Sports Medicine，2011，39（9）：1984-1988.

［2］Riley G. Histopathological Findings in Chronic Tendon Disorders［J］. Rheumatology，2004，43（2）：12.

［3］Riley G P，Curry V，Degroot J，et al. Matrix Metalloproteinase Activities and Their Relationship with Collagen Remodelling in Tendon Pathology［J］. Matrix Biology，2002，21（2）：185-195.

［4］Järvinen M，Józsa L，Kannus P，et al. Histopathological findings in chronic tendon disorders［J］. Scandinavian Journal of Medicine & Science in Sports，2007，7（2）：86-95.

［5］Bayer M L，Schjerling P，Biskup E，et al. No Donor Age Effect of Human Serum on Collagen Synthesis Signaling and Cell Proliferation of Human Tendon Fibroblasts［J］. Mechanisms of Ageing and Development，2012，133（5）：246-254.

［6］Tung-yang Y, S PJ, Pei-hsuan W K, et al. Aging Is Associated with Increased Activities of Matrix Metalloproteinase-2 and -9 in Tenocytes［J］. Bmc Musculoskeletal Disorders, 2013, 14（1）: 2.

［7］Shaffer S W, Harrison A L. Aging of the Somatosensory System: a Translational Perspective［J］. Physical Therapy, 2007, 87（2）: 193-207.

［8］Janssen I, Steele J R, Munro B J, et al. Sex Differences in Neuromuscular Recruitment Are Not Related to Patellar Tendon Load［J］. Medicine & Science in Sports & Exercise, 2014, 46（7）: 1410-1416.

［9］Janssen I, Steele J R, Munro BJ, et al. Predicting the Patellar Tendon Force Generated When Landing From a Jump［J］. Medicine & Science in Sports & Exercise, 2013, 45（5）: 927-934.

［10］Medina J M, Mcleod T C V, Howell S K, et al. Timing of Neuromuscular Activation of the Quadriceps and Hamstrings Prior to Landing in High School Male Athletes, Female Athletes, and Female Non-athletes［J］. Journal of Electromyography and Kinesiology, 2006, 18（4）: 591-597.

［11］Witvrouw E, Bellemans J, Lysens R. Intrinsic Risk Factors for the Development of Patellar Tendinitis in an Athletic Population［J］. American Journal of Sports Medicine, 2001, 29（2）: 185-190.

［12］Gaida J E. Are Unilateral and Bilateral Patellar Tendinopathy Distinguished By Differences in Anthropometry, Body Composition, Or Muscle Strength in Elite Female Basketball Players?［J］. British Journal of Sports Medicine, 2004, 38（5）: 581-585.

［13］Cook J, Khan K. Prospective Imaging Study of Asymptomatic Patellar Tendinopathy in Elite Junior Basketball Players［J］. Journal of Ultrasound in Medicine, 2000, 19（7）: 469-473.

［14］Worp H V D, Ark M V, Zwerver J, et al. Risk Factors for Patellar Tendinopathy in Basketball and Volleyball Players: a Cross-sectional Study［J］. Scandinavian Journal of Medicine & Science in Sports, 2011, 22（6）: 783-790.

［15］Crossley K M, Thancan K, Metcalf B R, et al. Clinical Features of Patellar Tendinopathy and Their Implications for Rehabilitation［J］. Journal of Orthopaedic Research, 2007, 25（9）: 1164-1175.

［16］Murrell G A. Understanding tendinopathies［J］. Br J Sports Med, 2002, 36（6）: 392-393.

［17］Riley G P, Curry V, De Groot J, et al. Matrix metalloproteinase activities and their relationship with collagen remodelling in tendon pathology［J］. Matrix Biol, 2002, 21（2）: 185-195.

［18］Bahr R, Krosshaug T. Understanding injury mechanisms: a key component of preventing injuries in sport［J］. Br J Sports Med, 2005, 39（6）: 324-329.

［19］Witvrouw E, Mahieu N, Roosen P, et al. The role of stretching in tendon injuries［J］. Br J Sports Med, 2007, 41（4）: 224-226.

［20］Hashimoto T, Nobuhara K, Hamada T. Pathologic evidence of degeneration as a primary cause of rotator cuff tear［J］. Clin Orthop Relat Res, 2003,（415）: 111-120.

［21］Khan K M, Cook J L, Maffulli N. Patellar tendinopathy and patellar tendon rupture. Tendon injuries: basic science and clinical medicine, London, Springer, 2005: 166-177.

［22］Maffulli N, Wong J, Almekinders L C. Types and epidemiology of tendinopathy［J］. Clin Sports Med, 2003, 22（4）: 675-692.

［23］Gaida J E, Alfredson L, Kiss Z S, et al. Dyslipidemia in Achilles tendinopathy is characteristic of insulin resistance［J］. Med Sci Sports Exerc, 2009, 41（6）: 1194-1197.

［24］September A V, Schwellnus M P, Collins M. Tendon and ligament injuries: the genetic component［J］. Br J Sports Med, 2007, 41（4）: 241-246.

［25］Jarvinen T A, Kannus P, Maffulli N, et al. Achilles tendon disorders: etiology and epidemiology［J］. Foot Ankle Clin, 2005, 10（2）: 255-266.

［26］Aroen A, Helgo D, Granlund O G, et al. Contralateral tendon rupture risk is increased in individuals with a previous Achilles tendon rupture［J］. Scand J Med Sci Sports, 2004, 14（1）: 30-33.

［27］Palmer L J, Cardon L R. Shaking the tree: mapping complex disease genes with linkage disequilibrium［J］. Lancet, 2005, 366（9492）: 1223-1234.

［28］Hildebrand KA, Frank CB, Hart DA. Gene intervention in ligament and tendon: current status, challenges, future directions［J］. Gene Ther, 2004, 11（4）: 368-378.

［29］September A V, Mokone G G, Schwellnus M P, et al. Genetic risk factors for Achilles tendon injuries［J］. Int J Sports Med, 2006, 7（3）.

[30] Beynnon B D, Johnson R J, Abate J A, et al. Treatment of anterior cruciate ligament injuries, part I [J]. Am J Sports Med, 2005, 33 (10): 1579-1602.

[31] Flynn R K, Pedersen C L, Birmingham T B, et al. The familial predisposition toward tearing the anterior cruciate ligament: a case control study [J]. Am J Sports Med, 2005, 33 (1): 23-28.

[32] Harvie P, Ostlere S J, Teh, et al. Genetic influences in the aetiology of tears of the rotator cuff. Sibling risk of a full-thickness tear [J]. J Bone Joint Surg Br, 2004, 86 (5): 696-700.

[33] Tytherleigh-Strong G, Hirahara A, Miniaci A. Rotator cuff disease [M]. Curr Opin Rheumatol, 2001, 13 (2): 135-145.

[34] Maffulli N, Reaper J A, Waterston S W, et al. ABO blood groups and Achilles tendon rupture in the Grampian Region of Scotland [J]. Clin J Sport Med, 2000, 10 (4): 269-271.

[35] Jarvinen T A, Kannus P, Jarvinen T L, et al. Tenascin-C in the pathobiology and healing process of musculoskeletal tissue injury [J]. Scand J Med Sci Sports, 2000, 10 (6): 376-382.

[36] Jarvinen T A, Jozsa L, Kannus P, Jarvinen T L, et al. Mechanical loading regulates the expression of tenascin-C in the myotendinous junction and tendon but does not induce de novo synthesis in the skeletal muscle [J]. J Cell Sci, 2003, 116 (Pt 5): 857-866.

[37] Raspanti M, Manelli A, Franchi M, et al. The 3D structure of crimps in the rat Achilles tendon [J]. Matrix Biol, 2005, 24 (7): 503-507.

[38] James R, Kesturu G, Balian G, et al. Tendon: biology, biomechanics, repair, growth factors, and evolving treatment options [J]. J Hand Surg Am, 2008, 33 (1): 102-112.

[39] Matziolis G, Drahn T, Perka C. Spontaneous patellar tendon rupture in a patient with Ehlers-Danlos syndrome [M]. Unfallchirurg, 2003, 106 (12): 1051-1053.

[40] Wenstrup R J, Florer J B, Brunskill E W, et al. Type V collagen controls the initiation of collagen fibril assembly [J]. J Biol Chem, 2004, 279 (51): 53331-53337.

［41］Maffulli N, Khan K M, Puddu G. Overuse tendon conditions: time to change a confusing terminology ［M］. Arthroscopy, 1998, 14（8）: 840-843.

［42］Sun Y L, Thoreson A R, Cha S S, et al. Temporal response of canine flexor tendon to limb suspension ［J］. J Appl Physiol, 2010, 109（6）: 1762-1768.

［43］Cook J L, Purdam C. Is compressive load a factor in the development of tendinopathy? ［J］. Br J Sports Med, 2012, 46（3）: 163-168.

［44］Soslowsky L J, Thomopoulos S, Esmail A, et al. Rotator cuff tendinosis in an animal model: role of extrinsic and overuse factors ［M］. Ann Biomed Eng, 2002, 30（8）: 1057-1063.

第六章　肌腱病研究的动物模型

为了更好地认识肌腱的力学性能和肌腱损伤愈合的生物学变化，探寻有效地促进愈合的手段，建立合适的动物模型是必须的。

1　肌腱病研究中常用的实验动物种属

对不同的肌腱病研究需要建立不同的动物模型，常用的实验动物种类有兔子、绵羊、鼠（小鼠和大鼠）、犬、猪、猴、马等。

1.1　兔子

兔子因为与人类有类似的生物力学性质和组织尺寸比例，因此，与小鼠等较小的动物模型相比，从实验室到临床环境的转换更容易，在肌腱生物力学研究中最常用。为了设计新型功能性假体，Kahn等人为了确定兔跟腱的生物力学特性，他们测定了肌腱纤维、纤维间纤维和原纤维的杨氏模量，发现原纤维的模量最高（比纤维本身高10倍）。用微拉伸试验机测定了兔髌腱成纤维细胞离体后3周和6周对纤维束切线模量的影响，发现只有肌腱束受到体外细胞浸润的显著影响，培养6周后，与未接种肌腱相比，其模量降低了约一半。研究发现，兔跟腱通常表现出约300N的拉断载荷和116～228MPa的破坏应力。然而，根据训练水平的不同，兔跟腱的线性刚度可能有所不同。每天训练3次、每次1小时、训练40周的家兔，其线性刚度比未训练的家兔高13%，尽管家兔跟腱硬度的绝对值可能因研究条件的不同而存在差异。与跟腱相似，兔前交叉韧带（ACL）的拉断载荷为291 ± 73N。

1.2　绵羊

已有报道用半腱肌肌腱（STT）自体移植重建绵羊后肢前交叉韧带（ACL）在生物力学方面是成功的。术后52周，他们的控制极限强度为40%，主刚度为82%，远远超过了在体肌腱峰值力和刚度。然而，一项同样采用STT自体移植物重建绵羊ACL的类似研究表明，STT自体移植物重建绵羊ACL后，早期不允许其进行剧烈活动，否则术后容易出现坏死。

1.3　小鼠

小鼠模型并不经常用于肌腱生物力学研究。有研究术后固定和活动的长期影响，将跟腱完全横切并缝合，发现活动组在35天后达到了健康肌腱的拉断负荷，但固定组肌腱的负荷仅为极限负荷的67%；术后112天，活动组跟腱有121%的极限负荷，固定组肌腱，在术后112天才达到健康肌腱的力学水平。在刚度方面，活动组也有明显的正效应，其刚度显著提高（是固定组肌腱的1.7倍）。这种影响甚至在术后112天仍然存在，固定组仅达到控制值的45%左右。从生物力学的角度来看，研究不同的再生方法小鼠模型是一个合适的选择。但是，小鼠肌腱绝对极限拉断载荷很低，不超过10N。在小鼠的跟腱中注射TGF-β1将机械力转化为生物反应，刺激软骨形成，2周后出现肌腱病变的典型特征：肌腱最大应力降低66%，肌腱组织内有丰富的软骨细胞，Acan、Col1A1、Col2A1、Col3A1、MMP3表达增加。当小鼠进行4周的跑台运动后，其跟腱拉伸性能得到了显著的恢复，最大载荷、刚度、应力松弛、最大应力、弹性模量与健康跟腱力学指标数据非常相似，还有用小鼠模型研究再次撕裂发生率最高的肌腱——冈上肌肌腱。通过解剖肩袖（RC），在冈上肌的插入点创建隧道，重新缝。术后两周，进行生物力学评估，并与对侧健康肩袖进行比较。RCs的最大负载小于2.7倍的对照组（1.2±0.5N），刚度小于6倍的对照组（2.37±1.6N/mm）。

1.4　大鼠

与小鼠跟腱相比，大鼠跟腱的极限拉断载荷高4～8倍，刚度高5～14倍。因此，使用大鼠跟腱模型比小鼠跟腱模型更频繁。在大鼠跟腱中植入腱细胞或肌腱干细胞，发现腱细胞比干细胞更有利，腱细胞移植不仅使拉断载荷更高，而且骨化的副作用也小。此外，大鼠也经常用于肩袖（RC）研究。小鼠的RCs在生物力学性能较弱，拉断载荷只有1N左右，而大鼠RC的极限载荷至少为18±3N。使用成年雄性SD大鼠的脱细胞真皮基质贴片重建RC缺损，并将拉断载荷与未处理的标本进行比较。术后12周，与对照组相比，经修补的大鼠RC表现出73%的拉断负荷，而未经修补的大鼠RC只有52%。在大鼠模型中对冈上肌进行研究，并在冈上肌缺损2mm×2mm附近进行原位冻结或不进行冻结，以模拟冈上肌的愈合能力降低。尽管冷冻对术后12周的生物力学性能没有影响，但最大应力和弹性模量比对照组低了一个数量级。

1.5　犬

研究人员利用成年犬研究脱细胞的猪小肠粘膜下层（SIS）替代完全切除的冈下肌肌腱的有效性，术后6个月的生物力学分析显示，最终拉断载荷仅为健康犬冈下肌的45%（187±31N）。与假肩手术组相比，SIS治疗的标本并没有更好的表现，没有显著的差异。研究发现，犬冈下肌的弹性模量为405±86MPa。还有研究报道，术后12周，经聚乳酸（PLLA）增强的犬肩袖（RC）肌腱的极限载荷和刚度达到77%的拉断载荷，而未增强的仅达到62%。增强组的刚度为健康RC腱的47%，非增强组为39%。因此，犬RC模型显示了有益的生物力学效果。与大鼠RC模型相比，犬类RC模型的极限荷载要高得多，是大鼠RC模型的88倍。一方面，极限荷载的绝对值越大，应力—应变曲线越准确，越容易测量。但是，犬的价格比较昂贵，可能在某些医院或大学甚至不允许用犬进行实验。

1.6　猪

在肌腱重建的研究中，很少使用猪模型，这可能是由于相关实验成本较高造成的。此外，由于猪天生不像兔子那样会跳跃，猪的跟腱与人类肌腱功能的相似性较小。刘等人在猪模型进行了屈指肌腱（FDS）移植研究，比较6周、14周和26周术后无细胞真皮移植的效果，有细胞移植标本的极限应力约为85%，无细胞移植物的强度明显较弱。然而，术后26周，细胞移植也只达到了健康猪FDS极限应力的75%左右。在另一项研究中，横断ACL的第4周、第6周和第12周时，对幼猪是否使用胶原—血小板复合材料缝合ACL的极限负荷和刚度进行测量，与单纯缝合组相比，应用胶原—血小板复合材料显著提高了拉断载荷和刚度，但是术后12周，没有达到健康ACLs的标准，仅达到了18%的极限荷载和26%的刚度。与绵羊相比，猪的极限承载荷与绵羊相近，分别为780±60和713±118N；绵羊的刚度较高，绵羊和猪的刚度分别为210±60和154±20N/mm。

1.7　猴

与绵羊或猪相比，恒河猴的ACL生物力学特征在极限载荷和刚度方面与人类相似。然而，虽然猴子是模仿人类的理想模型，但它们的ACL与年轻人相比有两倍的极限应力，与老年人相比甚至有5倍的极限应力。与此同时，恒河猴的弹性模量分别是年轻人和老年人的2倍和3倍。当将极限载荷和刚度进行比较时，恒河猴所承受的极限载荷仅为年轻人的一半，与老年人差不多。在硬度方面，与年轻人非常相似，比老年人高出1.5倍左右。因此，猴子ACL的结构特性（极限载荷和刚度）与人类相似，而材料特性（极限应力和模量）明显呈现较高的值。

1.8 马

马很少被用于肌腱组织工程研究。它们需要使用超声诊断，提供基线值。已有报道对幼马和成年马的FDS进行生物力学特性研究，发现幼马5月龄和11月龄的极限应力非常相似。5月龄的幼马最大载荷为7～9kN，11月龄的幼马为11～12kN。成年马与老马的肌腱生物力学具有相似的值。一些研究运动对幼马的影响显示，从1周龄到5月龄，未运动组的幼马被限制在一个小的栅栏里，运动组的幼马被安置在马厩里进行运动（按既定计划训练），放牧组的幼马自由活动，在安乐死后立即采集每只幼马的右前屈指肌腱并进行生物力学测试。发现尽管放牧组在5个月时表现出明显更高的极限应力，但在11个月时这种效果就消失了。

2 肌腱病研究中常用的造模方式

肌腱病造模方式有常用的有手术造模、化学药物造模、力学载荷造模等。

2.1 手术造模

手术造模的方法较多，Leung等人通过手术离断山羊跟骨与跟腱结合部，然后用可吸收缝合线进行缝合，造成骨腱结合部损伤动物模型。也有手术切除兔局部髌骨，然后缝合造成髌腱髌骨结合部延迟愈合型。Wang等人通过手术切除兔部分髌骨后，清除髌腱与髌骨之间的纤维软骨带，之后植入消毒过的橡胶片，然后缝合髌腱与髌骨，造成延迟性骨腱结合部动物模型。Wang等人还采用梅花针针刺兔髌骨下缘2/3髌骨表面的骨腱结合部处，造成骨腱结合部的急性损伤模型。

2.2 化学药物造模

化学药物造肌腱病模型的研究也较多，其中最常见的就是胶原酶诱发的慢性肌腱病模型，因为慢性肌腱病表现出胶原破坏的退行性病理改变。Solchaga等人采用跟腱与跟骨结合处注射胶原酶的方式造成慢性肌腱病模型。但是胶原酶注射会启动肌腱损伤后的修复反应，不能代表典型的腱病情况。Wu等人采用超声扫描下在大鼠跟腱腱围注射弹性蛋白酶，成功造成慢性肌腱病模型，避免了以往注射对肌腱造成的穿刺损伤。但是手术和化学药物造肌腱病这类模型的缺点是与运动实践联系较少，不能代表体育运动领域肌腱病形成的真实情况。

2.3　力学载荷造模

力学载荷造模的方式与体育运动对肌腱影响更为接近，而且这类研究也较多。Wang指出运动相关骨腱结合部损伤动物模型的发展趋势是运动载荷定量化。Nakama等人的研究为骨腱结合部损伤定量化运动负荷提供了很好的开端，他通过电刺激兔前肢指深屈肌，利用拉力传感器控制载荷，建立了定量化骨腱结合部过度使用性损伤模型。徐斌等人在王琳研究团队的指导下受Nakama等人动物模型的启发，在兔麻醉后仰卧位固定，用自制正负极电刺激针插入后肢股直肌，电刺激致使兔产生伸膝力由拉力传感器传递，再由多道生理信号采集处理系统监控收集，建立定量化循环载荷动物模型。该骨腱结合部损伤动物模型具有负荷定量精确的优点，但是后肢处于开链动作模式，与实际运动中下肢动作形式不同。王琳研究团队继续进行探索改良，宋晓君和江大雷等人将兔双后肢脚掌固定在电极贴片上，上肢提起立于测力台，电刺激引发兔跳跃，建立了兔定量调控跳跃运动模型。该模型的优点是模拟了跳跃动作，为骨腱结合部运动损伤研究提供坚实的平台。

参考文献

［1］Leung K S, Chong W S, Chow D H, et al. A Comparative Study on the Biomechanical and Histological Properties of Bone-to-Bone, Bone-to-Tendon, and Tendon-to-Tendon Healing: An Achilles Tendon-Calcaneus Model in Goats［J］. The American journal of sports medicine, 2015, 43（6）: 1413-1421.

［2］Sonnabend D H, Howlett C R, Young A A. Histological evaluation of repair of the rotator cuff in a primate model［J］. The journal of bone and joint surgery British volume, 2010, 92（4）: 586-594.

［3］Lu H, Qin L, Cheung W, et al. Low-intensity pulsed ultrasound accelerated bone-tendon junction healing through regulation of vascular endothelial growth factor expression and cartilage formation［J］. Ultrasound in medicine & biology, 2008, 34（8）: 1248-1260.

［4］Wang L，Qin L，Cheung W H，et al. A delayed bone-tendon junction healing model established for potential treatment of related sports injuries［J］. British journal of sports medicine，2010，44（2）：114-120.

［5］Wang L，Gao W，Xiong K，et al. The effects of an early return to training on the bone-tendon junction post-acute micro-injury healing［J］. Journal of sports science & medicine，2012，11（2）：238-244.

［6］Solchaga L A，Bendele A，Shah V，et al. Comparison of the effect of intra-tendon applications of recombinant human platelet-derived growth factor-BB，platelet-rich plasma，steroids in a rat achilles tendon collagenase model［J］. Journal of orthopaedic research：official publication of the Orthopaedic Research Society，2014，32（1）：145-150.

［7］Wu Y T，Wu P T，Jou I M. Peritendinous elastase treatment induces tendon degeneration in rats：A potential model of tendinopathy in vivo［J］. Journal of orthopaedic research：official publication of the Orthopaedic Research Society，2016，34（3）：471-477.

［8］王琳. 运动相关骨腱结合部损伤动物模型研究进展［J］. 北京体育大学学报，2014（7）：55-61.

［9］Nakama L H，King K B，Abrahamsson S，et al. Evidence of tendon microtears due to cyclical loading in an in vivo tendinopathy model［J］. Journal of orthopaedic research：official publication of the Orthopaedic Research Society，2005，23（5）：1199-1205.

［10］徐斌. 循环载荷髌腱骨腱结合部损伤动物模型的建立［D］. 北京：北京体育大学，2010.

［11］宋晓君. 兔定量调控跳跃运动模型的建立［D］. 北京：北京体育大学，2014.

［12］江大雷. 髌骨髌腱结合部跳跃损伤动物模型建立及运动后冷疗对损伤的影响［D］. 北京：北京体育大学，2015.

［13］Gilday S D，Chris Casstevens，E，Kenter K，et al. Murine patellar tendon biomechanical properties and regional strain patterns during natural tendon-tobone healing after acute injury［J］. J. Biomech，2014，47：2035-2042.

［14］Giza E，Frizzell L，Farac R，et al. Augmented tendon Achilles repair using a tissue reinforcement scaffold：a biomechanical study［J］. Foot Ankle Int，2011，32：545-549.

［15］Goodman H J, Choueka J. Biomechanics of the flexor tendons ［M］. Hand Clin, 2005, 21: 129-149.

［16］Goradia V K, Rochat M C, Grana W A, et al. Tendon-to-bone healing of a semitendinosus tendon autograft used for ACL reconstruction in a sheep model ［J］. Am. J. Knee Surg, 2000, 13: 143-151.

［17］Grosset J F, Breen L, Stewart C E, et al. Influence of exercise intensity on training-induced tendon mechanical properties changes in older individuals ［J］. Age (Dordr.), 2014, 36: 9657.

［18］Kellis E, Balidou A. In vivo examination of the morphology of the tendinous inscription of the human semitendinosus muscle: gender and joint position effects ［J］. J. Morphol, 2014, 275: 57-64.

［19］Kennedy M I, Claes S, Fuso F A, et al. The anterolateral ligament: an anatomic, radiographic, and biomechanical analysis ［J］. Am. J. Sports Med, 2015, 43: 1606-1615.

［20］Kjaer M, Langberg H, Bojsen-Moller J, et al. Novel methods for tendon investigations. Disabil. Rehabil ［J］. 2008, 30: 1514-1522.

［21］Kondo E, Yasuda K, Katsura T, et al. Biomechanical and histological evaluations of the doubled semitendinosus tendon autograft after anterior cruciate ligament reconstruction in sheep ［J］. Am. J. Sports Med, 2012, 40: 315-324.

［22］Badylak S, Arnoczky S, Plouhar P, et al. Naturally occurring extracellular matrix as a scaffold for musculoskeletal repair ［J］. Clin. Orthop. Relat. Res, 1999, 367: 333-343.

［23］Bell R, Li J, Gorski D J, et al. Controlled treadmill exercise eliminates chondroid deposits and restores tensile properties in a new murine tendinopathy model ［J］. J. Biomech, 2013, 46: 498-505.

［24］Bell R, Taub P, Cagle P, et al. Development of a mouse model of supraspinatus tendon insertion site healing ［J］. J. Orthop. Res, 2015, 33: 25-32.

［25］Biewener A A, Roberts T J. Muscle and tendon contributions to force, work, and elastic energy savings: a comparative perspective ［J］. Exerc. Sport Sci. Rev, 2000, 28: 99-107.

［26］Burks R T, Desio S M, Bachus K N, et al. Biomechanical evaluation of lateral patellar dislocations ［J］. Am. J. Knee Surg, 1998, 11: 24-31.

［27］Buschmann J, Muller A, Feldman K, et al. Small hook thread（quill）and soft felt internal splint to increase the primary repair strength of lacerated rabbit Achilles tendons: biomechanical analysis and considerations for hand surgery［J］. Clin. Biomech, 2011, 26: 626–631.

［28］Delcroix G J R, Kaimrajh D N, Baria D, et al. Histologic, biomechanical, and biological evaluation of fan–folded iliotibial band allografts for anterior cruciate ligament reconstruction［J］. Arthroscopy, 2013, 29: 756–765.

［29］Denoix J M, Busoni V. Ultrasonographic anatomy of the accessory ligament of the superficial digital flexor tendon in horses［J］. Equine Vet. J, 1999, 31: 186–191.

［30］Derwin K A, Baker A R, Spragg R K, et al. Commercial extracellular matrix scaffolds for rotator cuff tendon repair. Biomechanical, biochemical, and cellular properties［J］. J. Bone Joint Surg. Am, 2006, 88: 2665–2672.

［31］Derwin K A, Baker A R, Spragg R K, et al. Regional variability, processing methods, and biophysical properties of human fascia lata extracellular matrix［J］. J. Biomed. Mater. Res, 2008, 84: 500–507.

［32］Derwin K A, Codsi M J, Milks R A, et al. Rotator cuff repair augmentation in a canine model with use of a woven poly–L–lactide device［J］. J. Bone Joint Surg. Am, 2009, 91: 1159–1171.

［33］Diederichs S, Baral K, Tanner M, et al. Interplay between local versus soluble transforming growth factor–beta and fibrin scaffolds: role of cells and impact on human mesenchymal stem cell chondrogenesis［J］. Tissue Eng, 2012, 18: 1140–1150.

［34］Dowling B A, Dart A J. Mechanical and functional properties of the equine superficial digital flexor tendon［J］. Vet. J, 2005, 170: 184–192.

［35］Dowling B A, Dart A J, Hodgson D R, et al. Recombinant equine growth hormone does not affect the in vitro biomechanical properties of equine superficial digital flexor tendon［J］. Vet. Surg, 2002, 31: 325–330.

［36］Liu W, Chen B, Deng D, et al. Repair of tendon defect with dermal fibroblast engineered tendon in a porcine model［J］. Tissue Eng, 2006, 12: 775–788.

［37］Tischer T, Vogt S, Aryee S, et al. Tissue engineering of the anterior cruciate ligament: a new method using acellularized tendon allografts and autologous fibroblasts［J］. Arch. Orthop. Trauma Surg, 2007, 127: 735-741.

［38］Tischer T, Aryee S, Wexel G, et al. Tissue engineering of the anterior cruciate ligament—sodium dodecyl sulfate—acellularized and revitalized tendons are inferior to native tendons［J］. Tissue Eng, 2010, 16: 1031-1040.

第七章　肌腱纤维化及抗纤维化细胞因子变化

肌腱损伤是最常见的运动损伤之一，临床表现为疼痛和功能障碍。运动造成肌腱损伤的最初改变可能是基质的改变，大负荷可导致肌腱纤维伸展性下降，造成微损伤，肌腱细胞同时会产生更多的胶原与基质。胶原的更新是一个缓慢的过程，若进一步加大负荷，就会发生进一步的微损伤，反复微细的损伤，导致胶原变性、纤维化、自我修复的失败，使肌腱退变的区域进一步发展。肌腱本身再生能力很差，研究发现损伤肌腱以纤维瘢痕组织修复方式愈合，这种愈合方式虽然提供了组织学上的完整性，但是造成无法恢复到正常肌腱的组织学和力学性能，是肌腱损伤后愈合不好的重要原因。

1　纤维化相关因子表达的变化

1.1　低氧诱导因子HIF-1α

目前认为纤维化、瘢痕组织处于相对缺氧的状态。而在纤维化形成的过程中，炎症或创面修复时细胞高代谢状态也加剧了组织缺氧状态。在低氧状态下，细胞氧平衡失调、细胞因子生成紊乱、HIF-1α表达增多，刺激胶原合成过度增加，发生组织纤维化和疤痕增生。因此，调控低氧条件下肌腱细胞的功能将有助于抑制过度纤维化。

2019年诺贝尔生理学和医学奖颁给了对"氧气感知通路"做出巨大贡献的三位科学家。他们发现和证明了低氧诱导因子-1（HIF-1）对细胞缺氧状况下的特殊反应和心血管系统的变化情况。低氧诱导因子HIF-1是一种异源二聚体，主要由120KD的HIF-1α和91～94KD的HIF-1β两个亚单位构成。HIF-1α是转录因子HIF-1的功能性亚基，决定HIF-1的活性。作为低氧应答的核心性调控因子，HIF-1α蛋白是直接的缺氧感受器，其表达严格受氧浓度调节。在常氧条件下，HIF-1α蛋白由其结构中的氧依赖降解结构域控制，并通过泛素—

蛋白酶体途径迅速降解，而在低氧条件下，HIF-1α的泛素化和降解过程受抑制，HIF-1α蛋白表达增加，导致HIF-1α蛋白在胞内积聚，并与HIF-1β二聚化，形成有活性的HIF-1蛋白。HIF-1α是一种低氧依赖性的转录因子，对机体细胞在低氧环境调控中起重要作用，能调控近100种基因的表达。HIF-1α作为平衡细胞对氧稳态和调节缺氧反应的核心转录因子，具有广泛的靶基因谱，使细胞产生一系列反应，包括了细胞氧平衡、能量代谢、增殖与凋亡、细胞因子生成等各个方面。

　　HIF-1α在骨骼肌纤维化中具有一定作用。在人体骨骼肌中，由于运动或局部损伤造成供氧能力下降，导致缺氧反应通路的激活。正常情况，产生的HIF-1α在HIF-proly1羟化酶（PHD）羟化标记后，通过泛素—蛋白酶体途径迅速降解。低氧可抑制PHD，使HIF-1α稳定并进入细胞核，促进靶基因的表达，如血管内皮生长因子（VEGF）和促红细胞生成素（EPO），这些基因对于细胞适应缺氧和在缺氧条件下生存是必要的。然而，这种必要的适应策略如果长期存在，可能会伴随着有害的反应。HIF-1α在小管上皮细胞中的稳定表达促进肾间质纤维化；在皮肤硬皮病、系统性硬化症和肾纤维化的模型中，HIF-1α信号的激活可上调细胞CCN2的表达，从而增加ECM蛋白的积累。对不同组织进行的研究，表明缺氧与纤维化之间存在关系。氧含量降低也发生在慢性骨骼肌损伤，如肌肉营养不良，表现为肌肉血管系统的减少。此外，纤维化促使毛细血管和肌纤维之间提供物理屏障而影响气体交换。因此，病理状态下骨骼肌的脉管系统、血流和气体交换损伤，提示缺氧信号通路是活跃的，可能参与了纤维化表型的建立和维持。有研究发现HIF-1α和TGF-β信号共同诱导了骨骼肌纤维和肌管中CTGF的表达，这两种信号都是骨骼肌纤维化环境的特征。Goto等人发现膝关节固定2周会导致腘窝处皮肤中HIF-1α mRNA表达增加，皮肤发生纤维化改变。

　　HIF-1α在肌腱纤维化和腱鞘粘连中也具有一定作用。研究发现，与健康的肌腱组织相比，病变肌腱组织的HIF-1α免疫染色显著增加。HIF-1α的上调会刺激肌腱组织中警报蛋白分泌，如S100A9、HMGB1和IL-33的释放，还会刺激血管内皮生长因子的表达，而该因子可以进一步稳定细胞中的HIF-1α，从而形成一个正反馈回路。HIF-1α的激活还会导致促纤维化介质的表达增加。细胞外HIF-1α除了促进警报蛋白分泌，还具有许多已知的促炎作用：它保护髓细胞免受凋亡，并促使巨噬细胞向M1表型发展。研究发现，跟腱在局部低氧微环境中HIF-1α高表达，参与或调控了异位骨化前体细胞的聚集、血管形成及骨形成等过程，表明局部低氧微环境及 HIF-1α 在创伤后异位骨化发病机制中起重要作用，其发病机制可能为：局部低氧微环境促使 HIF-1α 高表达，HIF-1α 不仅能诱导、募集异位骨化前体细胞，促进多种血管生成因子的分泌，诱导新生血管形成，还能通过 BMP/SMAD 信号通路调控 SOX-9、Runx-2 的表达，最终诱导异位骨化发生。

2019年 Stegen 等人在 nature 上发表了 HIF-1α 在软骨细胞内成骨的分子作用机制。研究表明 HIF-1α 与软骨细胞中胶原的代谢关系密切，发现无血管或少血管组织中 HIF-1α 表达增加，增多的 HIF-1α 能够提高胶原蛋白中脯氨酸和赖氨酸羟基化水平，从而提高胶原修饰酶的活性，进而增加了胶原蛋白之间的交联程度，抑制胶原蛋白的降解，造成胶原沉积增加。肌腱组织由于低血管和细胞构成，有着与软骨相似的生理环境，损伤肌腱也以纤维瘢痕组织修复方式愈合，因此损伤后修复较缓慢。

1.2　转化生长因子-β1

转化生长因子-β（TGF-β）超家族信号可以调控细胞增殖、分化、迁移及凋亡等生物学过程，与肿瘤的发生和转移、组织纤维化等病理过程具有密切联系。TGF-β 由 390～412 个氨基酸残基组成，N 端含有一个信号肽。人类基因组中含有 3 个 TGF-β 基因，分别是 TGF-β1，TGF-β2，TGF-β3。

TGF-β1 与损伤愈合中病理纤维化有密切关系，是调控纤维化的核心生长因子。TGF-β1 导致纤维化形成的机制包括刺激成纤维细胞增值和迁移，合成 ECM 成分，造成 ECM 沉积增加，通过调节 MMPs 改变组织重塑平衡。已有研究表明，TGF-β1 在损伤早期促进瘢痕形成，建立损伤部位的组织连续性。但是在损伤愈合的后期阶段，继续表达的 TGF-β1 导致瘢痕增生，降低组织功能。也有研究发现，外源性增加 TGF-β1 能提高损伤肌腱的力学性能，但是 TGF-β1 注射进入正常肌腱中会导致肌腱病形成；使用 TGF-β1 抑制剂可以促进损伤肌腱的修复，减少粘连，增加关节活动度。Farhat 等人通过敲出大鼠纤溶酶原激活物抑制剂 1（PAI-1）基因，研究屈指肌腱无瘢痕修复，发现 TGF-β1 通过上调 PAI-1 抑制纤溶酶和 MMP-2 活性，导致肌腱 ECM 过度增多，造成瘢痕形成。还有研究发现 TGF-β1 在肌腱损伤和修复过程中表达上调，在胶原生成和粘连形成中有重要作用，它指挥细胞对损伤做出应答，促使纤维蛋白形成，是纤维化、瘢痕和粘连形成的潜在发病机制。TGF-β1 还能上调 α-SMA，促使纤维母细胞向肌成纤维细胞表型转变，促进 ECM 合成增加，特别是 I 型胶原；而 I 型胶原、α-SMA 被认为是导致瘢痕和纤维化形成的重要原因。

1.3　细胞信号传导蛋白

胞内信号转导蛋白（Smads）家族是TGF-β受体作用的直接底物，是在细胞内将配体与受体作用的信号由胞浆传导至细胞核的传递、调控分子，共有8个。Smads分为三类亚家族，第一类是受体调节型Smads，包括Smad1、Smad2、Smad3、Smad5、Smad8；第二类是通用型Smads，只有Smad4；第三类是抑制作用型Smads，包括Smad6、Smad7。

Smad3是TGF-β/Smad信号通路中重要介导者，可以调控纤维母细胞向肌成纤维细胞分化。有人研究骨腱结合部损伤，发现TGF-β1在术后14天时出现高表达，并且持续表达至术后21天，Smad3也在术后14天表达增高，与骨腱结合部瘢痕增生的高峰一致。Katzel等人比较了敲出Smad3基因鼠与野生型鼠屈趾肌腱损伤后自然愈合情况，发现伤后14天和21天敲出Smad3基因鼠肌腱粘连较轻，屈趾活动范围达到50%，是野生型鼠屈趾活动范围的2倍。还有一些研究表明通过药物抑制Smad3可以达到抗纤维化的作用。最新一项单细胞培养研究发现，IGF-1可以抑制Smad3转移到人类角膜细胞核中，是抑制人类角膜纤维化的一个新发现。也有研究发现，川芎嗪可以部分抑制人肌腱成纤维细胞中Smad3的磷酸化，具有一定的抗纤维化生物活性。还有研究发现，壳聚糖可以下调损伤跟腱组织和该组织的成纤维细胞中TGF-β1/Smad3水平，抑制成纤维细胞生长，减少跟腱粘连，促进愈合。

1.4　结缔组织生长因子

结缔组织生长因子（CTGF）是TGF-β1下游效应介质，是促使肌腱纤维化的另一个细胞因子。它具有促进有丝分裂、趋化细胞、诱导黏附、促进细胞增生和ECM合成等作用，并参与机体组织创伤修复过程。CTGF是具有复杂生物性的基质细胞蛋白，它通过多条途径导致细胞粘连和迁移、血管生成、肌成纤维细胞活化、细胞外基质沉积和重建，与病理纤维化关系密切。Fedorczyk等人使用反复牵拉造成屈指肌腱腱病模型，发现12周后CTGF表达升高，出现了纤维化的组织病理学改变。Loiselle等人在屈指肌腱损伤后的2天、14天、21天分别注射CTGF的反义寡核苷酸把CTGF基因沉默，发现Ⅲ型胶原的α_1链表达显著下降，屈指肌腱瘢痕和粘连减小，表明反转录抑制CTGF表达能减少损伤肌腱过度增生的瘢痕组织。CTGF能诱导TGF-β表达，而产生的TGF-β又会诱导产生更多的CTGF，这种正反馈调节最终导致组织纤维化。研究表明，通过干扰RNA抑制CTGF表达能够逆转CCl_4诱导的肝纤维化。Ponticos等人利用博来霉素造成大鼠肺纤维化模型，发现注射博来霉素1周后，CTGF表达和启动子活性达到峰值，而I型胶原和其α_2链启动子活性在第2周达到峰值。14天后，提取纤维母细胞培养，通过干扰小RNA抑制CTGF表达，发现胶原蛋白表达和I型胶原的α_2链启动子活性减小。表明CTGF直接诱导原胶原纤维产生，通过增加I型胶原的α_2链的转录活性导致肺纤维化发病。

1.5 α-平滑肌肌动蛋白

肌成纤维细胞是由肌腱纤维母细胞分化而来，是愈合肌腱的另一种病理改变，分化成的肌成纤维细胞具有产生病理挛缩的收缩力，是瘢痕形成的关键一步。肌成纤维细胞诱导细胞外基质重塑对机体快速有效的修复损伤组织至关重要，它在肉芽组织中出现，收缩伤口，对损伤连接组织的生理性修复有作用，如皮肤、肌腱、骨和软骨等，通过形成抗力学牵拉的瘢痕确保组织连接性。但是肌成纤维细胞的异常表达，会导致心脏、肺、肝脏、肾脏等组织的纤维化和病理性挛缩，对愈合进程有消极影响。肌成纤维细胞与ECM重建有关系，可以增加富含胶原的ECM合成，研究发现肌成纤维细胞数量百分比与ECM退变程度关系密切。正常的损伤愈合的生理阶段后期，肌成纤维细胞会通过细胞凋亡而消失。如果此阶段肌成纤维细胞仍有残留，就会导致损伤组织发生纤维化而丧失功能。研究发现利用间充质干细胞阻止肌成纤维细胞生成，导致肌成纤维细胞再生能力下降，纤维化状况得到改善。α-平滑肌肌动蛋白（α-smooth muscle actin，α-SMA）在人类和动物肌腱及韧带的成纤维细胞中发现，在平滑肌细胞和高度分化的成纤维细胞中表达，是肌成纤维细胞的特异性标志物。Verjee等人发现杜普征氏掌挛缩组织的结节中α-SMA阳性细胞密度大，没有结节的组织α-SMA阳性细胞含量较少，结节中的α-SMA阳性细胞具有收缩和沉积ECM的功能。Berglund等人研究发现，深层指屈肌腱损伤的第1周α-SMA mRNA显著增加，是对照组的4～5倍，损伤后21天，仍然高于对照组；肌成纤维细胞比例在损伤后的3天由10%增加到30%～40%，即出现4.3～5.5倍的增加，直到伤后42天一直处于较高水平。Szczodry等人研究跑台运动对老鼠髌腱的影响，发现3周的跑台运动显著增加了髌腱α-SMA的表达，而对照组α-SMA表达很弱；从跑台运动组分离培养的髌腱细胞的α-SMA表达水平、产生的应力纤维和总胶原量均高于从对照组分离培养的髌腱细胞所产生的；表明跑台产生的机械负荷增加了老鼠髌腱中肌成纤维细胞的表达，导致肌腱结构发生改变。

2　抗纤维化相关因子表达的变化——肝细胞生长因子

肌腱纤维化的最终形成原因是由于促使纤维化与抑制纤维化的动态平衡被破坏。肝细胞生长因子（HGF）是一种广泛的组织修复因子，其对多种器官具有很强的抗瘢痕、抗纤维化生物活性。HGF最初是从肝细胞中提取和纯化的，在各种组织再生中具有营养作用。HGF在机体中分布广泛，是纤溶酶原家族中的一员，它由728个氨基酸合成单链不活跃的HGF前体，包含31个肽段。HGF是多效性生长因子，在组织修复和再生中具有重要作用，在肺、肾脏、心脏、皮肤和肝脏纤维化动物模型中表现出抗纤维化性能。HGF预防和改善纤维化的机制主要包括，抑制肌成纤维细胞活化，减少ECM过度产生；通过增加MMPs表达加速ECM降解；抑制TGF-β1 mRNA的表达，减少它的分泌；抑制细胞凋亡，促进细胞增殖。Seo等人把人类脐带血提取的HGF过表达间充质干细胞移植到肝纤维化的大鼠模型中，发现肝脏胶原纤维密度下降，肝脏功能改善，促进纤维化肝脏重塑。Takahashi等人利用CCl$_4$诱导免疫缺陷大鼠肝脏纤维化，通过外源输入人类血小板观察对纤维化肝脏的影响，结果发现肝脏纤维化大鼠TGF-β1和α-SMA表达升高，HGF和MMP-9表达下降，而血小板治疗组表现出相反现象，表明血小板能够通过抑制TGF-β1、α-SMA表达，增加HGF、MMP-9表达改善肝脏纤维化程度。外源注射HGF可以阻止TGF-β1诱导的纤维化，能够显著降低Ⅰ型胶原和纤连蛋白的合成量，α-SMA表达下降。损伤肌腱通常会形成瘢痕，特征是肌成纤维细胞分化和ECM沉积，而HGF能够阻止ECM过表达和肌成纤维细胞活性，改善纤维化肌腱。大鼠跟腱损伤2周后，注射HGF改善了由于外科手术切口造成的胶原纤维紊乱，TGF-β1诱导大鼠跟腱纤维母细胞转化为肌成纤维细胞，而24小时HGF治疗降低了α-SMA和Ⅲ型胶原的表达。HGF和TGF-β1在组织损伤后被诱导，TGF-β1表达贯穿整个损伤愈合过程，但是HGF只在损伤早期表达量增多，之后逐渐减少。因此在慢性肌腱损伤中保持HGF和TGF-β1平衡非常重要。

参考文献

［1］方小芳，史清钊，周军. 末端病发病机制的国内外研究现状［J］. 中国康复医学杂志，2009（11）：1055-1058.

［2］Galatz L M, Gerstenfeld L, Heber-Katz E, et al. Tendon regeneration and scar formation: The concept of scarless healing［J］. Journal of orthopaedic research: official publication of the Orthopaedic Research Society, 2015, 33 （6）: 823-831.

［3］Goto K, Sakamoto J, Nakano J, et al. Development and progression of immobilization-induced skin fibrosis through overexpression of transforming growth factor-ss1 and hypoxic conditions in a rat knee joint contracture model［J］. Connective tissue research, 2017, 58（6）: 586-596.

［4］Billin A N, Honeycutt S E, McDougal A V, et al. HIF prolyl hydroxylase inhibition protects skeletal muscle from eccentric contraction-induced injury［J］. Skeletal muscle, 2018, 8（1）: 35.

［5］Lv X M, Li M D, Cheng S, et al. Neotuberostemonine inhibits the differentiation of lung fibroblasts into myofibroblasts in mice by regulating HIF-1, alpha signaling［J］. Acta pharmacologica Sinica, 2018, 39（9）: 1501-1512.

［6］Du J, Zhu Y, Meng X, et al. Atorvastatin attenuates paraquat poisoning-induced epithelial-mesenchymal transition via downregulating hypoxia-inducible factor-1 alpha［J］. Life Sci, 2018, 213: 126-133.

［7］Valle-Tenney R, Rebolledo D L, Lipson K E, et al. Role of hypoxia in skeletal muscle fibrosis: Synergism between hypoxia and TGF-beta signaling upregulates CCN2/CTGF expression specifically in muscle fibers［J］. Matrix biology: journal of the International Society for Matrix Biology, 2020, 87: 48-65.

［8］Mosca M J, Carr A J, Snelling S J B, et al. Differential expression of alarmins-S100A9, IL-33, HMGB1 and HIF-1, alpha in supraspinatus tendinopathy before and after treatment［J］. BMJ open sport & exercise medicine, 2017, 3 （1）: 225.

［9］喻都, 肖海军, 薛锋, 等. 低氧诱导因子1α在大鼠跟腱创伤后异位骨化模型中的表达及意义［J］. 中国修复重建外科杂志, 2016, 30（9）: 1098-1103.

［10］Stegen S, Laperre K, Eelen G, et al. HIF-1, alpha metabolically controls collagen synthesis and modification in chondrocytes［J］. Nature, 2019, 565（7740）: 511-515.

［11］Penn J W, Grobbelaar A O, Rolfe K J. The role of the TGF-beta family in wound healing, burns and scarring: a review［J］. International journal of burns and trauma, 2012, 2（1）: 18-28.

［12］Arno A I, Gauglitz G G, Barret J P, et al. New molecular medicine-based scar management strategies［J］. Burns: journal of the International Society for Burn Injuries, 2014, 40（4）: 539-551.

［13］Cui Q, Wang Z, Jiang D, et al. HGF inhibits TGF-beta1-induced myofibroblast differentiation and ECM deposition via MMP-2 in Achilles tendon in rat［J］. Eur J Appl Physiol, 2011, 111（7）: 1457-1463.

［14］Majewski M, Ochsner P E, Liu F, et al. Accelerated healing of the rat Achilles tendon in response to autologous conditioned serum［J］. The American journal of sports medicine, 2009, 37（11）: 2117-2125.

［15］Bell R, Li J, Gorski D J, et al. Controlled treadmill exercise eliminates chondroid deposits and restores tensile properties in a new murine tendinopathy model［J］. Journal of biomechanics, 2013, 46（3）: 498-505.

［16］Loiselle A E, Yukata K, Geary M B, et al. Development of antisense oligonucleotide（ASO）technology against Tgf-beta signaling to prevent scarring during flexor tendon repair［J］. Journal of orthopaedic research: official publication of the Orthopaedic Research Society, 2015, 33（6）: 859-866.

［17］Farhat Y M, Al-Maliki A A, Easa A, et al. TGF-beta1 Suppresses Plasmin and MMP Activity in Flexor Tendon Cells via PAI-1: Implications for Scarless Flexor Tendon Repair［J］. Journal of cellular physiology, 2015, 230（2）: 318-326.

［18］Jiang D, Jiang Z, Li Z, et al. Suppression of the production of extracellular matrix and alpha-smooth muscle actin induced by transforming growth factor-beta1 in fibroblasts of the flexor tendon sheath by hepatocyte growth factor［J］. Scandinavian journal of plastic and reconstructive surgery and hand surgery/Nordisk plastikkirurgisk forening［and］Nordisk klubb for handkirurgi, 2008, 42（4）: 169-173.

［19］陈兵, 易斌, 鲁开智. Smad蛋白家族调控细胞分化的研究进展［J］. 医学研究生学报, 2013（5）: 544-547.

［20］陈奇, 眭杰, 陈智, 等. 肩袖冈上肌骨-肌腱结合部损伤愈合动物模型的建立［J］. 中国矫形外科杂志, 2012（12）: 1120-1123.

［21］Katzel E B, Wolenski M, Loiselle A E, et al. Impact of Smad3 loss of function on scarring and adhesion formation during tendon healing ［J］. Journal of orthopaedic research : official publication of the Orthopaedic Research Society, 2011, 29（5）: 684–693.

［22］Sarenac T, Trapecar M, Gradisnik L, et al. Single–cell analysis reveals IGF–1 potentiation of inhibition of the TGF–beta/Smad pathway of fibrosis in human keratocytes in vitro ［J］. Sci Rep, 2016, 6: 343–373.

［23］Cai X, Yang Y, Chen P, et al. Tetramethylpyrazine Attenuates Transdifferentiation of TGF–beta2–Treated Human Tenon's Fibroblasts ［J］. Investigative ophthalmology & visual science, 2016, 57（11）: 4740–4748.

［24］Chen Q, Lu H, Yang H. Chitosan inhibits fibroblasts growth in Achilles tendon via TGF–beta1/Smad3 pathway by miR–29b ［J］. International journal of clinical and experimental pathology, 2014, 7（12）: 8462–8470.

［25］Fedorczyk J M, Barr A E, Rani S, et al. Exposure–dependent increases in IL–1beta, substance P, CTGF, and tendinosis in flexor digitorum tendons with upper extremity repetitive strain injury ［J］. Journal of orthopaedic research : official publication of the Orthopaedic Research Society, 2010, 28（3）: 298–307.

［26］Kenneth E, Lipson C W, Yuchin Teng, et al. CTGF is a central mediator of tissue remodeling and fibrosis and its inhibition can reverse the process of fibrosis ［J］. Fibrogenesis & Tissue Repai, 2012, 5: 8.

［27］Ponticos M, Holmes A M, Shi–wen X, et al. Pivotal role of connective tissue growth factor in lung fibrosis: MAPK–dependent transcriptional activation of type Ⅰ collagen ［J］. Arthritis Rheum, 2009, 60（7）: 2142–2155.

［28］Castella L F, Gabbiani G, McCulloch C A, et al. Regulation of myofibroblast activities: Calcium pulls some strings behind the scene ［J］. Experimental Cell Research, 2010, 316（15）: 2390–2401.

［29］Wu B, Chen J M, Dela R T, et al. Cellular response and extracellular matrix breakdown in rotator cuff tendon rupture ［J］. Archives of orthopaedic and trauma surgery, 2011, 131（3）: 405–411.

［30］Wynn T A. Common and unique mechanisms regulate fibrosis in various fibroproliferative diseases ［J］. The Journal of clinical investigation, 2007, 117（3）: 524–529.

[31] Mishra P J, Mishra P J, Glod J W, et al. Mesenchymal stem cells: flip side of the coin [J]. Cancer Res, 2009, 69 (4): 1255-1258.

[32] Weiss M, Unterhauser F N, Weiler A. Crimp frequency is strongly correlated to myofibroblast density in the human anterior cruciate ligament and its autologous tendon grafts [J]. Knee Surg Sport Tr A, 2012, 20 (5): 889-895.

[33] Verjee L S, Midwood K, Davidson D, et al. Myofibroblast distribution in Dupuytren's cords: correlation with digital contracture [J]. The Journal of hand surgery, 2009, 34 (10): 1785-1794.

[34] Berglund M E, Hildebrand K A, Zhang M, et al. Neuropeptide, Mast Cell, and Myofibroblast Expression After Rabbit Deep Flexor Tendon Repair [J]. J Hand Surg-Am, 2010, 35A (11): 1842-1849.

[35] Szczodry M, Zhang J, Lim C, et al. Treadmill running exercise results in the presence of numerous myofibroblasts in mouse patellar tendons [J]. Journal of orthopaedic research : official publication of the Orthopaedic Research Society, 2009, 27 (10): 1373-1378.

[36] Chakraborty S, Chopra P, Hak A, et al. Hepatocyte growth factor is an attractive target for the treatment of pulmonary fibrosis [J]. Expert Opin Inv Drug, 2013, 22 (4): 499-515.

[37] Seo K W, Sohn S Y, Bhang D H, et al. Therapeutic effects of hepatocyte growth factor-overexpressing human umbilical cord blood-derived mesenchymal stem cells on liver fibrosis in rats [J]. Cell Biol Int, 2014, 38 (1): 106-116.

[38] Takahashi K, Murata S, Fukunaga K, et al. Human platelets inhibit liver fibrosis in severe combined immunodeficiency mice [J]. World journal of gastroenterology, 2013, 19 (32): 5250-5260.

[39] Ono I, Yamashita T, Hida T, et al. Local administration of hepatocyte growth factor gene enhances the regeneration of dermis in acute incisional wounds [J]. J Surg Res, 2004, 120 (1): 47-55.

第八章　肌腱纤维化及抗纤维化细胞外基质变化

　　细胞外基质（ECM）是由分泌到细胞外间质中的大分子物质及蛋白和多糖构成的复杂网架结构，包括胶原纤维、粘多糖、蛋白聚糖、糖蛋白、其他非胶原蛋白和水。细胞外基质为细胞提供支持和固定、调节细胞间沟通，还有控制细胞的生长、分化，调节细胞受体及基因表达，影响细胞的代谢和运动等功能。因而细胞外基质在器官发生、创伤愈合等方面有重要作用。多数结缔组织中，细胞外基质的各种成分是由成纤维细胞分泌的。肌腱的细胞外基质（ECM）由不同类型的胶原分子组成，这些胶原分子在损伤组织的修复和再生中起到传递力的作用。肌腱ECM的稳定对肌腱抵抗机械负荷的能力和损伤后的修复有重要作用，ECM组成成分的不平衡会导致肌腱结构破坏和退化。ECM合成对重建组织连续性和结构完整性非常重要，但是过度合成就会导致组织纤维化发生，ECM过度沉积是肌腱重建后纤维化瘢痕的典型病理改变。

1　胶原

　　肌腱纤维化和瘢痕及粘连的典型病理改变是ECM沉积和胶原过度合成。胶原是ECM中最主要的结构和功能成分，大约有30种亚型。具有多种亚型胶原分子让ECM能够更好的应对机械负荷。如果基质失稳态，会产生新的胶原分子来填充，保持最佳的力学传导机制，这反映了ECM高度的适应能力。Ⅰ型胶原是ECM中重要的组成成分，占肌腱干重的65%~80%，占总胶原的95%，负责ECM的抗牵拉能力。胶原原纤维排列方向与肌腱张力方向一致，集合成较大的胶原纤维，最后形成纤维束。正常肌腱中Ⅲ型胶原形成的纤维比Ⅰ型胶原细，特别是在腱内膜中。在原纤维合成过程中，Ⅲ型胶原也常被编入Ⅰ型胶原纤维中，防止Ⅰ型胶原过度表达。一项关于马浅趾屈肌腱中Ⅰ和Ⅲ型胶原免疫定位研究显示，正常肌腱组织中，Ⅰ型胶原存在均匀的纤维结构中，但没有Ⅲ型胶原的免疫标记，Ⅲ型胶原免疫反应出现在腱内膜包围的纤维束中。肌腱病理区域同

时有 Ⅰ 和Ⅲ型胶原，表明组织处于修复中，在肌腱修复和重建过程中，Ⅲ型胶原表达量会增高。

2　基质金属蛋白酶

基质金属蛋白酶（MMPs）是降解所有肌腱细胞外基质成分的一个大的酶家族。这些酶和其抑制剂在细胞外基质的形成、适应和修复期的降解起到重要作用。MMPs至少有23个锌或钙依赖肽链内切酶，在正常和损伤肌腱的ECM内稳态中具有重要作用，这些肽链内切酶能够释放生长因子裂解ECM，调节细胞凋亡。MMPs在正常肌腱中起着重要角色，也影响损伤肌腱的病理过程。依据其基本结构和底物不同，可分为5类：第一为间质胶原酶类，包括MMP-1、MMP-8、MMP-13，主要作用底物为纤维性胶原；第二为胶原酶类，又称明胶酶类，包括MMP-2、MMP-9，主要作用底物是明胶、Ⅳ型胶原、Ⅴ型胶原和纤连蛋白等；第三为基质溶解素类，包括MMP-3、MMP-7、MMP-10、MMP-11，主要作用底物是层粘蛋白、非纤维性胶原和纤连蛋白；第四为膜结合型金属蛋白酶类，包括MMP-14、MMP-17，主要作用底物是MMP-2前体、胶原和明胶；第五为其他类，如MMP-12、MMP-18、MMP-22等。MMPs对ECM生理平衡是必要的，正常肌腱中MMPs活性被TIMPs抑制，两者处于相对平衡状态，但是当损伤或疾病时，MMPs的活性会改变，导致正常ECM的结构改变，正常的力学传导机制会被破坏。MMPs在肌腱损伤重塑中具有重要作用，但是它们过度表达会导致肌腱ECM薄弱，但是如果MMPs缺乏活性也会致使ECM重塑障碍，导致纤维化发生。

MMPs表达的精确信号转导途径还不是很清楚，其中MMP-1和MMP-9在ECM胶原降解中具有重要作用，他们能够降解变性的胶原和胶原碎片，参与损伤肌腱的ECM重建。MMP-1是胶原酶，主要降解Ⅰ型和Ⅲ型胶原。有人发现，撕裂的冈上肌腱的肉芽组织中含有MMP-1。Lakemeier等人发现肩袖全层撕裂的病人，肌腱中MMP-1和MMP-9表达显著提高。虽然MMPs在预防和治疗纤维化方面还存在争议，但是一些研究已经表明刺激MMP-1表达或直接注射纯化MMP-1对增生性瘢痕治疗均有明显效果。研究发现，与正常皮肤组织相比，在增生性瘢痕组织中，MMP-1表达下调；而FGF-2能够显著上调MMP-1表达，促进瘢痕组织的恢复。也有报道犬尿素可以促进MMP-1蛋白表达和活性增加，减少瘢痕形成。还有人发现核心蛋白聚糖能够显著上调MMP-1 mRNA合成，减少术后非正常胶原沉积，减少纤维化发生。这些研究表明MMP-1具有抗纤维化的作用。MMP-9是明胶酶,在瘢痕疙瘩和增生性瘢痕也具有重要作用。它参与组织的早期修复,Lee等人报道瘢痕疙瘩和增生性瘢痕组织中MMP-9活性降低,上调MMP-9表达可以减少瘢痕形成。Tucker等人也发现MMP-9的高表达可以减少MRL老鼠损伤视网膜ECM沉积,给视网膜的再生创造自由的环境。

3 基质金属蛋白酶组织抑制因子

基质金属蛋白酶组织抑制因子(TIMPs)是天然内源性的MMPs特异性抑制剂,广泛存在于组织及体液中,主要由巨噬细胞和结缔组织产生。目前研究发现,家族至少包括4个成员,按发现的先后顺序依次命名为TIMP-1、TIMP-2、TIMP-3、TIMP-4。TIMPs均为小分子量多肽,其中TIMP-1、TIMP-2、TIMP-4为可溶性,TIMP-3为不溶性。TIMPs与MMPs两者表达水平比例的高低决定了ECM降解的程度,其失衡直接导致疾病的发生。

TIMP-1是29KDa蛋白,由角质细胞、成纤维细胞、平滑肌细胞和内皮细胞合成。TIMP-1能抑制大多数MMPs,但以选择性地抑制MMP-9为主。研究发现,TIMP-1能够与pro-MMP-9特异性结合,形成稳定的可溶性复合物,并阻碍pro-MMP-1酶原自我激活,即在酶原活化阶段抑制MMP激活。Castagna等人发现TIMP-1在急性肌腱撕裂和慢性肌腱病中表达上调是ECM重塑的早期信号。Parkinson等人研究过度使用髌腱病人发现,非正常髌腱中TIMP-1 mRNA与正常髌腱相比,显著上调。Gotoh等人比较了肩袖全层撕裂的病人接受手术修复后发生肩袖再次撕裂病人与没有发生肩袖再次撕裂病人,发现再次撕裂病人的肌腱中TIMP-1 mRNA表达水平显著高于没有再次撕裂的肌腱,表明撕裂肌腱中TIMP-1 mRNA表达上调与术后肌腱再次撕裂有关。血清学建议把TIMP-1浓度作为增生性瘢痕形成的预测性指标。Ulrich等人发现,烧伤后形成增生性瘢痕的病人血浆中TIMP-1浓度显著升高,瘢痕疙瘩中TIMP-1表达高于增生性瘢痕。Simon等人研究发现正常皮肤中检测出极少量的TIMP-1,而在活检的增生性瘢痕的表皮和真皮中TIMP-1均处于较高水平,TIMP-1通过间接抑制MMPs活性,促成瘢痕形成。Lee也发现与正常皮肤组织相比,增生性瘢痕中TIMP-1显著升高。还有研究发现,瘢痕少的损伤组织具有较高的MMP-1/TIMP-1比值,倾向于ECM重塑,胶原沉积较少。Wang等人采用光动力疗法治疗兔耳上的增生性瘢痕,发现光动力疗法可以增加MMP-2、MMP-3、MMP-9表达和活性,降低TIMP-1,即增加MMP/TIMP比值,减少纤维化瘢痕形成。

参考文献

［1］Castagna A，Cesari E，Gigante A，et al. Metalloproteases and their inhibitors are altered in both torn and intact rotator cuff tendons［J］. Musculoskeletal Surgery，2013，97（1）：39–47.

［2］Agabalyan N. Tendinopathy-from basic science to treatment［J］. International journal of experimental pathology，2013，94（4）：A1.

［3］Cui Q，Wang Z，Jiang D，et al. HGF inhibits TGF-beta1-induced myofibroblast differentiation and ECM deposition via MMP-2 in Achilles tendon in rat［J］. Eur J Appl Physiol，2011，111（7）：1457–1463.

［4］Davis M E，Gumucio J P，Sugg K B，et al. MMP inhibition as a potential method to augment the healing of skeletal muscle and tendon extracellular matrix［J］. Journal of applied physiology，2013，115（6）：884–891.

［5］Kannus P. Structure of the tendon connective tissue［J］. Scand J Med Sci Sports，2000，10（6）：312–320.

［6］Sodersten F，Hultenby K，Heinegard D，et al. Immunolocalization of collagens（Ⅰ and Ⅲ）and cartilage oligomeric matrix protein in the normal and injured equine superficial digital flexor tendon［J］. Connective tissue research，2013，54（1）：62–69.

［7］Riley G P. Gene expression and matrix turnover in overused and damaged tendons［J］. Scand J Med Sci Sports，2005，15（4）：241–251.

［8］De Aro A A，Ferrucci D L，Borges F P，et al. Exhaustive exercise with different rest periods changes the collagen content and MMP-2 activation on the calcaneal tendon［J］. Anatomical record，2014，297（2）：281–288.

［9］Sbardella D，Tundo G R，Fasciglione G F，et al. Role of metalloproteinases in tendon pathophysiology［J］. Mini reviews in medicinal chemistry，2014，14（12）：978–987.

［10］Del Buono A，Oliva F，Longo U G，et al. Metalloproteases and rotator cuff disease［J］. J Shoulder Elbow Surg，2012，21（2）：200–208.

［11］Farhat Y M，Al-Maliki A A，Easa A，et al. TGF-beta1 Suppresses Plasmin and MMP Activity in Flexor Tendon Cells via PAI-1：Implications for Scarless Flexor Tendon Repair［J］. Journal of cellular physiology，2015，230（2）：318–326.

［12］Lakemeier S, Braun J, Efe T, et al. Expression of matrix metalloproteinases 1, 3, and 9 in differing extents of tendon retraction in the torn rotator cuff［J］. Knee surgery, sports traumatology, arthroscopy : official journal of the ESSKA, 2011, 19（10）: 1760-1765.

［13］Al-Qattan M M, Abd-Al Wahed M M, Hawary K, et al. Recombinant nAG（a Salamander-Derived Protein）Decreases the Formation of Hypertrophic Scarring in the Rabbit Ear Model［J］. BioMed research international, 2014.

［14］Eto H, Suga H, Aoi N, et al. Therapeutic potential of fibroblast growth factor-2 for hypertrophic scars: upregulation of MMP-1 and HGF expression［J］. Lab Invest, 2012, 92（2）: 214-223.

［15］Lee W J, Ahn H M, Roh H, et al. Decorin-expressing adenovirus decreases collagen synthesis and upregulates MMP expression in keloid fibroblasts and keloid spheroids［J］. Experimental dermatology, 2015, 24（8）: 591-597.

［16］Lee D E, Trowbridge R M, Ayoub N T, et al. High-mobility Group Box Protein-1, Matrix Metalloproteinases, and Vitamin D in Keloids and Hypertrophic Scars［J］. Plastic and reconstructive surgery Global open, 2015, 3（6）: 425.

［17］Tucker B, Klassen H, Yang L, et al. Elevated MMP Expression in the MRL Mouse Retina Creates a Permissive Environment for Retinal Regeneration［J］. Investigative ophthalmology & visual science, 2008, 49（4）: 1686-1695.

［18］Alameddine H S. Matrix metalloproteinases in skeletal muscles: friends or foes［J］. Neurobiology of disease, 2012, 48（3）: 508-518.

［19］Ulrich D, Noah E, M, von Heimburg D, et al. TIMP-1, MMP-2, MMP-9, and PIIINP as serum markers for skin fibrosis in patients following severe burn trauma［J］. Plast Reconstr Surg, 2003, 111（4）: 1423-1431.

［20］Bramono D S, Richmond J C, Weitzel P P, et al. Matrix metalloproteinases and their clinical applications in orthopaedics［J］. Clinical orthopaedics and related research, 2004（428）: 272-285.

［21］Parkinson J, Samiric T, Ilic M Z, et al. Change in Proteoglycan Metabolism Is a Characteristic of Human Patellar Tendinopathy［J］. Arthritis Rheum-Us, 2010, 62（10）: 3028-3035.

［22］Gotoh M, Mitsui Y, Shibata H, et al. Increased matrix metalloprotease-3 gene expression in ruptured rotator cuff tendons is associated with postoperative tendon retear［J］. Knee surgery, sports traumatology, arthroscopy : official journal of the ESSKA, 2013, 21（8）: 1807–1812.

［23］Ulrich D, Ulrich F, Unglaub F, et al. Matrix metalloproteinases and tissue inhibitors of metalloproteinases in patients with different types of scars and keloids［J］. Journal of plastic, reconstructive & aesthetic surgery: JPRAS, 2010, 63（6）: 1015–1021.

［24］Simon F, Bergeron D, Larochelle S, et al. Enhanced secretion of TIMP–1 by human hypertrophic scar keratinocytes could contribute to fibrosis［J］. Burns: journal of the International Society for Burn Injuries, 2012, 38（3）: 421–427.

［25］Yuan Z M, Zhao J W, Chen Y G, et al. Regulating Inflammation Using Acid–Responsive Electrospun Fibrous Scaffolds for Skin Scarless Healing［J］. Mediat Inflamm, 2014.

［26］Wang Q, Dong Y, Geng S, et al. Photodynamic therapy inhibits the formation of hypertrophic scars in rabbit ears by regulating metalloproteinases and tissue inhibitor of metalloproteinase–1［J］. Clinical and experimental dermatology, 2014, 39（2）: 196–201.

第九章 非编码RNA在肌腱病中的作用

非编码RNA（non-coding RNAs，ncRNAs）是一大类不编码蛋白质，但在细胞中起调控作用的RNA分子。研究发现只有不到2%的基因组编码蛋白质，这表明大部分人类转录组都是ncRNAs。最新证据表明，微小RNAs（microRNA，miRNA）、长链非编码RNA（long noncoding RNA，LncRNAs）和环状RNAs（Circular，circRNA）等非编码RNAs在肌腱病的发生发展中具有重要作用。

1 miRNA在肌腱病中的作用

miRNA是由21～24个核苷酸组成的一种小的非编码RNA，对超过1/3的人类蛋白质编码基因具有调控作用，主要通过转录后的负性调控，实现对mRNA表达的调节作用。一般情况下，miRNA通过碱基互补配对的方式与mRNA的3′非翻译区结合也有非典型结合的报道，如与mRNA的5′ UTR结合来调节基因表达。若miRNA与靶基因完全结合则切断靶基因进而降解mRNA，若部分结合则可抑制mRNA的翻译从而阻碍基因的表达。近年来对miRNA活性生物学机制的研究表明，miRNA参与了干细胞分化、器官发育、细胞死亡、细胞周期的相变和信号转导等多种生物学活动。

有研究对冈上肌肌腱病标本进行测序，共有21个miRNA差异表达，其中6个（let-7g、miR-7a、miR-22、miR-26a、miR-26b、miR-29a）与已知肌腱病变的基因结合，这些miRNA可能参与了肌腱疾病的发展，并可能是潜在的治疗靶点。关于miRNA在肌腱病中的作用，miRNA-29是研究报道最多的。研究发现在培养基中加入外源性miR-29a可以下调BMP-2和BMP-12，而加入miR-26a和miR-30d对肌腱细胞基因表达无明显影响，提示miR-29a有助于肌腱内环境的稳定，可作为治疗肌腱病的潜在靶点。也有研究发现壳聚糖能通过提高成纤维细胞miR-29b的表达，降低TGF-β 1/Smad3的水平，从而抑制成纤维细胞的生长。还有研究发现，miRNA-29a可以抑制IL-33的表达，IL-33是炎症信号，对肌腱稳态和修复有害。miRNA-29a下调会导致Col3表达升高，而miRNA-29b导致Col1和Col3表达降低。在肌腱病中，生长因子TGF-β1诱导miRNA-206有助于治疗损伤的肌腱。miRNA-29b下调TGF-β1/Smad3，改善肌腱愈合，加速腱分化。miR-29b被证明是TGF-β1和Col1表达的负调控因子。有趣的是，miR-29b在Col1上的结合位点在3′-UTR，而miR-29b在TGF-β1上的结合位点在编码区，这说明了miRNA与其靶点之间非规范结合相互作用的可能性。还有研究发现，miR-337可以感知应力从而调控肌腱干细胞成骨、成软骨分化，可能在慢性肌腱病形成中具有一定作用。

关于miRNA在肌腱粘连中的作用，研究发现miRNA219-5P可以靶向调控Smad4表达，影响TGF-β1表达，诱导肌腱成纤维细胞纤维化。也有研究发现，TGF-β1-miRNA的应用对指屈肌腱损伤后粘连有双重影响：可以减少肌腱周围的粘连，但对肌腱愈合的强度却有不利影响。

2　LncRNAs在肌腱病中的作用

LncRNAs是一类长度超过200个核苷酸的转录产物。尽管大多数LncRNAs的确切作用仍在研究中，但它们在许多生物学和病理过程中，如生长、发育、代谢等，都是必不可少的调节因子。参与细胞周期和分化等生物过程。研究表明 LncRNA 主要通过表观遗传学、转录和转录后调控等过程来影响基因的表达，可以调控基因的转录激活和抑制及细胞内物质的转运等。LncRNA 可通过招募染色质重构复合体到基因组 DNA上的特定位点，进而控制基因的表达。LncRNA可与 mRNA 靶位点结合，进而影响剪切酶与之结合从而控制 mRNA 的剪切过程。

越来越多的证据表明，LncRNAs在胚胎、骨髓、脂肪组织和牙周韧带等不同来源的干细胞，以及诱导的多能干细胞的成骨分化中具有特殊的作用，LncRNAs调节成骨标志物和成骨分化的关键调控因子。LncRNAs在损伤肌腱中的成骨作用也有文献报道。有研究发现，在损伤肌腱中LncRNA KCNQ1OT1表达明显上调，而miR-138表达受到抑制；当敲除LncRNA KCNQ1OT1，可以下调miR-138的靶基因PPARγ和Runx2，从而抑制肌腱干细胞的成脂分化和成骨分化。也有研究发现在骨化的脊椎后纵韧带中，LncRNA MALAT1表达显著升高，进一步研究发现LncRNA MALAT1可以调节miR-1表达，抑制Cx43基因，最终导致成纤维细胞骨化的发生。还有研究发现长LncRNA XIST可能通过调节miR-17-5p/AHNAK/BMP2信号通路影响颈椎后纵韧带骨化。关于肌腱纤维的研究较少，有研究通过RNA测序分析了LncRNAs和mRNAs在正常肌腱和纤维性腱鞘组织中的表达谱。共鉴定出219个LncRNAs和3403个mRNAs存在差异表达。通过GO和KEGG生物信息学分析显示，异常mRNAs主要与免疫调节、炎症、细胞外基质（ECM）的产生和重塑，以及细胞周期调节有关。LncRNA-mRNA共表达网络有181对，包括8个异常LncRNA和146个mRNA。生物信息学分析结果表明，异常调控的LncRNAs通过调控细胞周期、炎症和ECM的产生在纤维形成中发挥作用。通过沉默LncRNA dnm3os可以抑制转化生长因子（TGF-β1）诱导的腱细胞增殖和纤维化相关基因的表达。

3 circRNAs在肌腱病中的作用

circRNAs是一类特殊的内源性非编码RNA。与线性RNA相比，circRNA是不含5′和3′末端的共价的闭环结构，因为对核酸外切酶的抗性高于线性转录，因此在细胞中更稳定。circRNA具有以下生物学功能：cicrRNAs是miRNA的海绵吸附体；调控转录过程；与靶基因结合，作为模板环形翻译；调控亲本基因的表达；影响选择性剪切。最近的生物信息学和实验分析已经鉴定出哺乳动物转录组中的数千个circRNA，预测circRNA将成为非编码RNA领域的研究热点。

研究发现，特异性circRNA表达的改变与疾病密切相关。研究发现circRNA在脑发育、神经系统疾病、应激处理和细胞增殖中起着重要作用。此外，circRNA在多种类型的癌症中也有异常表达。最新研究发现circRNA在口腔疾病中也起到重要作用，有研究发现机械负荷会促使牙周膜干细胞circRNA高表达。然而，circRNA在跳跃负荷导致的肌腱过度使用损伤中的特殊作用未见报道。

4 ceRNAs调控网络在肌腱病中的作用

有文献报道，LncRNAs和circRNA可以与miRNA的3′端非翻译区（3′UTRs）位点结合，从而发挥调解作用。miRNA通过碱基互补配对的方式与mRNA的3′端非翻译区结合来调节基因表达。因此，单一的mRNA或ncRNA研究已无法满足科研需求，结合多种RNA信息进行整合分析，探索潜在的调控网络机制已成为阐释生物学问题的利器。竞争性内源RNA（ceRNAs）不是指某一种具体的RNA，而是指RNA间的相互作用机制，是一种基因表达调控模式。ceRNA调控网络涉及更多的RNA分子，包括mRNA、miRNA、LncRNAs和circRNA等。对某一疾病的ceRNA调控网络进行研究，有助于更全面、深度挖掘基因功能及调控机制，解析RNA分子间调控模式。有研究利用RNA-seq和RT-qPCR比较了马肌腱、骨、软骨和韧带组织中的基因表达，发现EYA2和GPRIN3为肌腱特异性基因，适合作为肌腱的特异性标记。关于ceRNA网络在一些疾病中的作用已经得到了一些研究的证实，但是ceRNA网络在跳跃负荷导致的肌腱过度使用损伤中的作用机制还没有相关研究报道。

参考文献

［1］Tay Y, Rinn J, Pandolfi P P. The multilayered complexity of ceRNA crosstalk and competition ［J］. Nature, 2014, 505（7483）: 344-352.

［2］Zhang C, Wang C, Jia Z, et al. Differentially expressed mRNAs, lncRNAs, and miRNAs with associated co-expression and ceRNA networks in ankylosing spondylitis ［J］. Oncotarget, 2017, 8（69）: 113543-113557.

［3］胡荣光, 赵彦宏, 张瑞萍, 等. 高强度间歇游泳运动对有训练大鼠心肌miRNA的差异表达及相关调控通路分析 ［J］. 体育科学, 2019, 39（8）: 38-49.

［4］Dubin J A, Greenberg D R, Iglinski-Benjamin K C, et al. Effect of micro-RNA on tenocytes and tendon-related gene expression: A systematic review ［J］. Journal of orthopaedic research: official publication of the Orthopaedic Research Society, 2018, 36（11）: 2823-2829.

［5］Xie L, Zhou J, Zhang S, et al. Integrating micro-RNA and mRNA expression profiles in response to radiation-induced injury in rat lung ［J］. Radiation oncology, 2014, 9: 111.

［6］Xiao M, Iglinski-Benjamin K C, Sharpe O, et al. Exogenous micro-RNA and antagomir modulate osteogenic gene expression in tenocytes ［J］. Exp Cell Res, 2019, 378（2）: 119-123.

［7］Chen Q, Lu H, Yang H. Chitosan inhibits fibroblasts growth in Achilles tendon via TGF-beta 1/Smad3 pathway by miR-29b ［J］. International journal of clinical and experimental pathology, 2014, 7（12）: 8462-8470.

［8］耿倚云, 戴尅戎, 张晓玲. 力学刺激通过miR-337影响肌腱干细胞的分化命运. 第十一届全国生物力学学术会议暨第十三届全国生物流变学学术会议 ［C］. 中国山西太原, 2015.

　　[9] 阮洪江，范大鹏，陈帅，等. miRNA219-5P靶向调控Smad4表达影响TGF-β1诱导肌腱成纤维细胞纤维化的研究 [J]. 中国修复重建外科杂志，2016，30（5）：641-646.

　　[10] Wu Y F, Mao W F, Zhou Y L, et al. Adeno-associated virus-2-mediated TGF-beta 1 microRNA transfection inhibits adhesion formation after digital flexor tendon injury [J]. Gene Ther, 2016, 23（2）: 167-175.

　　[11] Zhang J, Hao X, Yin M, et al. Long non-coding RNA in osteogenesis: A new world to be explored [J]. Bone & joint research, 2019, 8（2）: 73-80.

　　[12] Yu Y, Chen Y, Zhang X, et al. Knockdown of LncRNA KCNQ1OT1 suppresses the adipogenic and osteogenic differentiation of tendon stem cell via downregulating miR-138 target genes PPAR gamma and Runx2 [J]. Cell cycle, 2018, 17（19-20）: 2374-2385.

　　[13] Yuan X Q, Guo Y F, Chen D C, et al. Long non-coding RNA MALAT1 functions as miR-1 sponge to regulate Connexin 43-mediated ossification of the posterior longitudinal ligament [J]. Bone, 2019, 127: 305-314.

　　[14] Li Y D, Zhang Q, Tang X Q. Long non-coding RNA XIST contributes into drug resistance of gastric cancer cell [J]. Minerva Med, 2019, 110（3）: 270-273.

　　[15] Zheng W, Chen C, Chen S, et al. Integrated analysis of long non-coding RNAs and mRNAs associated with peritendinous fibrosis [J]. Journal of advanced research, 2019, 15: 49-58.

　　[16] Wang H, Feng C, Wang M, et al. Circular RNAs: Diversity of Functions and a Regulatory Nova in Oral Medicine: A Pilot Review [J]. Cell transplantation, 2019, 28（7）: 819-830.

　　[17] Zhang S, Zhu D, Li H, et al. Characterization of circRNA-Associated-ceRNA Networks in a Senescence-Accelerated Mouse Prone 8 Brain [J]. Molecular therapy : the journal of the American Society of Gene Therapy, 2017, 25（9）: 2053-2061.

　　[18] Qin C, Liu C B, Yang D G, et al. Circular RNA Expression Alteration and Bioinformatics Analysis in Rats After Traumatic Spinal Cord Injury [J]. Frontiers in molecular neuroscience, 2018, 11: 497.

［19］Memczak S，Jens M，Elefsinioti A，et al. Circular RNAs are a large class of animal RNAs with regulatory potency［J］. Nature，2013，495（7441）：333-338.

［20］Chen J，Li Y，Zheng Q，et al. Circular RNA profile identifies circPVT1 as a proliferative factor and prognostic marker in gastric cancer［J］. Cancer Lett，2017，388：208-219.

［21］Wang H，Feng C，Jin Y，et al. Identification and characterization of circular RNAs involved in mechanical force-induced periodontal ligament stem cells ［J］. Journal of cellular physiology，2019，234（7）：10166-10177.

［22］Yuan Y，Jiaoming L，Xiang W，et al. Analyzing the interactions of mRNAs，miRNAs，LncRNAs and circRNAs to predict competing endogenous RNA networks in glioblastoma［J］. Journal of neuro-oncology，2018，137（3）：493-502.

［23］Zhang X，Zhu M，Yang R，et al. Identification and comparison of novel circular RNAs with associated co-expression and competing endogenous RNA networks in pulmonary tuberculosis［J］. Oncotarget，2017，8（69）：113571-113582.

第十章 肌腱病的治疗手段及方法

肌腱病是临床上一种常见的运动损伤，在竞技体育中多见。肌腱病与年龄有一定的关系，随着年龄的增长，肌腱一定存在一些潜在的退行性变化，而这些退行性改变也许是肌腱断裂的原因之一。肌腱病常见的症状有局部的疼痛、压痛、功能障碍等。因此，肌腱刚损伤时应该多休息、少参加体育运动。目前，肌腱病的实验对象主要是动物，对于人类肌腱病治愈机制并不完全清楚。

骨与肌腱连接部位的结构由肌腱、纤维软骨、潮线、钙化软骨、骨五大部分组成，这个整体结构称为末端区，或骨腱结合部。由于长时间反复牵拉磨损导致该结构的损伤，从而出现一系列病理性变化的一类疾病称为肌腱末端病。末端病是运动损伤中常见的一种慢性损伤，多发于长期进行快速、重复变速运动及剪切性运动训练的群体，发病部位多见于四肢关节。肌腱末端病对于专业运动员、军人及运动爱好者等群体来说并不少见，不仅会长期影响着他们的生活质量，还会在心理方面、运动能力方面都造成不同程度的伤害，对患者困扰很大。

肌腱末端病是一个长期以来的医学难题，为了能够更好地治疗、康复肌腱末端病，研究者从未停止对该病更好的、更适合的以及更有效的治疗方法与手段的探索。伴随着对肌腱末端病了解更加深入、透彻，治疗手段和方案也越来越多样化。目前肌腱病的治疗方法有药物治疗，物理治疗，手术疗法，运动疗法等。每种方法都有各自的局限性，通过各种手段也只能改善病情状况，要做到彻底治愈还是有一定难度。本章通过查阅肌腱末端病相关的治疗技术和方法的文献，然后进行归纳与整理，综述了有关肌腱末端病的非手术治疗（冲击波、超声波、低功率激光等）方式和手术治疗方式以及康复疗法，以期为肌腱病的治疗和康复提供参考依据。

1　非手术治疗方法

1.1　冲击波与肌腱末端病

冲击波是一种不连续波峰在介质中的传播，波峰导致介质的压强、温度、密度等物理性质跳跃式改变，使介质极度压缩而聚集，产生能量的具有力学特征的声波，具有压力瞬间增高和高速传导的特性。

1.1.1　冲击波治疗肌腱末端病的原理

体外冲击波作为一种新的治疗方法，为治疗运动医学领域的运动性软组织损伤提供了新的治疗方向。体外冲击波的高安全性，无创性的两个显著优势是其他末端病治疗方法难以匹敌的，同时体外冲击波治疗末端病的易操作性和患者易接受也是其显著优势。冲击波是一种兼具声、光、力学特性的机械波，它的特点在于能在极短的时间（约$10\mu s$）内高峰压达到500 bar（1 bar=10^5Pa），而且周期短（$10\mu s$）、频谱广（$1.6\sim2\times10^8$Hz），因此在穿越人体组织时，其能量不易被表层、浅层组织吸收，可以直接到达人体的深部组织，进行相关治疗。冲击波治病原理：①机械压力效应（mechanic pressure effect）：冲击波作用于发生病变组织，从皮肤和皮下脂肪到肌肉、骨骼，接触的组织不同其产生的机械效应也不同，因此，每层组织细胞产生的压力或拉力压力也不尽相同。不同的压缩应力和拉伸应力可以增加组织细胞的氧气摄取，放松相关组织细胞，促进其微循环，最终达到治疗目的。②空化效应（cavitation effect）：冲击波拥有能量，因此具有强大的冲击力，可以使局部组织中的微小气泡急速膨胀和破裂，对血管壁产生冲击，有利于疏通阻塞的微血管，改善局部组织血液循环。③止痛效应（analgesia effect）：体外冲击波对局部受体感受器的刺激抑制了疼痛信息传递到大脑之中，从而达到缓解和抑制疼痛的效果。④代谢激活效应（metabolic activation effect）：冲击波作用于发生损伤的软组织时，可以促进其相关血管生长因子表达，促进血管新生，改善局部组织缺血状态，缓解患者的炎症反应，加快组织愈合。⑤体外冲击波利用能量转换和传递原理，造成不同密度组织之间产生能量梯度差及扭拉力治疗末端病。

体外冲击波作为一种安全、有效且无创的治疗手段在末端病的治疗中优势明显。并且越来越多的医学证据证实，对于一些经常规保守治疗无效的末端病，体外冲击波（ESWT）可以替代一部分手术进行相关的治疗。同时在国际上治疗不同的末端病使用不同的能量也逐渐达成共识，在应用ESWT治疗肌腱性末端病时使用低、中等强度的能量，而对合并钙化及骨性结构改变的末端病则使用聚焦式和高能量，疗效更佳。低能量的冲击波会明显促进上皮细胞的再生，微血管扩张增多，血管周隙巨噬细胞增多，冲击波可能通过改变细胞动力学来促进软组织愈合过程。体外冲击波治疗属于物理疗法，具有缓解痉挛，消炎镇痛，改善组织血液循环，减轻或是消除水肿，促进组织渗出吸收，松解组织粘连，促进结缔组织分散，修复损伤的组织细胞。另外，体外冲击波技术还可以加快受冲击组织的微循环，有效促进局部组织淋巴、血液的循环，还能过度刺激痛觉神经感受器，抑制其敏感性，最终达到镇痛治疗目的；还有能促进阻滞药物的扩散，促进抗炎镇痛药物治疗的效果。

1.1.2　冲击波治疗肌腱末端病的应用

末端病是运动医学、康复医学领域中的常见疾病，虽然目前已存在许多治疗方法，但是体外冲击波技术具有其独特的优势，所达到的治疗效果是其他治疗方法所难以比拟的。ESWT通过机械波有效释放生长因子，转化生长因子-1和胰岛素样生长因子-1等刺激正常肌腱—骨连接处的新血管形成并抑制靶组织上伤害感受器的活动，从而优化肌腱愈合的局部环境并促进其再生。Visco V等人体外研究表明，最佳剂量的冲击波可刺激细胞的增殖，有助于形成新生血管和合成胶原纤维，促进肌腱细胞的生长发育及肌腱组织的再生，从而加速肌腱的愈合。Sukubo等人研究表明，低剂量体外冲击波可以抑制表征M1巨噬细胞的促炎谱的表达，同时诱导其抗炎谱（M2）的表达，而这与组织的再生和重塑机制息息相关。ESWT可以通过上调细胞核抗原（PCNA），上调Ⅰ型、Ⅲ型胶原和TGF-β1基因的表达，促进内源性一氧化氮（NO）的释放和合成，以及TGF-β1蛋白和胶原的释放及合成来刺激肌腱细胞增殖。体外冲击波可以通过产生物理波，从而刺激激素产生，促进微血管血液循环，组织再生及修复，发散式冲击波以扩散的形式传送至靶点，适用于慢性损伤。体外冲击波作用在人体脂肪、肌腱、韧带等不同性质组织之间，在界面处会产生不同的机械应力效应，对不同细胞产生不同的拉应力及压应力，压应力可以使细胞弹性变形，进而达到松解粘连作用。

1.2　超声波与肌腱末端病

超声波是一种频率高于20000赫兹的声波，属于机械波。它的方向性好，穿透能力强，易于获得较集中的声能，在水中传播距离远，可用于测距、测速、清洗、焊接、碎石、杀菌消毒等。超声波在介质中传播时与光波类似，也有叠加、干涉、反射、折射、散射、衍射，以及吸收、衰减等特性。超声波治疗肌腱末端病也具有无创性，高安全性的显著优势。

1.2.1　超声波治疗肌腱末端病的原理

超声波治疗肌腱末端病主要利用其超声波效应：①机械效应：超声波可以促进液体的乳化、凝胶的液化和固体的分散。②空化效应：超声波作用于液体时可产生大量小气泡。一个原因是液体内局部出现拉应力而形成负压，压强的降低使原来溶于液体的气体过饱和，而从液体逸出，成为小气泡。另一个原因是强大的拉应力把液体"撕开"成一空洞，称为空化。③热效应：超声波使物质产生振动，被介质吸收时能产生热效应。④化学效应：超声波的作用可促使发生或加速某些化学反应。同时，超声波具有诊断作用。A型是以波形来显示组织特征的方法，主要用于测量器官的径线，以判定其大小。可用来鉴别病变组织的一些物理特性，如实质性、液体或是气体是否存在等。B型用平面图形的形式来显示被探查组织的具体情况。检查时，首先将人体界面的反射信号转变为强弱不同的光点，这些光点可通过荧光屏显现出来，这种方法直观性好，重复性强，可供前后对比，所以广泛用于妇产科、泌尿、消化及心血管等系统疾病的诊断。M型是用于观察活动界面时间变化的一种方法。最适用于检查心脏的活动情况，其曲线的动态改变称为超声心动图，可以用来观察心脏各层结构的位置、活动状态、结构的状况等，多用于辅助心脏及大血管疫病的诊断。D型是专门用来检测血液流动和器官活动的一种超声诊断方法，又称为多普勒超声诊断法。可确定血管是否通畅、管腔是否狭窄、闭塞以及病变部位。新一代的D型超声波还能定量地测定管腔内血液的流量。

1.2.2　超声波在肌腱末端病中的应用

在肌腱损伤中通过超声波影像技术，诊断损伤具体位置及损伤情况。同时利用超声波能量产生的拉应力可使局部组织受到细微按摩，使组织分层处温度升高，细胞胶体弥散过程加强，细胞功能受到刺激，血液循环增进，组织软化；还可以增强代谢，能解除痉挛，调整机体平衡，消除病痛恢复机能。另外，低强度脉冲式超声波（Low Intensity Pulsed Ultrasound，LIPU）的生物学效应在创伤治疗中有着极大的前景，以往研究证实，LIPU可被用来有效促进骨折愈合及其他组织修复。有研究中证实，LIPU具有促进屈指肌腱愈合，改善患指主动活动功能的效果，且不增加肌腱断裂的风险。但是其促进肌腱愈合的机制尚需进一步实验研究证实。

冲击波、超声波都具有高能量性，可以直接穿透部分组织直接对深层细胞进行相关治疗。不管是冲击波还是超声波都具有高能量性，都是可以直接穿透过人体的部分组织来对深层发病部位细胞进行有关的治疗，都具备了无创性、高效性、高安全性的特点，减少让人产生入侵性思维的感觉，让患者能够更好地从心理上接受治疗方案。

1.3 低功率激光与肌腱末端病

医学上将低功率或低能量辐射的激光称为低功率激光（Low Level Laser，LLL）。低功率激光疗法（Low Level Laser Therapy，LLLT）作为一种物理疗法，能在不引起治疗部位温度上升的情况下对生物体产生特定的生物学效应，如改善生物体局部血液微循环、镇痛消炎、促进组织修复和再生，广泛应用于多种急性与慢性损伤等。

1.3.1 低功率激光治疗肌腱末端病的原理

低功率激光已经应用于肌腱末端病中的治疗。低功率氦—氖激光对肌腱损伤处照射20分钟，持续1～3周的情况下，组织学检查证明其激光照射在早期具有消炎、消肿，促进血肿吸收及减少5–羟色胺而止痛的作用，同时为减少粘连打下基础。手屈指肌腱鞘炎是一种比较常见的运动性疾病，好发于拇指，主要表现掌指关节掌侧，有局限性疼痛，压痛明显，有时可触及绿豆大小的结节，屈伸指时有弹响，结节随之上下滑动。当屈伸指障碍时，由于炎症引起腱鞘狭窄，肌腱增厚，用力推板手指时可听到弹响。当用率氦—氖弱激光治疗手指屈肌腱鞘炎，因为其为非侵入性，患者乐于接受，疗效满意。

1.3.2 低功率激光在肌腱末端病中的应用

肌腱粘连是愈合必不可少的条件，在采用二氧化碳激光促进屈肌腱愈合的动物实验研究中，发现激光本身就具有特殊的生物刺激作用，可以促进修复细胞的增生和转化，增强肌腱本身的修复能力。适宜能量的激光作用于肌腱组织，能够产生有益效果，不会产生不可逆的损伤，所以，低能量激光对于肌腱末端病的治疗是一种值得探讨的肌腱修复新方法。但在最新的研究中发现，半导体激光对人体组织的穿透力明显优于氦—氖和二氧化碳等激光源，可直接作用于人体深部组织和有效穴位，从而通过改善局部微循环，加速有害物质的排出，调节机体免疫功能，起到快速消炎、止痛，减轻局部水肿的作用，在临床运用中，更是具有照射时间短，疗程短，奏效快的特点。

此外，二氧化碳激光也可以非常精确地离断喉内肌和切断杓状软骨声带突，术中细致消除创面碳颗粒，可以在一定程度上减少术后肉芽组织和瘢痕的形成。通过这样的方法进行肌腱切断术，准确而简便，最大限度地减少了术后误吸和增加声门横截面积。

我国激光治疗疾病的技术虽然起步较晚，但发展很迅速，并且应用范围非常广泛，因此，用低功率激光治疗肌腱末端病既是全新的突破，也是利民的行动。现如今，通过激光治疗肌腱末端损伤已经取得了比较满意的效果，不论是半导体激光还是氦-氖、二氧化碳等激光照射都是对肌腱末端的治疗比较好的方法，但是激光是否真的能够普及，并且在实际中加以应用，还有待做更深入的基础研究以及仪器的改进和提高。

低功率激光到目前来看也是一种前景较好的治疗方式，使用适宜能量的激光作用于肌腱组织，可以产生良好的益处和效果，并不是所有激光都会对人体造成不可修复的损伤。低功率激光因其无须侵入且疗效较好，相对而言患者比较容易接受。

1.4　富血小板血浆与肌腱末端病

富血小板血浆是自体血小板的浓集物，富含大量生长因子，可以从不同方面对组织中细胞和基质的再生起到促进作用，从而加速组织的修复，目前已在临床中广泛应用，并取得较好的疗效。

1.4.1　富血小板血浆治疗肌腱末端病的原理

目前，我们已经发现富血小板血浆血小板和各类生长因子，以及它们之间的相互作用，通过这些相互作用的途径，能够促进多种慢性组织损伤的修复。肌腱末端的损伤多为急性损伤所致，但也可表现为慢性损伤，在PRP中含有PDGF、TGF、IGF等大量的生长因子，这些生长因子主要是由血小板活化后分泌，对损伤后软组织的修复和骨骼矿化具有重要意义。因PRP有着良好的安全性和促进细胞再生的作用，可以作为治疗肌腱末端组织损伤，肌肉拉伤等疗法。需要注意的是用于这一方面治疗的PRP应是不含白细胞的血小板浓集物，因为白细胞介导的炎性反应会加重肌肉的损伤。有研究发现含PRP的环境不仅促进了肌腱细胞的增殖，而且能够诱发肌腱细胞分泌VEGF和肝细胞生长因子，它们能共同发挥促血管生成作用，从而有助于损伤肌腱的恢复。

1.4.2　富血小板血浆在肌腱末端病中的应用

在富血小板血浆复合小牛脱蛋白骨重建前交叉韧带腱－骨愈合的组织学观察实验中，含浓度为（$1386.0 \pm 84.3 \times 10^9$/L）血小板不仅早期可以促进骨腱结合部的愈合，而且术后12周仍发挥积极作用，且其促进愈合作用最佳。虽然血浆中含有的生长因子可以刺激细胞增殖分化，促进软组织修复，但PRP中的血小板及生长因子在体内的寿命不超过5天，即使PRP被激活后生长因子持续释放也仅为1周左右，当PDGF逐渐凋亡时，巨噬细胞源性生长因子和VEGF将取而代之。

到目前为止，肌腱损伤的愈合机制一直是创伤骨科研究重点。由于肌腱结构及功能的特殊性，再生的肌腱细胞经多次增殖后，其中增值分泌基质的能力均下降甚至丧失，且肌腱修复过程中极易与周围组织粘连，已严重影响关节功能。我们在通过大量查阅资料的基础上，已发现富血小板血浆的重要作用，因其含有多种的生长因子可以共同发挥作用，促进肌腱愈合，已经应用于肌腱末端愈合的治疗。富血小板血浆的功能为临床医学的应用打下了坚实的基础，相信富血小板血浆在治疗肌腱末端病的研究方面未来会有较大的突破。

1.5　肌腱末端病的药物治疗

目前肌腱末端病的治疗思路是对症状治疗，患者注意休息，适当调整运动强度，选择适当的物理疗法和康复疗法。药物治疗方面，可以选择适当非甾体抗炎药。使用此药保守治疗半年以上，如果仍然没有效果可考虑手术治疗。

非甾体抗炎药（Nonsteroidal Anti-inflammatory Drugs，NSAIDs）是一类不含有甾体结构的抗炎药，该类药物具有抗炎、抗风湿、止痛、退热和抗凝血等作用，在临床上广泛用于骨关节炎、类风湿性关节炎、多种发热和各种疼痛症状的缓解，也是末端病治疗中常应用的一种药物。

有研究使用非甾体抗炎药配合正清风痛宁注射液对末端病进行治疗，选取强直性脊柱炎患者57例，使用非甾体抗炎药改善病情，抗风湿药调节骨代谢、活血化瘀药物并配合电离子导入正清风痛宁注射液治疗，15小时为1个疗程。结果发现，正清风痛宁注射液能够减轻肌腱端炎症状，使滑囊内的积液减少，并且异常血流信号也会减少。提示正清风痛宁注射液电离子导入治疗强直性脊柱炎肌腱端炎疗效明显。此方法直观的验证了非甾体抗炎药在末端病治疗中所起到的作用。

1.6　功能性训练

肌腱具有很强的抗牵拉能力，并且能够缓冲和吸收肌肉到骨骼的力量，减少肌肉损伤，所以肌腱较好的韧性和力量是完成其功能的基础。在肌腱病治疗中，运动是基础的干预方法，自Alfredson等人采用离心运动康复跟腱病以来的20年，离心运动在肌腱治疗中占据了主导地位。Tanusha等人将下肢肌腱病的康复治疗过程分为4个阶段。等张练习可以提高关节周围肌肉的力量，增强关节稳定性和保护性，并使肌腱对末端突然改变的刺激逐渐适应。肌腱的作用力臂由于结构的改变而增加，肌纤维受力比较均匀，降低了单位面积受力的程度，最终肌腱末端对于外界负荷的承受能力就会提高。阻力练习能够使肌肉增大，有利于骨矿化的增加，作用是重塑损伤后的肌腱。阻力练习可以增强神经对肌肉的控制能力，还有可能改善退化肌腱的力学性能。负重运动可以通过增加血流、提高供氧和代谢率，促进胶原降解，以及促进健康肌腱的胶原合成等多种机制来提高肌腱的力学特性。阻力练习之所以能够改善肌腱的质量，是因为在离心运动中可以增加Ⅰ型胶原纤维的形成。一般情况下末端病区域中成纤维细胞更多的是合成Ⅲ型胶原纤维。相比于Ⅲ型胶原纤维，Ⅰ型胶原纤维机械性能更好。所以，阻力练习对肌腱改善有益，同时降低肌腱过度使用所产生的伤害。有研究采用随机对照单盲实验，发现抗阻练习有良好的短期和长期临床疗效，并且伴有病理学改善和胶原代谢增加。虽然这些训练方法对肌腱的修复有积极的作用，但是对于不同程度的损伤所需要采用的运动负荷和运动强度尚不明确。在训练过程中一定要循序渐进，合理安排，避免再次受伤或加重病情。有研究表明，由于VISA-P可以在很大程度上评估运动员的PT程度，所以可以通过VISA-P评估肌腱疼痛和功能障碍。目前对于肌腱末端病的功能性训练通常采用等长训练、向心训练、伸展训练和离心训练等。相对于手术治疗方法来说，患者通过有规律、有组织的训练计划能够减少手术的需要，离心训练可产生更好的治疗效果。其他治疗方法只是治愈肌腱，并不能保持和恢复肌腱的运动功能。髌腱病症状存在于很多的男子篮球和排球运动员中，虽然他们有近一半的人接受了治疗，但是还是有很高的复发可能性，又有将近一半的患者因此退出体育运动，对于运动员来说，为了继续从事体育运动，这是治疗他们肌腱病的最终目的。Stasinopoulos等人将30名慢性髌腱末端病患者分为3个治疗组，其结果表明运动疗法治疗组疼痛减轻的最为明显。该实验相对于脉冲超声治疗，运动疗法不仅效果最好，而且可以提高受伤部位的功能。在25°斜面上进行单腿离心下蹲训练；在高10厘米台阶上进行单腿离心下蹲训练。斜面组有更高VISA得分，台阶组明显减少疼痛感。这表明不同环境的同一种功能训练，对肌腱产生的效果不同。离心训练相比其他训练更为显著，在功能训练中要经常进行离心训练，效果会更好。现在有大量研究已证明进行功能性训练对肌腱病的恢复很有好处，如果要继续从事体育运动，功能性训练是肌腱治疗中必不可少的环节。可是进行功能性训练方法尚缺乏经验，运动负荷量过大或不足都会造成明显的肌腱异化，导致机械性能下降。适当的负荷量才能起到激活肌腱内各种化学反应，拉伸肌腱，改善肌腱的内部结构和功能，促进胶原蛋白合成，利于损伤部位的重建。而且不同训练方法相结合的研究较少，更多的研究仅关注某一种训练方法。功能训练的最佳负荷量也尚待研究。通过功能性训练来治疗肌腱病的道路任重而道远，后面的研究者可以对结合训练方法、训练强度、训练量做具体研究分析。

2 手术治疗方法

肌腱损伤是一种常见的、多发的疾病。目前此病的发病机制被认为是末端肌腱等结构的应力代偿适应。肌腱反复或一次强烈过度负荷和过度使用，或外伤、或运动中导致。患者治疗肌腱末端病仅仅依靠药物、医疗器械等保守治疗方法，没有特效药来使用，治疗效果并不是很好。因此，手术治疗肌腱末端病也是一种可行的方法。虽然手术治疗也存在很多弊端和缺点，例如对患者会造成一定程度的伤害，还有手术操作难度大、手术条件要求高等一系列问题。以下是手术治疗肌腱病的进展和研究现状。

从手术治疗方法的发展来看，传统的方法有抽钢丝法、U型固定法、螺钉加压固定法、钻孔丝线缝合法等方法，最为简单的方法就是在肌腱末端缝置一条缝线，而后借助该缝线将肌腱牵向远端，并且将其拉直，再在肌腱的骨附着点更远端的骨上进行横向打孔，缝线从两侧交叉穿过骨孔，然后在骨表面打结。若肌腱的长度足够，则可以将肌腱反穿过骨孔而后再将其反折，通过肌腱自行愈合固定。但是此方法施行起来比较困难，原因是缝线穿过骨孔的难度比较大。史斌报道的微型缝线固定装置采用了钛制倒钩，此装置可有效地缩短手术时间并且可以减小组织损伤，钛制固定材料也可无须二次手术来取出。不过此手术也有弊端，在骨锚拧入骨干后需要足量的骨量来固定骨锚且对术者的要求也非常高。此方法应用较早也较为直接，但是存在的弊端也增大了手术的实施难度。

除了以上手术以外还有一种术后外固定于肌腱骨附着部的固定装置应用较为普遍。Burr早在1984年就报道了这类型装置的效果，其对于帮助肌腱末端修复确实具有较好的效果。该方法是术后的一种辅助固定方式，效果比较显著。

微创外科又称为"钥匙孔手术"，是当今世界外科技术发展的潮流和方向之一，目的是以最小的人体伤害换取最大的疗效。关节镜手术就是微创手术在骨科领域内的应用。关节镜手术是将具有照明装置的透镜金属管通过很小的切口插入关节腔内，并在监视器上将关节腔的内部结构放大，观察关节腔内的病变情况及部位，同时在视频监视下进行全面检查和清理病损部位。关节镜手术属于一种微创手术，同时具有诊断和治疗两种功能，并且效果比较好。

随着科技发展和对肌腱病的研究，不同的手术治疗方式也越来越多。但是手术治疗要求较高，比如环境、操作水平等，关节镜的微创外科旨在治疗患者的同时使创伤最小化，具有很好的发展前景。

3　不同治疗方法的比较

药物治疗是相对保守的疗法，是通过简单的服用药物来缓解症状。这种治疗方法容易复发并且治疗时间较长，但是能够明显减轻疼痛，避免并发症。目前没有研究可以证明药物治疗能够长期缓解症状或者对临床的治疗有好的效果。皮质类固醇、非甾体类消炎药和富血小板血浆等在临床上采用较多。皮质类固醇和非甾体类消炎药只能在短时间内缓解疼痛，对于肌腱修复并无太大作用，甚至有可能影响肌腱的细胞代谢，不利于修复。富血小板血浆通过刺激有潜在愈合可能的再生组织，促进损伤的肌腱修复。物理治疗的机制基本就是通过激光或是声波刺激受伤部位，使受伤部位内的一些物质发生变化，进而达到改善的目的。例如低能量激光疗法可以促使肌腱组织产生ATP，使蛋白质的合成量和刺激胶原蛋白生成增多，进而促进修复。经皮神经电刺激可以有效地诱导细胞增殖和胶原蛋白的代谢。手术治疗成功率高，复发率低；但手术容易引发炎症和并发症。

干细胞有分化和自我更新功能，通过动物模型研究发现干细胞有促进损伤肌腱的修复和再生的潜力。将不同类别干细胞植入到相应的损伤模型，通过调节干细胞分化方向来促进肌腱的修复和再生作用。也有报道称干细胞移植后会引起畸胎瘤和异位骨的形成。该方法的长期效应和实验数据依旧不足，因此，哪些干细胞的修复能力最强，临床治疗中需要植入干细胞的肌腱损伤程度是怎样的，以及达到最佳治愈效果的剂量和频率，都还是未知。基因治疗的本质就是把外源的正常基因导入到靶细胞，修正或补充致病基因产生的缺陷，进而达到治疗疾病的目的。从1992年到目前为止，研究人员通过在动物肌腱模型上转染出多种功能的生长因子，转染出的基因对肌腱愈合强度有显著提高作用。基因治疗与保守疗法相比，该法可以持续产生有愈合作用的蛋白质，但目前基因疗法仅在小动物模型中进行实验，缺乏大型动物模型的实验和临床实验。生长因子疗法在肌腱病治疗中的发展潜力很大，生长因子与细胞表面的受体结合，使细胞内基因的合成和表达改变，促进纤维细胞增值和胶原生成，进而影响愈合级联过程，这种方法吸引较多研究者对此进行研究。

4　小结

肌腱末端病属于运动劳损性创伤疾患，对运动员职业发展影响较大。随着手术治疗种类增多，通过传统的手术与微创手术能够更好的治疗疾患。但是该病的治疗方法目前仍是运动医学界的难题，这是由于患病者大多数偏向于更便捷的保守疗法。比如采用药物等慢性治疗方式，使非手术治疗的项目日渐增多，常见有冲击波、超声波、低功率激光、富血小板等治疗手段，以及药物和功能性训练等治疗方案，这些方法构成了肌腱末端病非手术治疗的框架。伴随人们对肌腱末端病病因和治疗不断地深入研究，该病的治疗方式不断地完善，治疗效果见好。同时人们越来越重视肌腱末端病的预防，为降低该病的发病率不断努力。

参考文献

[1]秦岭，胡声宇，陈启明.体育生物医学基础研究与进展[M].北京：人民体育出版社，2001.

[2]郭佳佳，史清钊，张玉芹.末端病基础研究和临床治疗的国内外研究现状[J].现代生物医学进展，2009，9（22）：4397–4400.

[3]杨秀玲，张振华.试论冲击波在物理治疗中的合理应用[J].世界最新医学信息文摘，Latest Medicne Information（Electronic Version），2018，18（19）：28–29.

[4]冯海清，陈明亮.冲击波治疗肌腱末端病的疗效分析[J].福建体育科技，2015，34（2）：1–5.

［5］王刚，李莉，支世宝. 体外冲击波治疗末端病的研究进展［J］. 中国医药指南，2018，16（14）：27-28.

［6］Speed C. A systematic review of shock wave therapies in soft tissue conditions：focusing on the evidence［J］. Br J Sports Med，2014，48（21）：1538-1542.

［7］孙伟，李子荣. 体外震波在运动系统末端病治疗中的应用［J］. 中华全科医师杂志，2019，18（4）：1-10.

［8］张海宁，侯筱魁. 体外冲击波治疗在骨科的应用［J］. 中国矫形外科杂志，2004，1（12）：113-116.

［9］戴亚平，李超，肖西岩，等. 体外放射冲击波在运动性软组织损伤中的临床应用［J］. 中国医药指南，2012，10（17）：1-6.

［10］寇文丽. 体外冲击波治疗应用进展［J］. 中国医学创新，2017，14（34）：1-10.

［11］姜华伟，裴铁铮. 体外冲击波治疗腰椎小关节紊乱综合征的临床研究［J］. 颈腰痛杂志，2019，40（6）：1-4.

［12］王乐政，杨坚，刘向云，等. 体外冲击波疗法治疗肱骨外上髁炎中体外冲击波疗法治疗肱骨外上髁炎中、长期疗效的荟萃分析［J］. 按摩与康复医学杂志，2020，11（6）：1-5.

［13］Visco V，Vulpiani M C，Torrisi M R，et al. Experimental studies on the biological effects of extra corporeal shock wave therapy on tendon models. A review of the literature［J］. Muscles Ligaments Tendons J，2014，4：357-361.

［14］Sukubo N G，Tibalt E，Respizzi S，et al. Effect of shock waves on macrophages：A possible role in tissue regeneration and remodeling［J］. Int J Surg，2015，24（Pt B）：124-130.

［15］Ahmad Z，Brooks R，Kang S N. The effect of platelet-rich plasma on clinical outcomes in lateral epicondylitis［J］. Arthroscopy，2013，29（11）：1851-1862.

［16］武庆杰，王岩华，李娇娇. 体外冲击波联合关节松动技术治疗肩部钙化性肌腱炎的临床研究［J］. 系统医学，2019，4（24）：1-7.

［17］Hsu C J，Wang D Y，Tseng K F，et al. Extracorporeal shock wave therapy for calcifying tendinitis of the shoulder［J］. J Shoulder Elbow Surg，2008，17（1）：55-59.

［18］李玉章，吴瑛. 运用超声波技术对人体肌腱复合体特征的研究进展［J］. 上海体育学院学报，2010，34（2）：1-8.

［19］Heckman J D，Ryaby J P，McCabe J，et al. Acceleration of tibial fracture-healing by non-invasive，low-intensity pulsed ultrasound［J］. J Bone Joint Surg Am，1994，76（1）：26-34.

［20］刘沐青，于志军，秦永平，等. 低强度脉冲超声波对肌腱愈合的促进作用［J］. 现代生物医学进展，2014，10（17）：1-5.

［21］姚况林，金素文. 氦—氖激光的临床应用和实验观察［J］. 中华理疗杂志，1979，2（204）：1-5.

［22］徐永清，李主一，翁龙江，等. 氦—氖激光对损伤肌腱粘连及愈合影响的实验研究［J］. 中国修复重建外科杂志，1994，5（15）：1-5.

［23］齐雪娟. 氦—氖激光治疗手指屈肌腱鞘炎11例［J］. 中华理疗杂志，1999，2（20）：1-5.

［24］Potenge A D. The synovial cavity as tissue culture in situscience or nonsense［J］. J hand surg，1982，7A：186-189.

［25］朱晓光，黄丽珍，张经岐，等. 二氧化碳激光辅酶结合屈肌腱的动物实验研究［J］. 中华物理医学与康复杂志，1999，12（25）：1-7.

［26］肖雷，张辉，张广麟. 半导体激光照射治疗肱二头肌长头肌腱腱鞘炎25例［J］. 中国针灸，2005，9（12）：1-7.

［27］Rontalm，Rontale. Use of laryngeal muscle tenotomy for bilateral midline vocal cord fixation［J］. Ann Otol Rhional Laryngol，1994，103（8）：583-589.

［28］Havas T H，Priestley K J. Laser tenotomy and vocal process resection for bilateral midline vocal fold fixation［J］. ANZ J Surg，2003，73：326-330.

［29］明伟，屈季宁，华清泉. 二氧化碳激光灼状软骨声带突切除与肌腱切断治疗双侧声带外展麻痹［J］. 临床耳鼻咽喉头颈外科杂志，2009，8（5）：1-7.

［30］刘炳荣，梁小军，陶锦淳. 二氧化碳激光吻合肌腱的实验研究［J］. 中国激光医学杂志，1992，4（1）：1-6.

［31］刘骥，袁霆，张长青. 富血小板血浆治疗慢性组织损伤的研究进展［J］. 中国修复重建外科杂志，2010，6（15）：1-6.

［32］Anitua E，Sanchez E，Nurden A T，et al. New insights into and novel applications for platelet-rich fibrin therapies［J］. Biotechnol，2006，24：227-234.

［33］Siten L. Effects of serum fibroblast growth factor and platelet derived growth factor on explants of rat tail tendon：a morphological study［J］. Actaanat, 1985, 123（4）247-252.

［34］Conway K, Price P, Harding K G, et al. The molecular and clinical of hepatocyte growth factor its reports activators and inhibitors in wound healing wound［J］. Repair Regen, 2006, 14（1）：2-10.

［35］Anitua E, Andia I, sanchez M, et al. Autologous preparations fiche in growth factors promote proliferations and induce VEGF and HGF production by human tendon cells in culture［J］. J Orthop Res, 2005, 23：281-286.

［36］Kim S J, Kim S Y, Kwon C H, et al. Differential effect of FGF and PDGF on cell proliferation and migration in osteoblastic cells［J］. Growth factors, 2007, 25（2）：77-86.

［37］Marx R E, Carlson E R, Eichstaedt R M, et al. Plasma Growth factor enhancement for bone grafts［J］. Oral Med Oral Pathol Oral Radiol Endod, 1998, 85（6）：638-646.

［38］赵耀, 翟文亮. 富血小板血浆复合小牛脱蛋白骨重建前交叉韧带腱骨愈合的组织学观察［J］. 中国修复重建外科杂志, 2011, 1（31）：1-8.

［39］秦廷武, 杨志明. 组织工程化肌腱研究进展［J］. 中国修复重建外科杂志, 1998, 12（4）：231-235.

［40］耿震, 周海洋, 王宸. 富血小板血浆对肌腱愈合影响的试验研究［J］. 中国修复重建外科杂志, 2001, 1（34）：1-7.

［41］郭静波, 李亮, 马振勇. 正清风痛宁注射液电致孔导入辅助疗强直性脊柱炎肌腱端炎57例［J］. 风湿病与关节炎杂志, 2014, 7（7）：1-6.

［42］Robert A, Warren R, Dunn A. Brian Thomson Nonoperative Treatment of Midportion Achilles Tendinopathy：A Systematic Review, 2009, 19（1）：54-64.

［43］Matteo G, Filardo E, Kon M. Platelet-rich plasma：evidence for the treatment of patellar and Achilles tendinopathy-a systematic review［J］. Musculoskeletal Surgery, 2015, 99（1）.

［44］杨金娟, 谢敏豪, 黄伟平. 运动性肌腱损伤研究进展［J］. 中国运动医学杂志, 2019, 38（9）：809-815.

［45］Folha R A, Pinfildi C E, Liebano R E, et al. Can transcutaneous electrical nerve stimulation improve achilles tendon healing in rats［J］. Brazilian J phys ther, 2015, 19（6）：433-440.

［46］Sethu M B, Dylan M C, Waugh, et al. The Effectiveness of Extracorporeal Shock Wave Therapy in Lower Limb Tendinopathy, 2015, 43（3）: 752-761.

［47］Jeam M, Geremia B. Effects of high loading by eccentric triceps surae training on Achilles tendon properties in humans［J］. European Journal of Applied Physiology, 2018, 118（8）.

［48］Ming Ni, Yun Feng, Rui Qi. Engineered scaffold-free tendon tissue produced by tendon-derived stem cells［J］. Biomaterials, 2013, 34（8）.

［49］Nepomnyashchikh D V, Antonets S N. Gene therapy of arthritis［J］. Russian Journal of Genetics, 2016, 52（6）.

［50］Abrahamsson S O, Lohmander S. Differential effects of insulin-like growth factor-I on matrix and DNA synthesis in various regions and types of rabbit tendons［J］. J Orthop Res, 1996（14）: 370-376.

［51］Marui T. Effect of growth factors on matrix synthesis by ligament fibroblasts［J］. J Orthop Res, 1997（15）: 18-23.

［52］Pankaj S, Nicola M. Tendinopathy and tendon injury: The future［D］. 2008, 30（20）: 1733-1745.

［53］Malliaras P. Understanding mechanisms to improve exercise interventions in tendinopathy［J］. Phys Ther Sport, 2017, 27（C）: 50-51.

［54］Van Ark M, Cook J L, Docking S. Do Isometric and isotonic exercise programs reduce pain in athletes with patella tendinopathy in-season［J］. J Sci Med Sport, 2016, 19（9）: 702-706.

［55］Malliaras P, Palomino J R, Barton C J. Achilles and patellar tendinopathy rehabilitation: strive to implement loading principles not recipes. Br J Sports Med, 2018, 52（19）: 1232-1233.

［56］Burr D B, Frederickson R G, Pavinch C. Intricate muscle stimulation prevents bone and cartilage deterioration in cast immobilized rabbits［J］. Clin Orthop Relat R, 1984: 189: 264-278.

［57］李志安, 蔡明明, 汤莹. 静力训练加外用中药治疗髌尖末端病的疗效观察［J］. 中国康复医学杂志, 2007（7）: 640-641.

［58］刘春雨, 韩小燕. 离心训练治疗髌腱末端病的系统评价［J］. 中国康复医学杂志, 2016, 31（1）: 71-76.

［59］Kjaer M, Langberg H, Skovgaard D. In vivo studies of peritendinous tissue in exercise［J］. Scandinavian journal of medicine & science in sports, 2000, 10（6）.

［60］Maffulli N, Ewen S W, Waterston S W. Tenocytes from ruptured and tendinopathic achilles tendons produce greater quantities of typeⅢ collagen than tenocytes from normal achilles tendons.An in vitro model of human tendon healing ［J］. The American journal of sports medicine, 2000, 28（4）.

［61］Kongsgaard M, Kovanen V, Aagaard P. Corticosteroid injections eccentric decline squat training and heavy slow resistance training in patellar tendinopathy.［J］. Scandinavian journal of medicine & science in sports, 2009, 19 （6）.

［62］Mendonça L D, Michelis B N. Interventions used for Rehabilitation and Prevention of Patellar Tendinopathy in athletes: a survey of Brazilian Sports Physical Therapists［J］. Brazilian journal of physical therapy, 2020, 24（1）.

［63］Holmgren T, Bjornsson H, Oberg B. Effect of specific exercise strategy on need for surgery in patients with subacromial impingement syndrome: randomised controlled study［J］. BMJ（Clinical Research Ed）, 2012, 344（14）: 787.

［64］Bahr Roald, Fossan Bjørn, Løken Sverre. Surgical treatment compared with eccentric training for patellar tendinopathy（Jumper's Knee）. A randomized controlled trial［J］. The Journal of bone and joint surgery. American volume, 2006, 88（8）.

［65］Sprague A L, Smith A H, Knox P. Modifiable risk factors for patella tendinopathy in athletes: a systematic review and meta-analysis. Br J Sports Med, 2018, 52: 1575-1585.

［66］Dimitrios Stasinopoulos. Comparison of effects of exercise programme pulsed ultrasound and transverse friction in the treatment of chronic patellar tendinopathy, 2004, 18（4）: 347-352.

［67］Young M A, Cook J L, Purdam C R. Eccentric decline squat protocol offers superior results at 12 months compared with traditional eccentric protocol for patellar tendinopathy in volleyball players［J］. British journal of sports medicine, 2005, 39（2）.

［68］Jonsson P，Alfredson H. Superior results with eccentric compared to concentric quadriceps training in patients with jumper's knee：a prospective randomised study ［J］. British journal of sports medicine，2005，39（11）.

［69］史斌. 微型可吸收锚钉修复手指伸肌腱止点断裂疗效观察 ［J］. 河北医药，2012（9）：29-42.

第十一章　冷疗法在运动损伤中的应用

低温用于治疗疾病的历史可以追溯到古埃及和希腊，早期使用是为了止痛和缓解炎症。随着人们对不同的冷疗策略越来越感兴趣，有必要了解冷疗的基本原理及其在组织中的作用机制。

1　低温对皮肤的影响

皮肤对低温的反应主要表现为局部血管收缩和血流减少。皮肤血流量（SBF）的主要功能是维持皮肤细胞的新陈代谢，并通过血液循环促进身体核心和环境之间的热传递。皮肤表面低温的一个结果是通过减少SBF的大小来隔离身体核心与环境的温度。血管收缩的大小与施加的温度呈现非线性的剂量反应，因此即使是缓和的低温也会导致SBF很大一部分损失。其他热敏感过程也受到影响，特别是代谢，它随温度的下降而下降。只要保持寒冷状态，血液流动和新陈代谢就会保持低迷。当皮肤重新升温时，新陈代谢也会相应增加。然而，在缺乏外部刺激的情况下，SBF将在数小时内保持低水平，可能是由于局部产生了体液性血管调控素阻断了血管舒张。温度和SBF在再升温过程中的解耦产生了一种滞后效应，这种滞后效应与冷却和升温的速度无关。

在正常生理功能中，皮肤温度与局部血流灌注水平紧密耦合。在SBF的最高水平，皮肤温度可能接近身体核心，仅低1~2℃，身体内部血液流动到皮肤周围区域，对流散热。将皮肤温度降至零度水平会引起多种生理变化，主要的反应是SBF的减少，这与施加皮肤的温度成比例。当初始皮肤温度高于30℃时，即使降至20多摄氏度也可能导致血流下降，在20℃时可能损失一半的基线血流。进一步降低到10多摄氏度可能会使血流下降到基线的20%。如果没有的积极刺激干预，只要温度降低，此后的一段时间内，血流将保持在一个较低的水平。皮肤冷却到低于生理范围但高于冰结晶条件的温度，会导致局部血流的强烈减少。如果低温持续，血管收缩将产生局部缺血，并可能导致冻伤。可操纵冷却和升温循环以控制目标组织的血流量水平，从而调节损伤目的。

133

2 低温对组织的影响

根据冷冻过程中冷冻的严重程度，组织对低温损伤的反应可能从可逆的炎症到细胞破坏不等。这种差异是选择性治疗反应的基础。短暂的冷冻在高于零度的温度下只会产生轻微的炎症反应，治疗手段有限。严重的冷冻会通过两个过程造成细胞的破坏：①由于渗透休克和细胞内结冰而导致细胞破裂的物理效应。②应激信号级联的激活启动了细胞死亡的多种分子机制（即凋亡、自噬和坏死）。不同类型的细胞对冷损伤甚至冻伤的敏感性有一些差异，这可能是低温被用于治疗依据所在。低温损伤以凝固性坏死的中心部分为特征，其总体包括物理创伤导致的死亡、快速发生的细胞凋亡和坏死群体。解冻后不久，组织在先前冷冻体积的边界区域出现充血，中间区域水肿。细胞凋亡在解冻后的12小时内达到最高值，而几小时后外周细胞凋亡水平升高，解冻后立即出现原发性坏死，随后几天出现继发性坏死。冷冻组织的边界可能对治疗至关重要。该区域的组织温度在0~20℃，细胞有的活，有的死，有的部分受损，徘徊在生与死之间。在这个区域内可见大量的延迟凋亡和继发性坏死细胞。损伤组织迅速开始修复过程，炎症细胞浸润迁移到坏死组织。在接下来的几周到几个月里，纤维细胞产生胶原慢慢取代坏死的组织。胶原基质的保存有助于保持组织结构，促进组织修复和愈合。

3 不同冷疗法概述及作用效果

3.1 冷疗法

冷疗法（Cryotherapy）是指将比人体体温低的介质，诸如冷水、冰、蒸发冷冻剂等物理因子作用于受试者身体部位而进行干预的一种物理疗法。冷疗法最常用于减轻急性损伤或术后的炎症和疼痛。通过使用冷包、循环冷介质、冷水浸没等方法进行冷疗，具有不同程度的效果。比较湿法（浸没、冰靴）与干法（充气袖套、冷包）表明，冷水浸没和冰靴方法更优越。

3.2 冰敷

冰敷（ICE）是治疗运动损伤最常用的方法之一。对这种模式的生理反应可以通过降低组织温度、代谢、炎症、疼痛和肌肉痉挛，有利于促进损伤的康复。当利用冷疗法促进生理反应时，必须决定采用哪种冷疗法，如冰袋、冷漩涡、冷水浸没、凝胶冷包。考虑到在治疗过程中能够经受的物理性质变化，证据表明冰袋、冷漩涡和冷水浸没对组织的冷却效果优于冰按摩、凝胶冷包。在比较有效的冷疗方法中，冰袋由于其效果好、方便、成本低、便于运输等优点被广泛用于冷疗中。

3.3 冷水浴

冷水浴（Cold Water Immersion，CWI）是职业运动员常用的一种训练或比赛后恢复方法。具体操作为运动员运动或训练后即刻将下肢或全身浸入冷水中，持续的时间一般为10～30分钟。关于确切的浸泡时间和频率、身体浸泡面积、冷水温度目前还缺乏统一的标准。

3.4 超低温冷疗

超低温冷疗（Whole Body Cryotherapy，WBC）是通过定时定温的极寒液氮喷雾作用于身体部位，从而促进机体恢复的一种新型的冷疗手段。WBC作为一种新型的冷疗恢复手段，能够对机体众多的生理生化参数产生影响。有关研究表明，WBC对骨骼肌损伤标志物、炎症细胞因子、机体主观感觉、机体运动表现与机能状态产生一定的积极影响。

3.5 小结

无论何种冷疗方法，将组织温度降低到10～15℃被认为是必要的，可以最大限度地发挥收缩血管、缓解疼痛和降低代谢率的生理效应。然而，无论冷疗持续多长时间，冷疗的血流动力学效应往往难以达到2～3厘米以下的软组织结构。交替使用冷、热来帮助运动后的恢复和治疗急性软组织损伤，目的是通过循环血管扩张和收缩来达到增加血液循环的目的。在人体研究中，人们一致认为冷疗法的皮肤温度应为10～15℃，热疗法应为38～43℃。

4 冷疗法对肌肉组织的影响

CWI的研究关于肌肉功能和疲劳恢复方面的较多。一项关于冷水浴对抗阻训练后肌肉功能恢复和生理应答的研究显示，与积极性恢复手段相比，冷水浴组的肌肉次最大力量恢复明显；冷水浴使肌肉温度下降7℃，静脉血氧饱和度下降，血浆肌红蛋白浓度降低，IL-6浓度升高，表明抗阻训练后的冷水浴可以使运动员在接下来的训练期间完成更多的训练任务，提高了训练的适应性。研究发现运动后采用20分钟的冷水浴，可以降低血乳酸水平，明显减轻运动后2小时肌肉酸痛感觉，提高运动表现。最新一项研究比较了脊柱损伤的轮椅篮球运动员经过CWI、饮用冰镇运动饮料、饮用冰镇饮料外加冰毛巾擦拭四肢等赛前不同预冷方式对机体的影响，发现CWI可以显著降低身体温度，可以增加赛中运动员对高温的耐受程度。Adamczyk等比较了CWI、冰按摩对运动后出现的延迟性肌肉酸痛的影响，发现运动后CWI组乳酸下降幅度高于冰按摩组（4.96mmol/L vs，4.25mmol/L），运动后72小时CWI组肌肉不舒服感觉明显减轻，表明运动后进行冷水浴可以预防肌肉延迟性酸痛、预防肌肉损伤、促进疲劳恢复。尽管关于冷疗对软组织的生理学效果还不是很清楚，但是冷疗是软组织损伤后最常用的治疗形式，有研究表明冷疗可以降低细胞新陈代谢和血流速度，降低神经传导速度、减小肌梭活性，因此这些生理反应导致冷疗具有降低细胞缺氧损伤、减轻疼痛、缓解肌肉痉挛等作用。

5 冷疗法对肌腱组织的影响

肌腱等软组织的急性损伤是运动医学中最常见的一些情况。用于治疗这些以肿胀、疼痛甚至出血为特征的损伤的一种流行方式是冷疗法。这种疗法对软组织有广泛的影响，包括改变组织温度、血流和代谢。例如，冷疗会降低血流量，从而减少肿胀和人体膝关节的代谢。此外，局部冷敷可降低四肢的神经传导速度，从而减轻肌肉痉挛，降低疼痛敏感性。一般认为冷疗法通过降低组织温度对患者有益，如降低新陈代谢，减少血液流动（微循环），从而减轻肿胀，进而减轻组织损伤诱发的疼痛。因为炎症反应主要在组织损伤后不久发生，冷疗法可能通过抗炎机制发挥作用。事实上，在体育运动中流行的一种疗法是全身冷冻疗法，即把人体短时间（一般为2分钟）暴露在一个特殊的冷冻室内，室内温度为-140~-110℃。发现训练后的橄榄球运动员使用全身冷冻疗法，可以增加抗炎细胞因子白介素10（IL-10）。IL-10可以减少促炎细胞因子IL-2和IL-8，以及降低血中前列腺素E_2（PGE_2）的水平，有效地缓解了疼痛和炎症症状。局部冷冻疗法也被证明可以通过减少白细胞和粒细胞的数量，减少巨噬细胞浸润来减少身体特定部位的炎症。

局部冷疗法通常被兽医推荐用于治疗和预防马的各种肌肉骨骼损伤，目的是减少炎症和肿胀，尽量减少疤痕组织的形成，促进肌腱的正常结构和功能尽快恢复，但是在最佳的应用方法上缺少一致的意见。尽管如此，关于持续时间、频率、理想温度等条件，许多报告已经提供了详细的建议。有研究以马前肢指浅屈肌腱（SDFT）肌腱炎为研究对象，采用冷疗法配合有控制的运动方案进行治疗。发现冰敷治疗后SDFT肿胀减轻，肢体功能恢复明显改善。因此认为，冷疗法是一种简便、经济、有效、无副作用的治疗腱鞘炎的方法。受伤肌腱和韧带的冷疗指南通常比较全面，但研究者提出了相互矛盾的建议。在一份报告中建议不要在受伤超过24~48小时后使用冷敷治疗，而在另一份报告中建议在受伤后4~5天给病人每天3次、每次30分钟的冷疗。也有研究者建议受伤的肌腱在伤后的72小时内，每天用冰敷3~4小时，而另一篇报告的作者则建议冷敷时间仅为20~30分钟。大多数具体的临床建议都是根据个人的临床经验，或是基于纯粹的推测。肌腱和韧带的冷却比血管化较好的组织的冷却进行得更快，因此必须对这些组织进行特别的护理，以防止损伤。

CWI在肌腱和骨腱结合部方面的研究报道较少。Miners等对慢性跟腱病人进行冷疗，发现12周后病人身体可以自由活动，跟踪预后7个月，病人仍有很好的治疗效果。Knobloch等采用激光多普勒血流仪分析冷疗加压袖带对跟腱中部血液微循环的影响，发现冷疗加压袖带能够减少跟腱中部血流速度，增加深层肌腱血氧饱和度，促进静脉血液流出等作用。冷疗法可以减轻肌腱损伤引起的疼痛，然而肌腱冷疗背后的确切机制仍不清楚。由于前列腺素E_2（PGE_2）被认为是与组织疼痛相关的组织急性炎症的主要介质，因此推测冷疗法对肌腱的有益作用是下调PGE_2水平。为了验证这一假设，Zhang等通过跑台力竭运动和针刺造成髌腱和跟腱损伤两种动物模型，观察冷疗法对小鼠髌腱和跟腱的作用机制，测量PGE_2的水平和COX-2的蛋白表达水平。发现，与安静对照组小鼠相比，跑台力竭运动会增加髌腱和跟腱中的PGE_2水平。在跑台运动后，30分钟的冷处理可以将两种肌腱的PGE_2水平降低到接近基线水平。冷疗延长至60分钟仅导致髌腱性能的轻微下降，但跟腱性能明显下降。此外，冷疗也降低了两种肌腱的COX-2蛋白水平，因此推测冷疗导致肌腱中PGE_2蛋白水平的降低部分是由于COX-2表达降低所致。同样，在急性损伤的肌腱中，与室温（22℃）下的对照组相比，穿刺针后30分钟的冷疗降低了PGE_2水平，这种下降持续到冷疗后至少3小时。由于PGE_2是一种已知的疼痛敏感剂，此项研究结果表明，冷疗减轻疼痛的能力可能是由于它能够减少肌腱中PGE_2的产生。有人研究低功率激光治疗（LLLT）和冷治疗对肌腱损伤急性期的影响，结果显示，与空白组比较，所有治疗组的炎症过程均向抗炎方向转变，只有LLLT组和联合干预组的细胞因子表达发生明显变化，结果表明冷疗法联合LLLT可以产生抗炎的附加作用，治疗的顺序也非常必要，因为先进行冷疗，之后进行LLLT治疗的组别中发现了明显的组织学和生物力学改善结果。Costello等使用三维运动捕捉系统研究了冷水浴对健康人膝关节位置觉的影响，发现冷水浴对膝关节位置觉没有影响，不会造成训练中损伤发生。但是关于冷水浴的效果，研究结果不完全一致。Kubo等发现冷水浴没有改变肌肉和肌腱的力学特性。有研究发现冷水浴会影响力量练习的效果，减小肌肉力量和围度的增长。有研究表明，冷疗法在治疗后会抑制运动员的表现。活动前将下肢进行冰水浸没，然后测试往返跑、三级跳远、单腿垂直跳跃的成绩，结果显示，往返跑和垂直跳跃成绩降低了。还有研究者对运动员在冷漩涡治疗后的32分钟的恢复期间进行功能测试，结果表明，经过冷漩涡处理后，功能测试成绩降低了，在32分钟后并不是所有的功能指标都恢复到最佳状态，但功能会逐渐恢复到最初水平。所以作者建议在冷漩涡治疗后，应慎重考虑运动员返回比赛的时间。最新一项研究发现，膝关节局部冷敷后，髌腱刚度增加25%，而张力下降9%，最大肌腱力量下降3.3%，表明膝关节局部冷敷可以增大髌腱刚度，提高力的传导效率，降低髌腱最大力量，保护其免受最大牵拉力的危害。

参考文献

［1］Zhang J, Pan T, Wang J H. Cryotherapy suppresses tendon inflammation in an animal model［J］. Journal of orthopaedic translation, 2014, 2（2）: 75-81.

［2］吴清洪，陈丽，那顺巴亚尔，等. SPF级新西兰兔用于热原检查的试验探讨［J］. 实验动物与比较医学，2008（3）: 174-176.

［3］Shulman A G, Wagner K. Effect of cold water immersion on burn edema in rabbits［J］. Surgery, gynecology & obstetrics, 1962, 115: 557-560.

［4］Roberts L A, Nosaka K, Coombes J S, et al. Cold water immersion enhances recovery of submaximal muscle function after resistance exercise［J］. American journal of physiology Regulatory, integrative and comparative physiology, 2014, 307（8）: 998-1008.

［5］Pointon M, Duffield R. Cold water immersion recovery after simulated collision sport exercise［J］. Medicine and science in sports and exercise, 2012, 44（2）: 206-216.

［6］Forsyth P，Pumpa K，Knight E，et al. Physiological and perceptual effects of precooling in wheelchair basketball athletes［J］. The journal of spinal cord medicine，2016，39（6）：671-678.

［7］Adamczyk J G，Krasowska I，Boguszewski D，et al. The use of thermal imaging to assess the effectiveness of ice massage and cold-water immersion as methods for supporting post-exercise recovery［J］. J Therm Biol，2016，60：20-25.

［8］Miners A L，Bougie T L. Chronic Achilles tendinopathy：a case study of treatment incorporating active and passive tissue warm-up，Graston Technique，ART，eccentric exercise，and cryotherapy［J］. The Journal of the Canadian Chiropractic Association，2011，55（4）：269-279.

［9］Knobloch K，Grasemann R，Jagodzinski M，et al. Changes of Achilles midportion tendon microcirculation after repetitive simultaneous cryotherapy and compression using a Cryo/Cuff［J］. The American journal of sports medicine，2006，34（12）：1953-1959.

［10］Costello J T，Donnelly A E. Effects of cold water immersion on knee joint position sense in healthy volunteers［J］. J Sports Sci，2011，29（5）：449-456.

［11］Kubo K，Kanehisa H，Fukunaga T. Effects of cold and hot water immersion on the mechanical properties of human muscle and tendon in vivo［J］. Clin Biomech（Bristol，Avon），2005，20（3）：291-300.

［12］Roberts L A，Raastad T，Markworth J F，et al. Post-exercise cold water immersion attenuates acute anabolic signalling and long-term adaptations in muscle to strength training［J］. J Physiol，2015，593（18）：4285-4301.

［13］Alegre L M，Hasler M，Wenger S，et al. Does knee joint cooling change in vivo patellar tendon mechanical properties［J］. European Journal of Applied Physiology，2016，116（10）：1921-1929.

［14］Gage A A，Snyder K K，Baust J M. Selective cryotherapy：preservation-ablation［M］. Boca Raton：CRC Press，2007：89-106.

［15］Li A K，Ehrlich H P，Trelstad R L，et al. Differences in healing of skin wounds caused by burn and freeze injuries［J］. Ann Surg，1980，191（2）：244-248.

［16］Shepherd J P，Dawber R P. Wound healing and scarring after cryosurgery［J］. Cryobiology，1984，21（2）：157-169.

　　［17］Baust J G, Gage A A. The molecular basis of cryosurgery［J］. BJU Int, 2005, 95（9）: 1187-1191.

　　［18］Large A, Heinbecker P. Nerve degeneration following prolonged cooling of an extremity［J］. Ann Surg, 1944, 120: 742-749.

　　［19］Haussler K K, Wilde S R, Davis M S, et al. Contrast therapy: Tissue heating and cooling properties within the equine distal limb［J］. Equine Vet J, 2020: 1-8.

第十二章　跳跃负荷对骨腱结合部纤维化进程的影响

1　引言

骨腱结合部呈现两种不同组织之间蛋白质和矿物质分层有序的排列，一旦骨腱结合部结构受到破坏，这些分层组织原始结构系统大多数损伤后不可再生，取而代之的是瘢痕组织，导致机械性能变差，造成较高的发病率和复发率。近期研究发现损伤骨腱结合部的纤维瘢痕组织虽然提供了组织学上的完整性，但是造成无法恢复到正常肌腱的组织学和力学性能，是骨腱结合部损伤后愈合不好的重要原因。本研究通过改良的电刺激兔定量跳跃建立慢性损伤积累所致兔髌腱髌骨腱结合部损伤模型，在不同时间点上观察骨腱结合部纤维化进程的病理学和相关因子的变化，寻找损伤骨腱结合部愈合中纤维化进程的时序规律，探讨骨腱结合部损伤愈合中纤维化进程的机制。研究假设跳跃力学负荷会致使骨腱结合部TGF-β1分泌增加，激活Smad3，上调CTGF表达，促使α-SMA、COL-Ⅰ、COL-Ⅲ合成过度增加，导致损伤骨腱结合部修复失败，致使发生纤维化病理改变。

2　研究方法

2.1　实验对象及分组

本动物实验获得北京体育大学运动科学实验伦理委员会批准书，批准号：2015022。32只18周龄雌性新西兰成年白兔（体重2.5～3.0千克），购于北京兴隆实验动物中心［许可证号：SCXK（京）2011-0006］，饲养于北京体育大学科学研究中心动物实验兔房［许可证号：SYXK（京）2016-0033］。实验动物分为对照组（CON）和单纯跳跃组（JUM），每组16只。JUM组又分为跳跃训练2周（2W）、跳跃训练4周（4W）、跳跃训练6周（6W）、跳跃训练8周（8W）4个时长，每个训练时长4只；CON组也做对应分组（表12-1）。对照组不作任何处理；单纯跳跃组训练当天完成电刺激跳跃训练次数。动物单笼饲养，自由活动和进食。

表12-1　实验动物分组（只）

训练时长	对照组	单纯跳跃组
2周	4	4
4周	4	4
6周	4	4
8周	4	4

2.2　动物训练方法

采用改良的前期研究建立的兔定量跳跃装置进行训练。包括电刺激器及动物跳台（DSTT-1）（图12-1）；激光发射及接收器（ZL-QTJS002）（图12-2）；NEWTECH便携式三维测力台（型号9286B，序列号251261E，尺寸600毫米×400毫米，深圳纽泰克电子有限公司）、电脑及配套软件（图12-3）。具体操作为：将兔上肢用套索装置提起呈预备姿势，身体与地面约60°，双后肢着地立于跳台上（图12-4）。设定刺激电压为15kV，电流10～20mA，刺激频率为5次/分钟。电刺激引发兔向前上方跳跃，兔腾空及落地过程中牵引绳始终处于游离状态，每次跳跃后将兔放回原起跳位置并恢复到预备姿势。激光发射及接收器分别固定在跳台两侧，用来监控兔跳跃高度，跳跃高度不合格不予计数。对合格跳跃的定义：兔以预备姿势在电刺激的作用下向正前上方跳跃，跳跃高度达到规定标准（10厘米）以上，双后肢落地自然缓冲。正式实验前对实验人员进行培训，以确保实验质量控制的精确性和可靠性。适应性喂养3天后，进行适

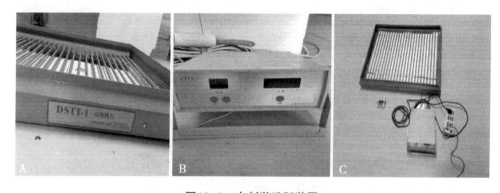

图12-1　电刺激跳跃装置

注：A动物跳台，B电刺激器，C电刺激跳跃装置。

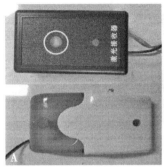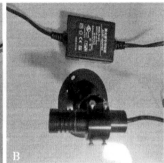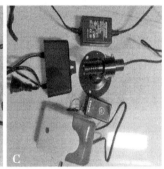

图12-2　跳跃高度控制仪器

注：A激光接收器和报警器，B激光发射器，C激光发射和接收装置。

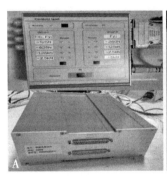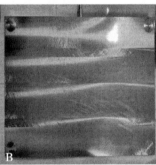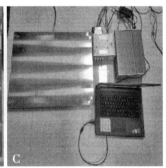

图12-3　NEWTECH便携式三维测力系统

注：A外置信号放大器和数据转换器，B三维测力台，C三维测力系统。

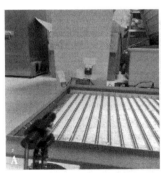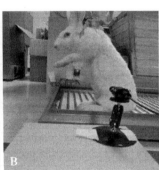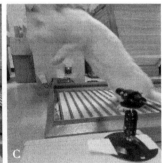

图12-4　兔电刺激跳跃训练

注：A激光装置和电刺激跳跃装置，B起跳预备姿势，C跳跃训练。

应性训练3天，剔除不能正常跳跃的兔。每天跳跃次数依次递增，分别为50次、100次、150次。每次训练前及训练中通过安抚等方式消除兔紧张情绪，形成稳定的跳跃模式。正式试验，每天跳跃150次，分为10组，每组跳跃15次，每12秒跳一次，组间休息3分钟，每跳跃60次休息6分钟。每周训练5天。经过适应性预训练后，兔可形成条件反射，此时仅依靠电刺激器声响也可造成兔全力跳跃；故每周周五采用测力台和配套Bioware软件同步记录兔跳跃蹬地和落地的生物力学数据。

2.3 取材及样品处理

JUM组完成相应时间点训练，禁食24小时后，戊巴比妥钠过量麻醉处死实验动物。手术刀划开皮肤，暴露整个兔膝关节前部（图12-5，A），于髌骨上方0.5厘米处，横断股四头肌末端，分离髌腱两侧，横断髌腱下端与胫骨结节连接处，将髌骨—髌腱复合体（图12-5，B）取下。在培养皿中生理盐水冲洗后，于髌骨尖处离断，分为髌骨—髌腱结合部和髌腱。骨腱结合部迅速放入4%多聚甲醛（30525-89-4，国药集团化学试剂）溶液固定48小时后，移入10%甲酸缓冲脱钙液中脱钙21天，之后沿髌骨正中线将髌骨—髌腱结合部矢状面切开，分别放入组织包埋盒中流水冲洗12小时，放入70%乙醇溶液保存。存放于70%乙醇溶液中的髌骨—髌腱结合部于全自动生物组织脱水机（图12-6，A）进行常规脱水、透明、浸蜡、石蜡包埋机包埋（图12-6，B），制作成髌骨—髌腱结合部石蜡标本。之后石蜡切片机（图12-6，C）沿标本矢状面由中间向外行连续切片，切片厚度为7μm。

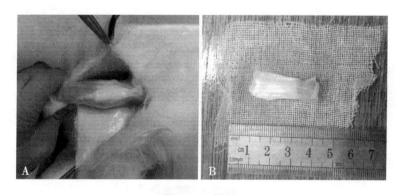

图12-5 取材

注：A暴露兔膝关节前部，B髌骨—髌腱复合体。

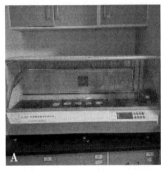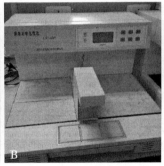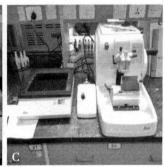

图12-6　组织标本处理仪器

注：A沈阳龙首LS-3050B全自动生物组织脱水机，B 沈阳龙首LS-100病理石蜡包埋机，C Leica ASP200S石蜡切片机和展片机。

2.4　组织染色

2.4.1　HE染色

石蜡组织切片放入烤箱（DGG-9023A，上海森信）60℃烤片30分钟，之后常规脱蜡，经过二甲苯（1330-20-7，国药集团化学试剂）Ⅰ10分钟、二甲苯Ⅱ10分钟；梯度酒精（64-17-5，国药集团化学试剂）水化，浓度依次为100%、95%、80%、70%、蒸馏水各2分钟；苏木素（G1140，Solarbio）染色12分钟；流水冲洗1分钟；蒸馏水1分钟；1%盐酸酒精分化3秒；蒸馏水Ⅰ1分钟、蒸馏水Ⅱ1分钟；1%氨水返蓝1分钟；流水冲洗1分钟；伊红（G1100，Solarbio）复染5分钟；流水冲洗1分钟；蒸馏水1分钟；梯度酒精脱水，浓度依次为95%Ⅰ、95%Ⅱ、100%Ⅰ、100%Ⅱ各2分钟；之后组织透明，经过二甲苯Ⅰ5分钟、二甲苯Ⅱ5分钟；最后中性树胶（10004160，国药集团化学试剂）封片。

2.4.2　Safranin O染色

石蜡组织切片放入烤箱60℃烤片30分钟，常规脱蜡，经过二甲苯Ⅰ10分钟、二甲苯Ⅱ10分钟；梯度酒精水化，浓度依次100%、90%、70%、蒸馏水各2分钟；0.1%固绿（CAS：2353-45-9，ACROS ORGANICS，US）1分钟；1%乙酸（64-19-7，国药集团化学试剂）1分钟；0.1%番红（CAS：477-73-6，ACROS ORGANICS，US）12分钟；酒精脱水，100%乙醇Ⅰ1分钟；100%乙醇Ⅱ40秒；之后组织透明，经过二甲苯Ⅰ5分钟、二甲苯Ⅱ5分钟；最后中性树胶封片。

2.4.3 Masson染色

采用Masson染色液（G1340，Solarbio）试剂盒进行染色。首先石蜡组织切片放入烤箱60℃烤片30分钟，之后常规脱蜡，经过二甲苯Ⅰ10分钟、二甲苯Ⅱ10分钟；梯度酒精水化，浓度依次为100%、95%、80%、70%、蒸馏水各2分钟；Weigert铁苏木素染色10分钟；流水冲洗1分钟；1%盐酸酒精分化3秒；流水冲洗1分钟；Masson蓝化液返蓝3分钟；流水冲洗1分钟；蒸馏水1分钟；丽春红品红5分钟；流水冲洗1分钟；0.2%乙酸溶液1分钟；1%磷钼酸溶液分化2～3分钟，显微镜下观察控制；0.2%乙酸溶液1分钟；2%苯胺蓝染色4分钟；0.2%乙酸溶液1分钟；梯度酒精脱水，浓度依次为80%、90%、100%各2分钟；之后组织透明，经过二甲苯Ⅰ5分钟、二甲苯Ⅱ5分钟；最后中性树胶封片。

2.4.4 免疫组织化学染色

石蜡组织切片放入烤箱60℃烤片30分钟；之后常规脱蜡，经过二甲苯Ⅰ10分钟、二甲苯Ⅱ10分钟；梯度酒精水化，浓度依次为100%Ⅰ、100%Ⅱ、90%、80%、70%、蒸馏水各2分钟；0.01M PBS（ZLI-9063，中杉金桥）浸洗3次，每次5分钟；滤纸擦拭组织周围水分，用PAP画圈笔（XL-1000，Japan）把标本圈住，滴加0.2%胰酶（9002-07-7，AMRESCO，US），用100 μL加样枪头拨弄液体至覆盖标本；之后37℃恒温水浴箱（精科华瑞，北京）抗原修复处理30分钟；0.01M PBS浸洗3次，每次5分钟；滴加3% H_2O_2离子水消除内源性过氧化物酶活性15分钟；0.01M PBS浸洗3次，每次5分钟；滴加封闭用正常山羊血清工作液15分钟；之后倾去多余血清，滴加一抗4℃过夜（15～16小时）；次日37℃恒温水浴30分钟；0.01M PBS浸洗3次，每次5分钟；滴加生物素化二抗工作液（IgG/Bio）室温下孵育20分钟；0.01M PBS浸洗3次，每次5分钟；滴加辣根酶标记链霉卵蛋白工作液（S-A/HRP）室温孵育20分钟；0.01M PBS浸洗3次，每次5分钟；之后DAB避光显色2～5分钟，显微镜观察显色情况；流水冲洗10分钟，梯度酒精脱水，浓度依次为80%、95%Ⅰ、95%Ⅱ、100%Ⅰ、100%Ⅱ各2分钟；之后组织透明，经过二甲苯Ⅰ5分钟、二甲苯Ⅱ5分钟；最后中性树胶（10004160，国药集团化学试剂）封片。试验中做阳性对照和阴性空白对照。

免疫组织化学染色所用一抗及相关试剂均购买于北京博奥森生物技术有限公司（Beijing biosynthesis biotechnology co.，LTD），抗体稀释比例均为1：100。其中一抗包括转化生长因子-β1（TGF-β1，bs-0086R），细胞信号转导分子Smad3（Smad3，bs-3484R），结缔组织生长因子（CTGF，bs-0743R），α肌动蛋白（α-SMA，bs-0189R），Ⅰ型胶原蛋白（Collagen Ⅰ，bs-0578R），Ⅲ型胶原蛋白（Collagen Ⅲ，bs-0549R）。相关试剂包括DAB（C-0010），免疫组化染色试剂盒（SP-0023）。

2.5　图像采集

HE、番红、Masson和免疫组织化学染色采用Nikon 50i Japan光学显微成像系统（图12-7）在相应倍数下进行图像采集。其中HE和番红染色依次拍摄20×、40×、100×照片，免疫组织化学染色拍摄20×、40×、100×和400×照片。100×和400×均从骨腱结合部的髌尖侧开始，连续拍摄5张图片。在拍摄图像前，进行自动白平衡处理，并且保持显微镜光源和光圈大小恒定，保证所有图像处于统一背景颜色下拍摄。

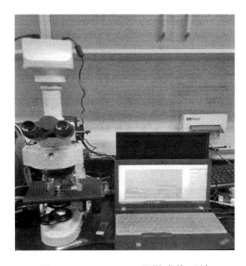

图12-7　Nikon 50i显微成像系统

2.6　测试指标

2.6.1　跳跃负荷测定

三维测力台数据运用Bioware（版本号：3.2.6.104）软件进行提取，截取每次完整起跳（图12-8）和落地的力学曲线（图12-9），导出数据后，选取起跳过程中最大地面反作用力和冲量，以及落地过程中最大地面反作用力和冲量。计算出不同时间点体重标准化后的生物力学参数变化。纵向跟踪每一只兔的训练负荷，累加至相应训练时长，得到跳跃负荷累积量（表12-2）。

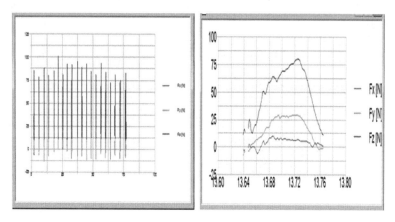

图12-8 兔起跳力学曲线

注：A 每组训练中起跳的力学曲线，B 单次起跳的力学曲线。

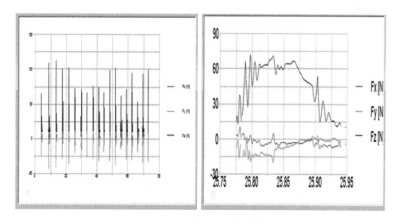

图12-9 兔落地力学曲线

注：A 每组训练中落地的力学曲线，B 单次落地的力学曲线。

表12-2 跳跃负荷累积量

力学指标	2W	4W	6W	8W
起跳力峰值（N）	81107.5 ± 8085.81	163427.2 ± 25422.13	278142.6 ± 27697.21	352738.9 ± 24228.18
落地力峰值（N）	86449.0 ± 20462.41	151632.8 ± 26552.16	249725.5 ± 24427.22	344754.1 ± 36747.54
起跳冲量（N·s）	24791.8 ± 7506.20	40264.7 ± 4246.12	63741.2 ± 26190.01	76876.9 ± 15998.55
落地冲量（N·s）	19061.4 ± 1762.04	33620.7 ± 3639.91	49711.3 ± 10461.11	71002.4 ± 12603.09

2.6.2　组织学评定

组织学图片的评定均采用MetaMorph Premier Offline（版本号：7.7，USA）图像分析软件进行处理，包括定性描述和半定量分析两种方式。

●PPTJ组织病理学评定

观察HE染色图片定性描述细胞排列、分布，潮线变化，并在偏振光显微镜下观察胶原形态、排列规律性、粗细差异情况。观察Masson染色图片定性描述PPTJ胶原纤维含量变化情况。采用已经建立的方法半定量描述组织学改变，具体方法如下：

①纤维软骨带厚度

采用图像分析软件在HE染色100×图片上进行测量，首先根据细胞形态圈出纤维软骨带区域，包含钙化软骨和纤维软骨，计算出面积；然后在纤维软骨带区域中间画一条中线，计算出长度；用面积除以长度即为纤维软骨厚度。每个标本切片取3张图片进行计算，取平均值（图12-10）。

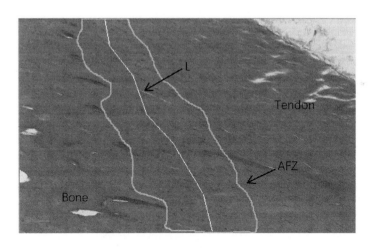

图12-10　PPTJ纤维软骨带厚度测定方法（标尺长度：100μm，100×）
注：纤维软骨带面积（Area of fibrocartilage zone，AFZ），长度（Length，L）。

②粘多糖蛋白区域面积

Safranin O染色被用于反映基质中蛋白多糖的数量，是反映PPTJ纤维软骨带形成的基本指标。观察粘多糖蛋白分布特征，采用图像分析软件在Safranin O染色100×图片上测量粘多糖蛋白面积。每个标本切片取3张图片进行计算，取平均值。

③胶原纤维面积测定

采用图像分析软件在Masson染色100×图片上测量，圈定PPTJ区域，计算胶原纤维面积。每个标本切片取3张图片进行计算，取平均值。

● 免疫组织化学评定方法

免疫组织化学评定方法参考Nakama和Ou使用的方法，采用图像分析软件处理PPTJ区域随机拍照的3张400×图片，计算每张400×图片中阳性染色细胞的数目，除以图像面积计算出每张图片中阳性染色细胞密度，然后取平均值。

2.7 统计学处理

数据以Mean±SD表示，所有数据在统计分析前经正态性检验和方差齐性检验。跳跃的生物力学参数采用单因素方差分析，post hoc采用LSD。其他指标采用双因素方差分析，两因素为处理因素（安静对照、运动干预）和时间因素（2周、4周、6周、8周）。若两因素交互作用显著（$P<0.05$），则采用简单效应检验。指标间的相关关系采用Pearson相关分析。$P<0.05$、$P<0.01$为具有统计学意义。

3 结果

3.1 跳跃组不同时间点生物力学参数变化

结果显示，体重标化后的起跳力峰值、落地力峰值、落地冲量不同训练时间点差异均无统计学意义（$F=0.121$，$P=0.946$；$F=0.369$，$P=0.777$；$F=0.589$，$P=0.634$）。体重标化后的起跳冲量不同训练时间点差异有统计学意义（$F=3.904$，$P=0.037$），4W、6W、8W均小于2W组，其中4W组显著低于2W组（$P=0.005$）（表12-3）。

表12-3 跳跃组不同时间点体重标化后的生物力学参数变化

力学指标	2W	4W	6W	8W
起跳力峰值（N/kg）	20.64±1.11	21.14±2.48	21.30±2.83	21.58±2.30
落地力峰值（N/kg）	19.74±3.89	19.20±4.83	17.28±2.67	18.94±1.79
起跳冲量（N·s/kg）	4.56±1.16	2.78±0.37aa	3.47±0.54	3.62±0.65
落地冲量（N·s/kg）	4.75±0.91	3.98±0.40	4.43±1.75	3.79±1.02

注：a/aa—与2W相比，$P<0.05/0.01$。

3.2　跳跃负荷致PPTJ纤维化的组织学变化

3.2.1　跳跃负荷对PPTJ组织学影响的定性描述

由图可知，CON组：2W、4W、6W、8W时间节点HE染色图像无显著差别，PPTJ部位胞核形态为扁平或纺锤体状，呈梭形串状排列，分布均匀；胶原纤维结构完整，呈现轻微的波浪；潮线清晰可见、连续完整，钙化与未钙化纤维软骨区域界线明显（图12-11，A、B、C、D）；偏振光图像可见胶原纤维排列平行，整齐有序，纤维束之间界限明显，有正常的皱缩（图12-11，A1、B1、C1、D1）；光镜下可见CON组的PPTJ粘多糖蛋白分布较少，沿纤维软骨带走形（图12-12，A、B、C、D）。

由图可知，JUM组：2W HE染色图像显示，细胞核形态轻微变圆，出现轻微的细胞异常聚集分布，软骨细胞增生；纤维结构有部分轻度断裂；潮线模糊，纤维软骨带增厚（图12-11，E）；偏振光下显示胶原纤维排列整齐程度降低，波浪状形态轻微增加（图12-11，E1）；光镜下可见粘多糖蛋白分布轻度增加（图12-12，E）。4W HE染色图像显示，细胞核接近卵圆形，细胞异常聚集分布中度增加，细胞质着色变浅，软骨细胞中度增生；纤维结构断裂程度增加，部分纤维束分离；潮线消失，纤维软骨带进一步增厚（图12-11，F）；偏振光下显示纤维软骨区胶原排列紊乱（图12-11，F1）；光镜下可见粘多糖蛋白分布中度增加（图12-12，F）。6W组的细胞核明显变圆变大，细胞异常聚集分布明显增加，软骨细胞重度增生；纤维结构断裂程度严重，出现大量的纤维束分离；潮线不清晰，向肌腱方向严重推进，纤维软骨带增厚严重（图12-11，G）；偏振光下可见胶原排列杂乱无章，不规则，纤维束之间界限模糊，部分纤维结构缺失（图12-11，G1）；光镜下可见粘多糖蛋白分布重度增加，呈现弥散性分布，伴有异常的聚集团块（图12-12，G）。8W HE染色图像显示，细胞核形态整体为扁平状，伴有卵圆形，有轻微软骨细胞增生分布其间；纤维结构大体整齐有序，但有部分轻微断裂；潮线模糊或不连续，有轻微的纤维软骨带增厚（图12-11，H）；偏振光下显示胶原纤维排列整齐有序，波浪状形态轻度增加（图12-11，H1）；光镜下可见粘多糖蛋白分布轻度增加（图12-12，H）。

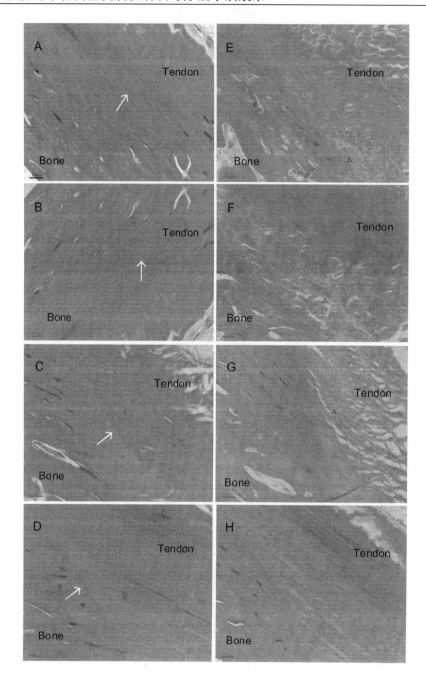

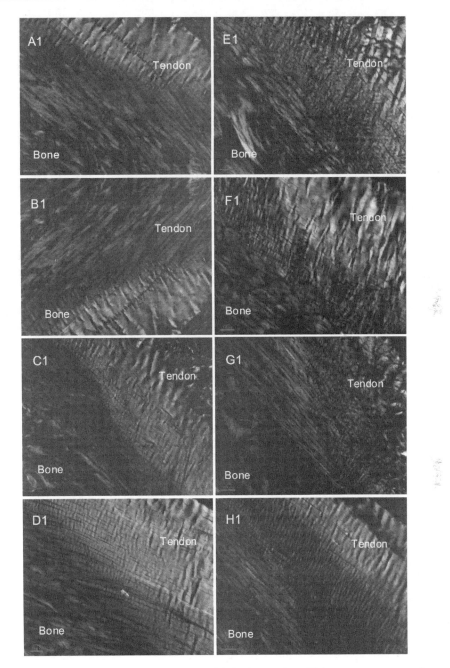

图12-11　跳跃负荷致PPTJ损伤的组织学变化（HE，标尺长度=100μm，100X）

注：图A、B、C、D分别为CON组的2W、4W、6W、8W时间节点的HE染色图像，A1、B1、C1、D1为对应的偏振光图像。图E、F、G、H分别为JUM组的2W、4W、6W、8W时间节点的HE染色图像，E1、F1、G1、H1为对应的偏振光图像。图中箭头所指"潮线"，三角形指示异常细胞聚集区域。

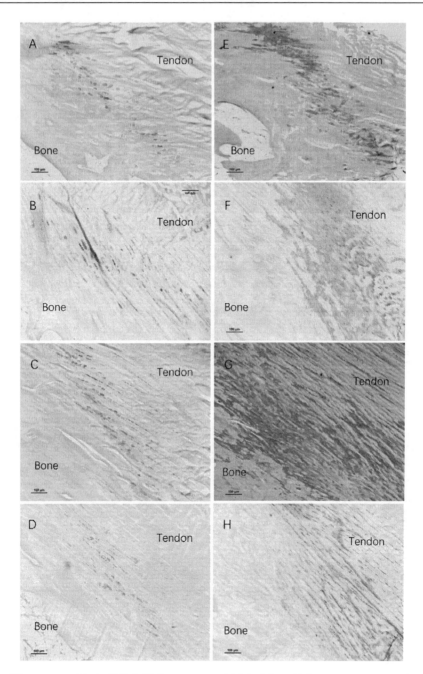

图12-12　PPTJ组织粘多糖（Safranin O）染色（标尺长度=100μm，100X）

注：图A、B、C、D分别为CON组的2W、4W、6W、8W时间节点；图E、F、G、H分别为JUM组的2W、4W、6W、8W时间节点，图中黑色点状区域为粘多糖着色。由图可知，CON组的PPTJ粘多糖蛋白分布较少，沿纤维软骨带走形；JUM组粘多糖蛋白面积区域扩大，其中6W最多，4W其次，2W、8W较少。

3.2.2　跳跃负荷对PPTJ组织学影响的半定量分析

不同跳跃训练时间和不同干预手段对PPTJ组织纤维软骨带厚度、粘多糖面积、胶原纤维面积变化的主效应均有统计学意义（$P<0.01$），且两者之间均有交互作用（$P<0.01$）。

简单效应检验发现：CON组PPTJ组织4个时间点纤维软骨带厚度、粘多糖面积、胶原纤维面积变化均无统计学意义（$P>0.05$）。JUM组4个时间点纤维软骨带厚度变化有统计学意义（$F=12.09$，$P=0.000$），其中6W组显著高于2W和8W组（$P=0.000$），与4W组差异无统计学意义（$P=0.071$）。JUM组4个时间点粘多糖面积变化有统计学意义（$F=61.73$，$P=0.000$），其中6W组均显著高于2W、4W、8W组（$P=0.000$），4W组和8W组均显著高于2W组（$P=0.000$），8W组与4W组差异无统计学意义（$P=0.961$）。JUM组4个时间点胶原纤维面积变化有统计学意义（$F=240.87$，$P=0.000$），其中6W组均显著高于2W、4W、8W组（$P=0.000$），4W组显著高于2W、8W组（$P=0.000$），8W组显著高于2W组（$P=0.000$）。JUM组纤维软骨带厚度、粘多糖面积、胶原纤维面积均显著高于相同时间节点的CON组（$P<0.01$）（表12-4）。

表12-4　跳跃负荷对PPTJ损伤组织学的影响

周数	分组	FZT（μm）	GA（μm^2）	CA（μm^2）
2W	CON	202.4 ± 28.11	8319.7 ± 1453.57	15033.1 ± 2275.02
	JUM	278.3 ± 62.37^{dd}	23588.8 ± 5601.27^{dd}	30618.6 ± 3967.17^{dd}
4W	CON	176.0 ± 33.72	11118.3 ± 1398.33	16539.1 ± 2393.68
	JUM	326.5 ± 42.50^{dd}	$36092.7 \pm 4477.63^{aa/dd}$	$59661.2 \pm 5007.75^{aa/dd}$
6W	CON	199.3 ± 28.17	10768.5 ± 1358.17	16532.5 ± 1413.26
	JUM	$381.4 \pm 53.30^{aa/dd}$	$45275.6 \pm 2848.93^{aa/bb/dd}$	$77981.2 \pm 6492.23^{aa/bb/dd}$
8W	CON	187.4 ± 18.65	9756.9 ± 1568.61	17734.3 ± 1368.59
	JUM	$272.1 \pm 35.51^{cc/dd}$	$33802.4 \pm 3004.98^{aa/cc/dd}$	$47296.9 \pm 2409.27^{aa/bb/cc/dd}$
F（P value）	训练时间	6.26（.001）	40.19（<.001）	126.40（<0.001）
	干预手段	137.60（<.001）	975.92（<.001）	1638.49（<0.001）
	交互作用	6.04（.001）	24.73（<.001）	115.28（<0.001）

注：JUM组内各时间点比较：a/aa—与2W相比，$P<0.05/0.01$。b/bb—与4W相比，$P<0.05/0.01$。c/cc—与6W相比，$P<0.05/0.01$。d/dd—与CON相同时间节点相比，$P<0.05/0.01$。纤维软骨带厚度（Fibrocartilage Zone Thickness，FZT）。粘多糖面积（Glycosaminoglycans Area，GA）。胶原纤维面积（Collagen Area，CA）。

3.2.3　PPTJ组织学指标与跳跃负荷量的关系

分别以相应指标各自相同时间节点CON组数值为参照，将JUM组相应指标分别除以CON组指标，即换算为各相同时间节点CON组的倍数。如图12-13所示，组织学指标随跳跃负荷量变化的总体趋势是先增高后下降，其中，纤维软骨带厚度（FZT）6W与4W变化不大；粘多糖面积（GA）和胶原纤维面积（CA）均在6W达到最大值。

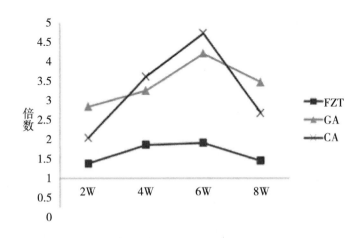

图12-13　PPTJ损伤组织学指标随跳跃负荷量增加的变化

注：纤维软骨带厚度（Fibrocartilage Zone Thickness, FZT）。粘多糖面积（Glycosaminoglycans Area, GA）。胶原纤维面积（Collagen Area, CA）。

3.3　跳跃负荷致PPTJ纤维化进程相关因子的变化

3.3.1　跳跃负荷对PPTJ纤维化进程相关因子的影响

不同跳跃训练时间和不同干预手段对PPTJ组织TGF-β1、Smad3、CTGF、α-SMA、COL-Ⅰ、COL-Ⅲ纤维化进程相关因子表达变化的主效应均有统计学意义（$P<0.01$），且两者之间均有交互作用（$P<0.01$）。

简单效应检验发现：CON组PPTJ组织4个时间点TGF-β1、Smad3、CTGF、α-SMA、COL-Ⅰ、COL-Ⅲ纤维化进程相关因子表达变化均无统计学意义（$P>0.05$）。JUM组4个时间点TGF-β1表达变化有统计学意义（F=20.57，

P=0.000），其中6W组显著高于2W、4W、8W组（P=0.000），4W、8W组与2W组差异无统计学意义（P=1.000，P=0.587），8W组与4W组差异无统计学意义（P=0.141）。JUM组4个时间点Smad3表达变化有统计学意义（F=12.16，P=0.000），其中6W组显著高于2W、4W、8W组（P=0.000，P=0.018，P=0.000），4W、8W组与2W组差异无统计学意义（P=0.245，P=1.000），8W组与4W组差异无统计学意义（P=0.071）。JUM组4个时间点CTGF表达变化有统计学意义（F=23.19，P=0.000），其中4W、6W组均显著高于2W、8W组（P=0.000），4W组与6W组差异无统计学意义（P=0.651），8W组与2W组差异无统计学意义（P=1.000）。JUM组4个时间点α-SMA表达变化有统计学意义（F=53.30，P=0.000），其中4W、6W组均显著高于2W、8W组（P=0.000），4W组显著高于6W组（P=0.001），8W组与2W组差异无统计学意义（P=0.191）。JUM组4个时间点COL-Ⅰ表达变化有统计学意义（F=56.87，P=0.000），其中6W组显著高于2W、4W、8W组（P=0.000），4W、8W组显著高于2W组（P=0.000），8W组与4W组差异无统计学意义（P=0.696）。JUM组4个时间点COL-Ⅲ表达变化有统计学意义（F=57.98，P=0.000），其中4W、6W组均显著高于2W、8W组（P=0.000），4W组显著高于6W组（P=0.011），8W组与2W组差异无统计学意义（P=0.222）。JUM组TGF-β1、Smad3、CTGF、α-SMA、COL-Ⅰ、COL-Ⅲ纤维化进程相关因子表达均显著高于相同时间节点的CON组（P<0.01）（表12-5）。

3.3.2　纤维化进程相关因子与跳跃负荷量的关系

分别以相应指标各自相同时间节点CON组数值为参照，将JUM组相应指标分别除以CON组指标，即换算为各相同时间节点CON组的倍数。分为二大类呈现：纤维化进程相关因子表达随跳跃负荷量的变化（图12-14，A）、COL-Ⅲ/COL-Ⅰ比值随跳跃负荷量的变化（图12-14，B）。

图12-14，A显示，纤维化进程相关因子表达随跳跃负荷累积量的增加呈现先增加后降低趋势，其中TGF-β1、COL-Ⅰ、COL-Ⅲ变化比较平缓；Smad3、CTGF、α-SMA变化较为剧烈，Smad3在6W时急剧增高，CTGF、α-SMA在6W与4W变化不大；纤维化进程相关因子均在6W达到最大值，8W时回到2W水平或稍低于2W水平。图12-14，B显示，COL-Ⅲ/COL-Ⅰ比值随跳跃负荷累积量增加在2W和4W时最大，6W和8W下降。

表12-5　跳跃负荷对PPTJ损伤纤维化相关因子表达的影响（cells/mm²）

周数	分组	TGF-β1	Smad3	CTGF	α-SMA	COL-Ⅰ	COL-Ⅲ
2W	CON	125.1 ± 9.28	82.7 ± 16.59	82.9 ± 22.84	98.1 ± 22.57	86.4 ± 10.62	147.4 ± 22.24
	JUM	218.9 ± 25.37^{dd}	191.9 ± 19.7^{dd}	210.6 ± 35.27^{dd}	162.0 ± 26.62^{dd}	159.2 ± 19.90^{dd}	307.5 ± 32.84^{dd}
4W	CON	120.8 ± 13.99	93.0 ± 31.04	97.0 ± 9.31	105.7 ± 31.55	111.3 ± 14.06	185.3 ± 9.86
	JUM	226.0 ± 32.10^{dd}	223.9 ± 19.18^{dd}	321.3 ± 60.86$^{aa/dd}$	336.2 ± 50.07$^{aa/dd}$	212.3 ± 21.72$^{aa/dd}$	429.7 ± 26.58$^{aa/dd}$
6W	CON	127.7 ± 9.78	71.5 ± 18.93	102.0 ± 14.33	83.9 ± 22.14	117.2 ± 14.53	148.6 ± 11.72
	JUM	292.7 ± 19.25$^{aa/bb/dd}$	275.3 ± 72.42$^{aa/bb/dd}$	354.9 ± 47.16$^{aa/dd}$	271.5 ± 12.80$^{aa/bb/dd}$	258.1 ± 13.15$^{aa/bb/dd}$	385.6 ± 51.68$^{aa/b/dd}$
8W	CON	128.5 ± 22.56	95.9 ± 19.84	105.3 ± 12.35	92.4 ± 23.47	89.6 ± 9.08	144.3 ± 5.74
	JUM	197.6 ± 33.21$^{cc/dd}$	182.7 ± 23.98$^{cc/dd}$	222.2 ± 47.48$^{bb/cc/dd}$	195.5 ± 22.20$^{bb/cc/dd}$	198.2 ± 16.77$^{aa/cc/dd}$	280.0 ± 12.09$^{bb/cc/dd}$
F（Pvalue）	训练时间	10.41（<0.001）	4.53（.007）	12.97（<.001）	29.95（<.001）	51.22（<.001）	45.44（<.001）
	干预手段	295.13（<0.001）	280.08（<.001）	293.00（<.001）	386.10（<.001）	697.40（<.001）	910.30（<.001）
	交互作用	9.95（<0.001）	9.62（<.001）	10.41（<.001）	26.26（<.001）	13.42（<.001）	17.83（<.001）

注：JUM组内各时间点比较：a/aa—与2W相比，$P<0.05/0.01$。b/bb—与4W相比，$P<0.05/0.01$。c/cc—与6W相比，$P<0.05/0.01$。d/dd—与CON相同时间节点相比，$P<0.05/0.01$。

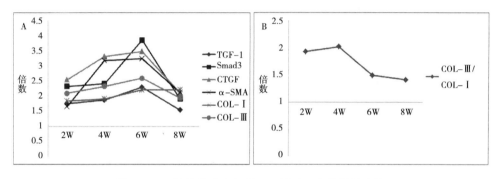

图12-14 纤维化进程相关因子随跳跃负荷量的变化

3.4 PPTJ组织学指标和纤维化相关因子的相关分析

Pearson相关分析结果表明，COL–Ⅰ与粘多糖面积（r=0.917，P<0.01）、胶原纤维面积（r=0.914，P<0.01）、Smad3（r=0.617，P<0.01）、CTGF（r=0.666，P<0.01）、α–SMA（r=0.709，P<0.01）之间分别存在显著的正相关。COL–Ⅲ与胶原纤维面积（r=0.543，P<0.05）、CTGF（r=0.849，P<0.01）、α–SMA（r=0.855，P<0.01）、COL–Ⅰ（r=0.496，P<0.05）之间分别存在显的正相关。胶原纤维面积与粘多糖面积（r=0.891，P<0.01）、TGF–β1（r=0.647，P<0.01）、Smad3（r=0.678，P<0.01）、CTGF（r=0.763，P<0.01）、α–SMA（r=0.667，P<0.01）、COL–Ⅰ（r=0.914，P<0.01）、COL–Ⅲ（r=0.543，P<0.05）之间分别存在显的正相关。TGF–β1与Smad3（r=0.603，P<0.05）；Smad3与CTGF（r=0.605，P<0.05）；CTGF与α–SMA（r=0.785，P<0.01）、COL–Ⅰ（r=0.666，P<0.01）、COL–Ⅲ（r=0.849，P<0.01）之间均存在显著的正相关（表12–6）。

表12-6 跳跃负荷致PPTJ损伤组织学指标和纤维化相关因子的相关分析

	GA	CA	TGF–β1	Smad3	CTGF	α–SMA	COL–Ⅰ	COL–Ⅲ
FZT	0.443	0.428	0.371	0.564*	0.166	0.142	0.368	0.168
GA		0.891**	0.536*	0.627**	0.543*	0.573*	0.917**	0.315
CA			0.647**	0.678**	0.763**	0.667**	0.914**	0.543*
TGF–β1				0.603*	0.515*	0.361	0.479	0.463
Smad3					0.605*	0.455	0.617**	0.449
CTGF						0.785**	0.666**	0.849**

（续表）

	GA	CA	TGF-β1	Smad3	CTGF	α-SMA	COL-Ⅰ	COL-Ⅲ
α-SMA							.709**	.855**
COL-Ⅰ								.496*

注：*表示P<0.05，**表示P<0.01。纤维软骨带厚度（Fibrocartilage Zone Thickness, FZT）。粘多糖面积（Glycosaminoglycans Area, GA）。胶原纤维面积（Collagen Area, CA）。

4 讨论

骨腱结合部是从肌腱到骨的连续渐变组织，在力学载荷中起到应力缓冲的作用。虽然骨腱结合部这种特殊结构能够有效传递两种不同材料之间的力学负荷，但高强度的运动训练和高频率的重复牵拉常常会导致骨腱结合部的损伤，对运动员和普通人群的身体健康和生活质量产生影响。骨腱结合部本身再生能力较差，一旦受到破坏，这些分层组织原始结构系统大多数损伤后不可再生，取而代之的是瘢痕组织，导致机械性能变差，造成较高的发病率和复发率。近期研究发现，损伤骨腱结合部的纤维瘢痕组织虽然提供了组织学上的完整性，但是造成无法恢复到正常肌腱的组织学和力学性能，是骨腱结合部损伤后愈合不好的重要原因。因此，本研究通过改良的电刺激兔定量跳跃建立慢性损伤积累所致兔髌骨髌腱结合部损伤模型，在不同时间点上观察骨腱结合部纤维化进程的病理学和相关因子的变化，寻找骨腱结合部损伤愈合中纤维化进程的时序规律，探讨其纤维化进程的机制。

本研究发现，不同跳跃训练时间的兔下肢标化后的生物力学参数变化情况为：起跳力峰值、落地力峰值、落地冲量2W、4W、6W、8W组之间差异均无统计学意义（P>0.05），起跳冲量不同跳跃训练时间点差异有统计学意义（P<0.05），其中4W组显著低于2W组（P<0.01）。本研究还纵向追踪每一只兔的训练负荷，累加至相应训练时长，得到了跳跃负荷的累积量，见表12-2。本研究组织学定性分析发现CON组中2W、4W、6W、8W时间节点无显著差别；JUM组中4W、6W损伤较为严重，6W损伤更为严重，2W、8W损伤程度较轻。半定量分析发现，不同跳跃训练时间和干预手段对PPTJ组织纤维软骨带厚度、粘多糖面积、胶原纤维面积变化的主效应均有统计学意义（P<0.01），且跳跃训练时间和干预手段之间均有交互作用（P<0.01）。本研究发现，不同跳跃训练时间和干预手段对PPTJ组织TGF-β1、Smad3、CTGF、α-SMA、COL-Ⅰ、

COL-Ⅲ纤维化进程相关因子表达变化的主效应均有统计学意义（$P<0.01$），且跳跃时间和干预手段之间均有交互作用（$P<0.01$）；各纤维化进程相关因子之间存在相关关系。

4.1 定量跳跃训练模型及PPTJ损伤纤维化进程的跳跃负荷特征

肌腱损伤是最常见的运动损伤之一，临床表现为疼痛和功能障碍，髌腱病好发于髌腱近端止点，有研究表明约占70%。建立高效、快捷与实际运动中动作形式相近或相同的合适动物模型，可以更好的认识PPTJ损伤愈合中的生物学变化和探寻有效地促进愈合的手段，对PPTJ损伤研究至关重要。本研究在前人电刺激兔定量跳跃模型的基础上，通过套索装置将兔提起呈双后肢着地，采用高电压（15kV）、低电流（10~20mA）、频率5次/分钟的电刺激方式使兔产生跳跃动作。激光发射器及接收器监控兔跳跃高度，同时记录起跳次数，每周采用便携式三维测力台测试兔跳跃和落地的生物力学参数，达到定量监控跳跃运动负荷的目的。关于跳跃训练造PPTJ损伤的动物模型研究较少，其中郭振海和黄昌林研究髌腱骨腱结合部损伤采用了兔跳跃训练方式，但是据本课题组前期研究观察，这种跳跃多为跑跳模式，难以精准监控运动负荷及运动量。前人研究骨腱结合部损伤的造模方式还有手术、化学药物、力学载荷等。其中，力学载荷造模的方式与体育运动对PPTJ的影响更为接近，徐斌等在王琳研究团队的指导下受Nakama等人动物模型的启发，在兔麻醉后仰卧位固定，用自制正负极电刺激针插入后肢股直肌，电刺激致使兔产生伸膝力由拉力传感器传递，再由多道生理信号采集处理系统监控收集，建立定量化循环载荷动物模型。该骨腱结合部损伤动物模型具有负荷定量精确的优点，但是后肢处于开链动作模式，与实际运动中下肢动作形式不同。王琳研究团队继续进行探索改良，宋晓君和江大雷等将兔双后肢脚掌固定电极贴片，上肢提起立于测力台，电刺激引发兔跳跃，建立了兔定量调控跳跃运动模型。该模型的优点是模拟了跳跃动作，为骨腱结合部运动损伤研究提供了坚实的平台，但是造模效率较低。本研究在此基础上，通过改良电刺激方式，增加高度监控和完善生物力学测试，从而达到更高效、精确的监控运动负荷，进而完成了动物模型的建立。本研究发现，经过体重标化后的兔起跳力峰值、落地力峰值、落地冲量2W、4W、6W、8W组之间均无差异（$P>0.05$），起跳力峰值范围为20.64~21.58N/kg，落地力峰值范围为17.28~19.74N/kg，落地冲量范围为3.79~4.75N·s/kg。起跳冲量2W组最大为4.56 N·s/kg，4W、6W、8W组均低于2W组，其中4W组具有显著差异（$P<0.05$）。提示兔定量主动跳跃训练呈现出兔由不适应到适应的阶段，

在跳跃训练中渐渐出现跳跃策略优化、跳跃训练适应的现象。结合组织病理学结果发现，跳跃训练6W，累积负荷量起跳力峰值为278142.6N，落地力峰值为249725.5N，起跳冲量为63741.2N·s，落地冲量为4 9711.3N·s可以成功造成PPTJ损伤纤维化动物模型，8W组由于对固定跳跃训练负荷量适应，同时兔自身跳跃策略优化等原因组织病理学有所改善。

4.2 跳跃负荷对PPTJ损伤纤维化组织学变化的影响

髌骨髌腱结合部连接两个完全不同的肌腱和骨骼部分，在力学载荷中起到应力缓冲的作用，也是最常见发生功能紊乱的骨骼肌肉系统之一。很多研究表明，肌腱病的主要组织学改变是肌腱组织变性，胶原基质破坏，细胞和蛋白多糖浓度增加，缺乏炎性细胞。尽管对肌腱病已有这些认识，但是关于PPTJ损伤纤维化的生物力学机制与分子生物学之间的原因还不清楚。本研究发现，正常的PPTJ组织胞核形态为扁平或纺锤体状，呈梭形串状排列，分布均匀；胶原纤维结构完整，呈现轻微的波浪；潮线清晰可见、连续完整，钙化与未钙化纤维软骨区域界线明显；偏振光下胶原纤维排列平行，整齐有序。JUM组的2W组细胞核形态轻微变圆，出现轻微的细胞异常聚集分布，软骨细胞增生；纤维结构有部分轻度断裂；潮线模糊，纤维软骨带增厚；偏振光下显示胶原纤维排列整齐程度降低，波浪状形态轻微增加。4W组细胞核接近卵圆形，细胞异常聚集分布中度增加，细胞质着色变浅，软骨细胞中度增生；纤维结构断裂程度增加，部分纤维束分离；潮线消失，纤维软骨带进一步增厚；偏振光下显示纤维软骨区胶原排列紊乱。6W组的细胞核明显变圆变大，细胞异常聚集分布明显增加，软骨细胞重度增生；纤维结构断裂程度严重，出现大量的纤维束分离；潮线不清晰，向肌腱方向严重推进，纤维软骨带增厚严重；偏振光下可见胶原排列杂乱无章，不规则，纤维束之间界限模糊，部分纤维结构缺失。8W组细胞核形态整体为扁平状，伴有卵圆形，有轻微软骨细胞增生分布其间；纤维结构大体整齐有序，但有部分轻微断裂；潮线模糊或不连续，有轻微的纤维软骨带增厚；偏振光下显示胶原纤维排列整齐有序，波浪状形态轻度增加（图12-11）。这些组织学变化与相关研究相一致，前人研究发现正常的骨腱结合部组织形态为平行排列的腱细胞逐渐过渡到平行排列肌腱纤维中，中间被纤维软骨细胞分开；损伤后的结合部中肌腱纤维排列紊乱或完全无序，纤维软骨区域增大，软骨细胞聚集，杂乱无序，看不到纤维束由肌腱穿过插入骨组织中。半定量分析显示，纤维软骨带厚度6W组最高（$P<0.01$），与4W组无差异（$P>0.05$），2W和8W组无差异（$P>0.05$）为最低。正常PPTJ组织粘多糖蛋白分布较少，沿纤维软骨带走形；JUM组的2W组粘多糖蛋白分布轻度增加，4W组中度增加，6W组粘多糖蛋白分布重度增加，呈现弥散性分布，伴有异常的聚集团块，8W组分布面积减小（图12-13）；半定量分析显示，粘多糖蛋白面积和胶原纤维面积均在6W时最大，2W时最小。综合组织学定性和半定量分析可知，跳跃负荷致PPTJ损伤纤维化过程中，6W损伤纤维化程度最为严重。

4.3　跳跃负荷对PPTJ损伤纤维化进程相关因子的影响

4.3.1　跳跃负荷对PPTJ组织中TGF-β1/Smad3信号通路的影响

TGF-β超家族信号可以调控细胞增殖、分化、迁移及凋亡等生物学过程，与肿瘤的发生和转移、组织纤维化等病理过程具有密切联系。TGF-β由390～412个氨基酸残基组成，N端含有一个信号肽。人类基因组中含有3个TGF-β基因：TGF-β1，TGF-β2，TGF-β3。TGF-β1与损伤愈合中病理纤维化有密切关系，是调控纤维化的核心生长因子。TGF-β1导致纤维化形成的机制包括刺激成纤维细胞增殖和迁移，合成ECM成分，造成ECM沉积增加，通过调节MMPs改变组织重塑平衡。本研究发现，JUM组TGF-β1纤维化进程相关因子表达显著高于相同时间节点的CON组（$P<0.01$）；其中6W组显著高于2W、4W、8W组（$P<0.01$），2W、4W、8W组之间无显著差异（$P>0.05$）。这与前人的研究结果一致，Morita等的一篇关于肌腱病中纤维化调节介质的系统综述中指出，与正常肌腱相比，无论是急性损伤或过度使用性损伤模型的肌腱中TGF-β表达均增加，而且表现出时序特征，但是不同动物模型的上调特征不一致。有研究表明TGF-β1在损伤早期能促进瘢痕形成，建立损伤部位的组织连续性。但是在损伤愈合的后期阶段，继续表达的TGF-β1会导致瘢痕增生，降低组织功能。也有研究发现外源性增加TGF-β1能提高损伤肌腱的力学性能，但是TGF-β1注射进入正常肌腱中会导致肌腱病形成；使用TGF-β1抑制剂可以促进损伤肌腱的修复，减少粘连，增加关节活动度。还有研究发现TGF-β1在肌腱损伤和修复过程中表达上调，在胶原生成和粘连形成中有重要作用，它指挥细胞对损伤做出应答，促使纤维蛋白形成，是纤维化、瘢痕和粘连形成的潜在发病机制。

Smads家族蛋白是TGF-β受体作用的直接底物，是在细胞内将配体与受体作用的信号由胞浆传导至细胞核的传递、调控分子，共有8个。Smads分为三类亚家族，第一类是受体调节型Smads，包括Smad1、Smad2、Smad3、Smad5、Smad8；第二类是通用型Smads，只有Smad4；第三类是抑制作用型Smads，包括 Smad6、Smad7。Smad3是TGF-β/Smad信号通路中重要介导者，可以调控纤维母细胞向肌成纤维细胞分化。本研究发现，JUM组Smad3纤维化进程相关因子表达显著高于相同时间节点的CON组（$P<0.01$）；其中6W组显著高于2W、4W、8W组（$P<0.01$，$P<0.05$，$P<0.01$），2W、4W、8W组之间无显著差异（$P>0.05$）。最新一项单细胞培养研究发现，IGF-1可以抑制Smad3转移到人类角膜细胞核中，是抑制人类角膜纤维化的一个新发现。Katzel等比较了敲出Smad3基因鼠与野生型鼠屈趾肌腱损伤后自然愈合情况，发现伤后14和21天敲出Smad3基因鼠肌腱粘连较轻，屈趾活动范围达到50%，是野生型鼠屈趾活动范围的2倍。

本研究发现，TGF-β1与Smad3因子均在跳跃6W组表达最高，此时也是组织学显示PPTJ纤维化程度最严重时。有人研究手术造成骨腱结合部损伤，发现TGF-β1在术后14天时出现高表达，并且持续表达至术后21天，Smad3也在术后14天表达增高，与骨腱结合部瘢痕增生的高峰一致，与本研究的结果相似。本研究还发现TGF-β1、Smad3与胶原纤维面积存在显著正相关（$r=0.647$，$P<0.01$；$r=0.678$，$P<0.01$）；TGF-β1与Smad3之间存在显著正相关（$r=0.603$，$P<0.05$）。因此，推测在PPTJ损伤纤维化过程中存在TGF-β1/Smad3信号通路的调控作用。

4.3.2 跳跃负荷对PPTJ组织中CTGF的影响

CTGF是CCN家族之一，富含半胱氨酸，有4个结构域，它通过多条途径导致细胞粘连、迁移、肌成纤维细胞活化、细胞外基质沉积和重建，与病理纤维化的发生关系密切。本研究发现，JUM组CTGF纤维化进程相关因子表达显著高于相同时间节点的CON组（$P<0.01$），其中4W、6W组均显著高于2W、8W组（$P<0.01$），4W与6W组、8W与2W组均无显著差异（$P>0.05$）。Fedorczyk等使用反复牵拉造成屈指肌腱腱病模型，发现12周后CTGF表达升高，出现了纤维化的组织病理学改变。CTGF与TGF-β关系密切，是TGF-β1下游效应介质，研究发现CTGF能诱导TGF-β表达，而产生的TGF-β又会促使产生更多的CTGF，这种正反馈调节最终导致组织纤维化。CTGF与Ⅰ、Ⅲ型胶原表达关系也较为密切。Loiselle等在屈指肌腱损伤后的2天、14天、21天分别注射CTGF的反义寡核苷酸把CTGF基因沉默，发现Ⅲ型胶原的α1链表达显著下降，屈指肌腱瘢痕和粘连减小。也有研究发现，注射博来霉素造大鼠肺纤维化模型，发现注射一周后CTGF启动子活性和表达达到峰值，而Ⅰ型胶原和其α2链启动子活性在第二周达到峰值，表明CTGF能够直接诱导原胶原纤维产生，导致肺纤维化。本研究还发现，CTGF与α–SMA、COL–Ⅰ、COL–Ⅲ存在显著正相关（$r=0.785$，$P<0.01$；$r=0.666$，$P<0.01$；$r=0.849$，$P<0.01$）；CTGF与Smad3之间存在显著正相关（$r=0.605$，$P<0.05$）。综上所述，可以推测CTGF是PPTJ损伤纤维化过程中TGF–β1/Smad3信号通路的下游效应介质，与最终PPTJ损伤纤维化发生关系密切。

4.3.3 跳跃负荷对PPTJ组织中α–SMA、COL–Ⅰ、COL–Ⅲ的影响

α–SMA在高度分化的成纤维细胞中表达，是肌成纤维细胞的特异性标志物。研究发现，肌成纤维细胞的异常表达会导致心脏、肺、肝脏、肾脏等组织的纤维化和病理性挛缩，对愈合进程有消极影响。本研究发现，JUM组α–SMA纤维化进程相关因子表达均显著高于相同时间节点的CON组（$P<0.01$），其中4W、6W组均显著高于2W、8W组（$P<0.01$），4W组显著高于6W组（$P<0.01$，$P<0.05$），8W、2W组之间无显著差异（$P>0.05$）。研究发现正常损伤愈合的生理阶段后期，肌成纤维细胞会通过细胞凋亡而消失，如果此阶段肌成纤维细胞仍有残留，就会导致损伤组织发生纤维化而丧失功能。Verjee等发现杜普征氏掌挛缩组织的结节中α–SMA阳性含量增大，具有收缩和沉积ECM的功能。Szczodry等研究发现3周跑台运动显著增加了髌腱α–SMA表达，从跑台运动组分离培养的髌腱细胞的α–SMA表达水平、产生的应力纤维和总胶原量均高于正常髌腱细胞，表明跑台产生的机械负荷增加了大鼠髌腱中肌成纤维细胞的表达，导致肌腱结构发生了改变。

胶原是ECM中最主要的结构和功能成分，大约有30种亚型，肌腱纤维化和瘢痕及粘连的典型病理改变是ECM沉积和胶原过度合成。本研究发现，JUM组COL–Ⅰ、COL–Ⅲ纤维化进程相关因子表达均显著高于相同时间节点的CON组（$P<0.01$）；其中COL–Ⅰ的6W组显著高于2W、4W、8W组（$P<0.01$），4W、8W组显著高于2W组（$P<0.01$），8W、4W组之间无显著差异（$P>0.05$）；COL–Ⅲ的4W、6W组均显著高于2W、8W组（$P<0.01$），4W组显著高于6W组（$P<0.05$），8W、2W组之间无显著差异（$P>0.05$）。有研究表明，肌腱病理区域同时有Ⅰ和Ⅲ型胶原，在肌腱修复和重建过程中，Ⅲ型胶原表达量会增高。Miller等发现，急性运动后的24小时内人类髌腱中胶原的合成速率为$0.05\% \sim 0.10\%$/小时，在运动后6小时合成速率显著增高。急性运动后胶原合成高速率维持$2 \sim 3$天。然而，现在没有数据揭示刺激肌腱胶原合成的最小负荷，

负荷刺激与胶原合成之间是"开关"关系，相应的负荷就会导致合适的胶原合成。但是过度的胶原合成会导致肌腱结构改变，发生肌腱病理肥厚或内部组成改变而影响力学性能。

本研究还发现，α–SMA、COL-Ⅰ、COL-Ⅲ与胶原纤维面积存在显著正相关（$r=0.667$，$P<0.01$；$r=0.914$，$P<0.01$；$r=0.543$，$P<0.05$）。综合结果可知，PPTJ损伤后α–SMA、COL-Ⅲ表达在4W时达到最大值，表明肌成纤维细胞增多，Ⅲ型胶原合成增大促使细胞外基质重塑快速有效的修复损伤组织，6W时COL-Ⅰ表达最高，α–SMA、COL-Ⅲ表达略微下降，但仍然处于高表达水平，造成胶原纤维含量增多，发生PPTJ损伤纤维化改变。

5　小结

①跳跃负荷导致髌骨髌腱结合部损伤纤维化在6W时最严重。②跳跃负荷会导致髌骨髌腱结合部TGF–β1分泌增加，激活Smad3，上调CTGF表达，促使α–SMA、COL-Ⅰ、COL-Ⅲ合成过度增加，导致损伤骨腱结合部修复失败，致使发生纤维化病理改变。

参考文献

［1］Hu Y Z, Birman V, Demyier–Black A, et al. Stochastic Interdigitation as a Toughening Mechanism at the Interface between Tendon and Bone［J］. Biophysical journal, 2015, 108（2）: 431–437.

［2］Kinneberg K R, Galloway M T, Butler D L, et al. Effect of implanting a soft tissue autograft in a central–third patellar tendon defect: biomechanical and histological comparisons［J］. Journal of biomechanical engineering, 2011, 133（9）: 091002.

［3］Galatz L M, Gerstenfeld L, Heber–Katz E, et al. Tendon regeneration and scar formation: the concept of scarless healing［J］. Journal of orthopaedic research: official publication of the Orthopaedic Research Society, 2015, 33（6）: 823–831.

［4］宋晓君. 兔定量调控跳跃运动模型的建立［D］. 北京：北京体育大学, 2014.

［5］Wang L，Gao W，Xiong K，et al. VEGF and BFGF Expression and Histological Characteristics of the Bone-Tendon Junction during Acute Injury Healing ［J］. Journal of sports science & medicine，2014，13（1）：15-21.

［6］Faramoushi M，Amir Sasan R，Sari Sarraf V，et al. Cardiac fibrosis and down regulation of GLUT4 in experimental diabetic cardiomyopathy are ameliorated by chronic exposures to intermittent altitude ［J］. Journal of cardiovascular and thoracic research，2016，8（1）：26-33.

［7］Cheng M，Wu G，Song Y，et al. Celastrol-Induced Suppression of the MiR-21/ERK Signalling Pathway Attenuates Cardiac Fibrosis and Dysfunction ［J］. Cell Physiol Biochem，2016，38（5）：1928-1938.

［8］Wang L，Qin L，Cheung W H，et al. A delayed bone-tendon junction healing model established for potential treatment of related sports injuries ［J］. British journal of sports medicine，2010，44（2）：114-120.

［9］Wang L，Gao W，Xiong K，et al. The effects of an early return to training on the bone-tendon junction post-acute micro-injury healing ［J］. Journal of sports science & medicine，2012，11（2）：238-244.

［10］王琳. 髌骨骨腱结合部损伤延迟愈合模型建立及冲击波治疗效果的研究 ［D］. 北京：北京体育大学，2007.

［11］Chow D H，Suen P K，Huang L，et al. Extracorporeal shockwave enhanced regeneration of fibrocartilage in a delayed tendon-bone insertion repair model ［J］. Journal of orthopaedic research：official publication of the Orthopaedic Research Society，2014，32（4）：507-514.

［12］Wang X，Mu C，Mu T，et al. Effects of Tongxinluo on myocardial fibrosis in diabetic rats ［J］. Journal of the Chinese Medical Association：JCMA，2016，79（3）：130-136.

［13］Nakama L H，King K B，Abrahamsson S，et al. VEGF，VEGFR-1，and CTGF cell densities in tendon are increased with cyclical loading：an in vivo tendinopathy model ［J］. Journal of orthopaedic research：official publication of the Orthopaedic Research Society，2006，24（3）：393-400.

［14］Ou Y S，Tan C，An H，et al. The effects of NSAIDs on types Ⅰ，Ⅱ and Ⅲ collagen metabolism in a rat osteoarthritis model ［J］. Rheumatol Int，2012，32（8）：2401-2405.

［15］Lui P，Zhang P，Chan K，et al. Biology and augmentation of tendon–bone insertion repair［J］. Journal of orthopaedic surgery and research，2010，5：59.

［16］Yukata K，Matsui Y，Shukunami C，et al. Differential expression of Tenomodulin and Chondromodulin–1 at the insertion site of the tendon reflects a phenotypic transition of the resident cells［J］. Tissue & cell，2010，42（2）：116–120.

［17］Rees J D H，J，Srikanthan A，West A. The Location of Pathology in Patellar Tendinopathy［J］. British journal of sports medicine，2013，47（9）：14–15.

［18］江大雷. 髌骨髌腱结合部跳跃损伤动物模型建立及运动后冷疗对损伤的影响［D］. 北京：北京体育大学，2015.

［19］郭振海，黄昌林，高旺. 不同训练模式对兔跟腱末端区生物力学性能的影响［J］. 解放军医学杂志，2012（1）：70–72.

［20］黄昌林，高旺，黄涛，等. 循环训练模式对兔跟腱末端区组织形态学的影响［J］. 解放军医学杂志，2012（5）：515–518.

［21］Leung K S，Chong W S，Chow D H，et al. A Comparative Study on the Biomechanical and Histological Properties of Bone–to–Bone，Bone–to–Tendon，and Tendon–to–Tendon Healing：an Achilles Tendon–Calcaneus Model in Goats［J］. The American journal of sports medicine，2015，43（6）：1413–1421.

［22］Sonnabend D H，Howlett C R，Young A A. Histological evaluation of repair of the rotator cuff in a primate model［J］. The Journal of bone and joint surgery British volume，2010，92（4）：586–594.

［23］徐斌. 循环载荷髌腱骨腱结合部损伤动物模型的建立［D］. 北京：北京体育大学，2010.

［24］Gaida J E，Bagge J，Purdam C，et al. Evidence of the TNF–alpha system in the human Achilles tendon：expression of TNF–alpha and TNF receptor at both protein and mRNA levels in the tenocytes［J］. Cells Tissues Organs，2012，196（4）：339–352.

［25］Agabalyan N. Tendinopathy–from basic science to treatment［J］. International journal of experimental pathology，2013，94（4）：A1.

［26］Penn J W，Grobbelaar A O，Rolfe K J. The role of the TGF–beta family in wound healing，burns and scarring：a review［J］. International journal of burns and trauma，2012，2（1）：18–28.

［27］Arno A I，Gauglitz G G，Barret J P，et al. New molecular medicine-based scar management strategies［J］. Burns：journal of the International Society for Burn Injuries，2014，40（4）：539-551.

［28］Morita W，Snelling S J，Dakin S G，et al. Profibrotic mediators in tendon disease：a systematic review［J］. Arthritis Res Ther，2016，18（1）：269.

［29］Cui Q，Wang Z，Jiang D，et al. HGF inhibits TGF-beta1-induced myofibroblast differentiation and ECM deposition via MMP-2 in Achilles tendon in rat ［J］. Eur J Appl Physiol，2011，111（7）：1457-1463.

［30］Majewski M，Ochsner P E，Liu F，et al. Accelerated healing of the rat Achilles tendon in response to autologous conditioned serum［J］. The American journal of sports medicine，2009，37（11）：2117-2125.

［31］Bell R，Li J，Gorski D J，et al. Controlled treadmill exercise eliminates chondroid deposits and restores tensile properties in a new murine tendinopathy model ［J］. Journal of biomechanics，2013，46（3）：498-505.

［32］Loiselle A E，Yukata K，Geary M B，et al. Development of antisense oligonucleotide（ASO）technology against Tgf-beta signaling to prevent scarring during flexor tendon repair［J］. Journal of orthopaedic research：official publication of the Orthopaedic Research Society，2015，33（6）：859-866.

［33］Jiang D，Jiang Z，Li Z，et al. Suppression of the production of extracellular matrix and alpha-smooth muscle actin induced by transforming growth factor-beta1 in fibroblasts of the flexor tendon sheath by hepatocyte growth factor［J］. Scandinavian journal of plastic and reconstructive surgery and hand surgery/Nordisk plastikkirurgisk forening［and］Nordisk klubb for handkirurgi，2008，42（4）：169-173.

［34］陈兵，易斌，鲁开智. Smads蛋白家族调控细胞分化的研究进展［J］. 医学研究生学报，2013（5）：544-547.

［35］Sarenac T，Trapecar M，Gradisnik L，et al. Single-cell analysis reveals IGF-1 potentiation of inhibition of the TGF-beta/Smad pathway of fibrosis in human keratocytes in vitro［J］. Sci Rep，2016，6：34373.

［36］Katzel E B，Wolenski M，Loiselle A E，et al. Impact of Smad3 loss of function on scarring and adhesion formation during tendon healing［J］. Journal of orthopaedic research：official publication of the Orthopaedic Research Society，2011，29（5）：684-693.

［37］陈奇，眭杰，陈智，等. 肩袖冈上肌骨-肌腱结合部损伤愈合动物模型的建立［J］. 中国矫形外科杂志，2012（12）：1120–1123.

［38］Lau L F，Lam S C. The CCN family of angiogenic regulators：the integrin connection［J］. Exp Cell Res，1999，248（1）：44–57.

［39］Kenneth E，Lipson C W，Yuchin Teng，Suzanne Spong. CTGF is a central mediator of tissue remodeling and fibrosis and its inhibition can reverse the process of fibrosis［J］. Fibrogenesis & Tissue Repai，2012，5：8.

［40］Ponticos M，Holmes A M，Shi-wen X，et al. Pivotal role of connective tissue growth factor in lung fibrosis：MAPK-dependent transcriptional activation of type I collagen［J］. Arthritis Rheum，2009，60（7）：2142–2155.

［41］Weiss M，Unterhauser F N，Weiler A. Crimp frequency is strongly correlated to myofibroblast density in the human anterior cruciate ligament and its autologous tendon grafts［J］. Knee Surg Sport Tr A，2012，20（5）：889–895.

［42］Castella L F，Gabbiani G，McCulloch C A，et al. Regulation of myofibroblast activities：calcium pulls some strings behind the scene［J］. Experimental Cell Research，2010，316（15）：2390–2401.

［43］Wynn T A. Common and unique mechanisms regulate fibrosis in various fibroproliferative diseases［J］. The Journal of clinical investigation，2007，117（3）：524–529.

［44］Verjee L S，Midwood K，Davidson D，et al. Myofibroblast distribution in Dupuytren's cords：correlation with digital contracture［J］. The Journal of hand surgery，2009，34（10）：1785–1794.

［45］Szczodry M，Zhang J，Lim C，et al. Treadmill running exercise results in the presence of numerous myofibroblasts in mouse patellar tendons［J］. Journal of orthopaedic research ：official publication of the Orthopaedic Research Society，2009，27（10）：1373–1378.

［46］Davis M E，Gumucio J P，Sugg K B，et al. MMP inhibition as a potential method to augment the healing of skeletal muscle and tendon extracellular matrix［J］. Journal of applied physiology，2013，115（6）：884–891.

［47］Sodersten F，Hultenby K，Heinegard D，et al. Immunolocalization of collagens （ I and III ） and cartilage oligomeric matrix protein in the normal and injured equine superficial digital flexor tendon［J］. Connective tissue research，2013，54（1）：62–69.

〔48〕Miller B F, Olesen J L, Hansen M, et al. Coordinated collagen and muscle protein synthesis in human patella tendon and quadriceps muscle after exercise 〔J〕. J Physiol, 2005, 567（Pt 3）: 1021-1033.

〔49〕Kjaer M, Langberg H, Heinemeier K, et al. From mechanical loading to collagen synthesis, structural changes and function in human tendon〔J〕. Scand J Med Sci Sports, 2009, 19（4）: 500-510.

附图　PPTJ组织免疫组化染色图片

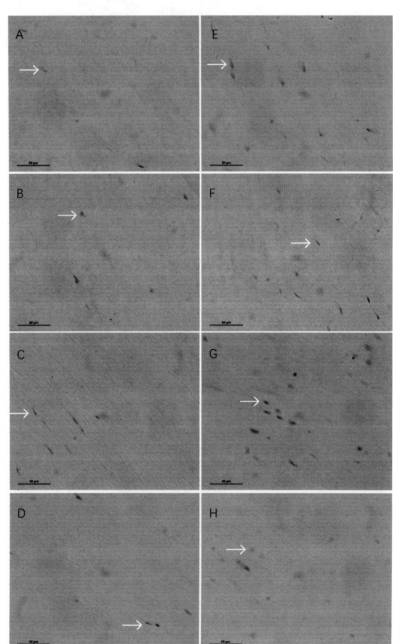

附图1　TGF-β1在PPTJ组织中的表达（标尺长度=50μm，400X）

注：图A、B、C、D分别为CON组的2W、4W、6W、8W时间节点。图E、F、G、H分别为JUM组的2W、4W、6W、8W时间节点。点状着色为阳性染色细胞（箭头指示）。

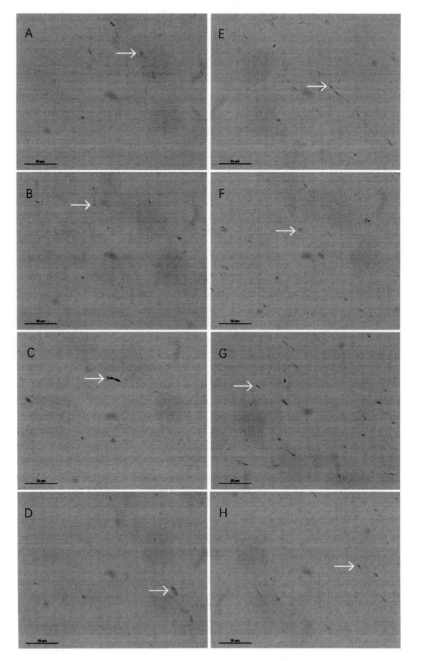

附图2　Smad3在PPTJ组织的表达（标尺长度=50μm，400X）

注：图A、B、C、D分别为CON组的2W、4W、6W、8W时间节点。图E、F、G、H分别为JUM组的2W、4W、6W、8W时间节点。点状着色为阳性染色细胞（箭头指示）。

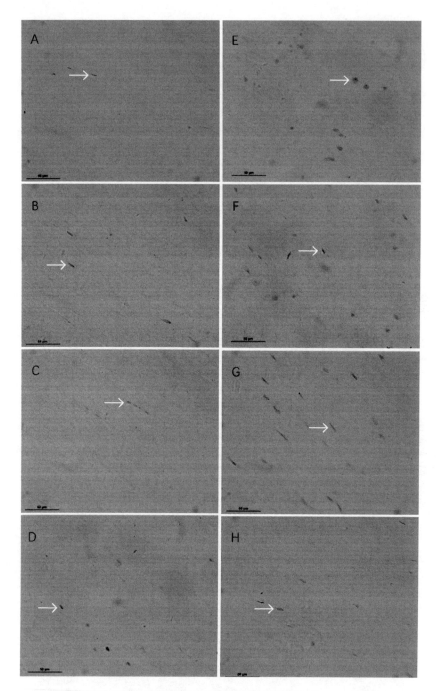

附图3　CTGF在PPTJ组织中的表达（标尺长度=50μm，400X）

注：图A、B、C、D分别为CON组的2W、4W、6W、8W时间节点。图E、F、G、H分别为JUM组的2W、4W、6W、8W时间节点。点状着色为阳性染色细胞（箭头指示）。

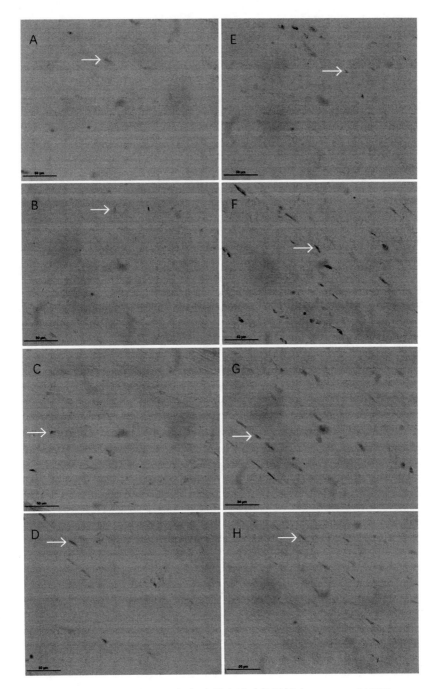

附图4 α-SMA在PPTJ组织中的表达（标尺长度=50μm，400X）

注：图A、B、C、D分别为CON组的2W、4W、6W、8W时间节点。图E、F、G、H分别为JUM组的2W、4W、6W、8W时间节点。点状着色为阳性染色细胞（箭头指示）。

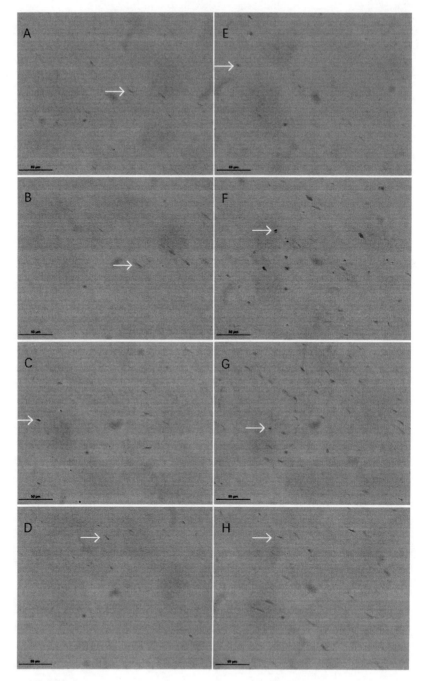

附图5　COL-I在PPTJ组织中的表达（标尺长度=50μm，400X）

注：图A、B、C、D分别为CON组的2W、4W、6W、8W时间节点。图E、F、G、H分别为JUM组的2W、4W、6W、8W时间节点。点状着色为阳性染色细胞（箭头指示）。

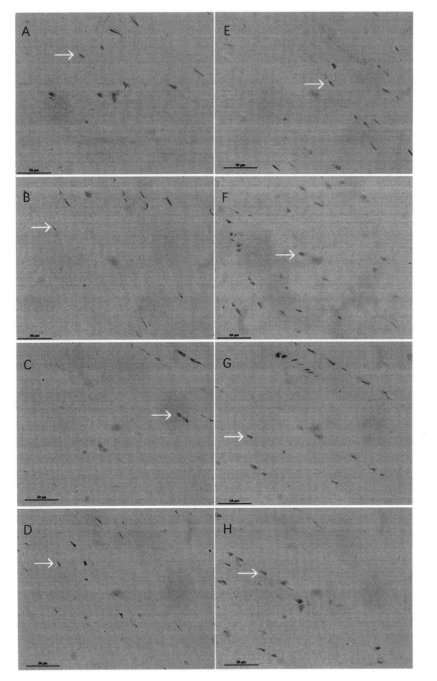

附图6　COL-III在PPTJ组织中的表达（标尺长度=50μm，400X）

注：图A、B、C、D分别为CON组的2W、4W、6W、8W时间节点。图E、F、G、H分别为JUM组的2W、4W、6W、8W时间节点。点状着色为阳性染色细胞（箭头指示）。

第十三章 冷水浴对骨腱结合部
纤维化进程的影响

1 引言

骨腱结合部损伤在跳跃运动项目的优秀运动员中发生率很高，并且治疗较困难，寻找有效的非手术性治疗方法一直是运动医学领域需要解决的主要问题之一。冷水浴能显著减轻损伤肌腱疼痛，对慢性肌腱病具有良好的治疗效果，但对骨腱结合部损伤纤维化进程的影响还未见报道。本研究在不同跳跃负荷积累量对兔骨腱结合部纤维化影响实验的基础上，分别观察不同时间点运动后即刻给予冷水浴干预，探讨冷水浴对骨腱结合部损伤愈合中纤维化进程的影响，为骨腱结合部损伤的预防和修复提供理论依据和有效方法。研究假设：冷水浴可能通过两条途径抑制骨腱结合部纤维化进程，一是直接下调TGF-β1表达，抑制后续信号转导通路；二是促进HGF分泌增加，恢复TIMP-1与MMP-1、MMP-9的平衡，降解ECM中COL-Ⅰ、COL-Ⅲ成分，抑制纤维化进程。

2 研究方法

2.1 研究对象与分组

48只雌性新西兰成年白兔，分为对照组（CON）、单纯跳跃组（JUM）和跳跃训练后冷水浴干预组（JUM+CWI），每组16只。每组又分为2W、4W、6W、8W 4个训练时长，每个训练时长4只，具体情况如表13-1所示。CON和JUM组与研究Ⅰ相同；JUM+CWI组：每次跳跃训练结束后即刻进行冷水浴干预。动物单笼饲养，自由活动和进食。

表13-1　实验动物分组（只）

训练时长	CON	JUM	JUM+CWI
2W	4	4	4
4W	4	4	4
6W	4	4	4
8W	4	4	4

2.2　动物训练方法

采用改良的前期研究建立的兔定量跳跃装置进行训练。包括电刺激器及动物跳台（DSTT-1），激光发射及接收器（ZL-QTJS002），NEWTECH便携式三维测力台（型号9286B，序列号251261E，尺寸为600毫米×400毫米，深圳纽泰克电子有限公司），电脑及配套软件。具体操作为：将兔上肢用套索装置提起呈预备姿势，身体与地面约60°，双后肢着地立于跳台上。设定刺激电压为15kV，电流10～20mA，刺激频率为5次/分钟。电刺激引发兔向前上方跳跃，兔腾空及落地过程中牵引绳始终处于游离状态，每次跳跃后将兔放回原起跳位置并恢复到预备姿势。激光发射及接收器分别固定在跳台两侧，用来监控兔跳跃高度，跳跃高度不合格不予计数。对合格跳跃的定义：兔以预备姿势在电刺激的作用下向正前上方跳跃，跳跃高度达到规定标准（10厘米）以上，双后肢落地自然缓冲。正式实验前对实验人员进行培训，以确保实验质量控制的精确性和可靠性。适应性喂养3天后，进行适应性训练3天，淘汰不能正常跳跃的兔子。每天跳跃次数依次递增，分别为50次、100次、150次。每次训练前及训练中通过安抚等方式消除兔紧张情绪，形成稳定的跳跃模式。正式试验，每天跳跃150次，分为10组，每组跳跃15次，每12秒跳一次，组间休息3分钟，每跳跃60次休息6分钟。每周训练5天。经过适应性预训练后，兔可形成条件反射，此时仅依靠电刺激器声响也可造成兔全力跳跃，故每周五采用测力台和配套Bioware软件同步记录兔跳跃蹬地和落地的生物力学数据。

2.3　冷水浴方法

在跳跃完成后即刻进行间歇冷水浴，冷水温度控制在（10±2）℃范围内。具体方法：将兔整个下肢部分至髋部浸入冷水中，分3次，每次5分钟，中间休息1分钟，结束后用干毛巾擦拭动物下肢，并用吹风机吹干，放入兔笼自由活动，而对照组动物在此期间放置在室温环境下（图13-1）。

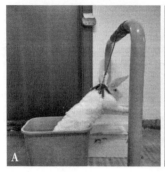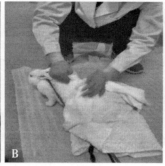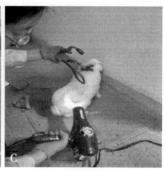

图13-1 训练后冷水浴

注：A冷水浴，B干毛巾擦拭，C吹风机吹干。

2.4 取材及样品处理

JUM组和JUM+CWI组完成相应时间点训练和冷水浴，禁食24小时后，戊巴比妥钠过量麻醉处死实验动物。手术刀划开皮肤，暴露整个兔膝关节前部，于髌骨上方0.5厘米处，横断股四头肌末端，分离髌腱两侧，横断髌腱下端与胫骨结节连接处，将髌骨—髌腱复合体取下。在培养皿中用生理盐水冲洗后，于髌骨骨尖处离断，分为髌骨—髌腱结合部和髌腱。骨腱结合部迅速放入4%多聚甲醛（30525-89-4，国药集团化学试剂）溶液中固定48小时后，移入10%甲酸缓冲脱钙液中脱钙21天，之后沿髌骨正中线将髌骨—髌腱结合部矢状面切开，分别放入组织包埋盒中流水冲洗12小时，放入70%乙醇溶液中保存。存放于70%乙醇溶液中的髌骨—髌腱结合部于全自动生物组织脱水机中进行常规脱水、透明、浸蜡、石蜡包埋机包埋，制作成髌骨—髌腱结合部石蜡标本。之后石蜡切片机沿标本矢状面由中间向外行连续切片，切片厚度为7 μm。

2.5 组织染色

2.5.1 HE染色

石蜡组织切片放入烤箱（DGG-9023A，上海森信）60℃烤片30分钟，之后常规脱蜡，经过二甲苯（1330-20-7，国药集团化学试剂）Ⅰ10分钟、二甲苯Ⅱ10分钟；梯度酒精（64-17-5，国药集团化学试剂）水化，浓度依次为100%、95%、80%、70%、蒸馏水各2分钟；苏木素（G1140，Solarbio）染色12分钟；流水冲洗1分钟；蒸馏水1分钟；1%盐酸酒精分化3秒；蒸馏水Ⅰ1

分钟、蒸馏水Ⅱ1分钟；1%氨水返蓝1分钟；流水冲洗1分钟；伊红（G1100，Solarbio）复染5分钟；流水冲洗1分钟；蒸馏水1分钟；梯度酒精脱水，浓度依次为95%Ⅰ、95%Ⅱ、100%Ⅰ、100%Ⅱ各2分钟；之后组织透明，经过二甲苯Ⅰ5分钟、二甲苯Ⅱ5分钟；最后中性树胶（10004160，国药集团化学试剂）封片。

2.5.2　Safranin O染色

石蜡组织切片放入烤箱60℃烤片30分钟，常规脱蜡，经过二甲苯Ⅰ10分钟、二甲苯Ⅱ10分钟；梯度酒精水化，浓度依次为100%、90%、70%、蒸馏水各2分钟；0.1%固绿（CAS：2353-45-9，ACROS ORGANICS，US）1分钟；1%乙酸（64-19-7，国药集团化学试剂）1分钟；0.1%番红（CAS：477-73-6，ACROS ORGANICS，US）12分钟；酒精脱水，100%乙醇Ⅰ1分钟；100%乙醇Ⅱ40秒；之后组织透明，经过二甲苯Ⅰ5分钟、二甲苯Ⅱ5分钟；最后中性树胶封片。

2.5.3　Masson染色

采用Masson染色液（G1340，Solarbio）试剂盒进行染色。首先石蜡组织切片放入烤箱60℃烤片30分钟，之后常规脱蜡，经过二甲苯Ⅰ10分钟、二甲苯Ⅱ10分钟；梯度酒精水化，浓度依次为100%、95%、80%、70%、蒸馏水各2分钟；Weigert铁苏木素染色10分钟；流水冲洗1分钟；1%盐酸酒精分化3秒；流水冲洗1分钟；Masson蓝化液返蓝3分钟；流水冲洗1分钟；蒸馏水1分钟；丽春红品红5分钟；流水冲洗1分钟；0.2%乙酸溶液1分钟；1%磷钼酸溶液分化2~3分钟，显微镜下观察控制；0.2%乙酸溶液1分钟；2%苯胺蓝染色4分钟；0.2%乙酸溶液1分钟；梯度酒精脱水，浓度依次为80%、90%、100%各2分钟；之后组织透明，经过二甲苯Ⅰ5分钟、二甲苯Ⅱ5分钟；最后中性树胶封片。

2.5.4　免疫组织化学染色

石蜡组织切片放入烤箱60℃烤片30分钟；之后常规脱蜡，经过二甲苯Ⅰ10分钟、二甲苯Ⅱ10分钟；梯度酒精水化，浓度依次为100%Ⅰ、100%Ⅱ、90%、80%、70%、蒸馏水各2分钟；0.01M PBS（ZLI-9063，中杉金桥）浸洗3次，每次5分钟；滤纸擦拭组织周围水分，用PAP画圈笔（XL-1000，Japan）把标本圈住，滴加0.2%胰酶（9002-07-7，AMRESCO，US），用100μl加样枪头拨弄液体至覆盖标本；之后37℃恒温水浴箱（精科华瑞，北京）抗原修复处理30分钟；0.01M PBS浸洗3次，每次5分钟；滴加3%H_2O_2离子水消除内源性过氧化物酶活性15分钟；0.01M PBS浸洗3次，每次5分钟；滴加封闭用正常山羊血清工作液15分钟；之后倾去多余血清，滴加一抗4℃过夜（15~16小时）；次日37℃恒温水浴30分钟；0.01M PBS浸洗3次，每次5分钟；滴加生物素化二抗工作液（IgG/Bio）室温下孵育20分钟；0.01M PBS浸洗3次，每次5分钟；滴加辣根酶标记链霉卵蛋白工作液（S-A/HRP）室温孵育20分钟；0.01M PBS浸洗3次，每次5分钟；之后DAB避光显色2~5分钟，显微镜观察显色情况；流水冲洗10分钟，梯度酒精脱水，浓度依次为80%、95%Ⅰ、95%Ⅱ、100%Ⅰ、100%Ⅱ各2分钟；之后组织透明，经过二甲苯Ⅰ5分钟、二甲苯Ⅱ5分钟；最后中性树胶（10004160，国药集团化学试剂）封片。试验中做阳性对照和阴性空白对照。

免疫组织化学染色所用一抗及相关试剂均购买于北京博奥森生物技术有限公司（Beijing biosynthesis biotechnology co., LTD），抗体稀释比例均为1：100。其中一抗包括转化生长因子-β1（TGF-β1，bs-0086R），Ⅰ型胶原蛋白（CollagenⅠ，bs-0578R），Ⅲ型胶原蛋白（CollagenⅢ，bs-0549R），肝细胞生长因子（HGF，bs-0578R），金属蛋白酶组织抑制因子-1（TIMP-1，bs-4600R），基质金属蛋白酶-1（MMP-1，bs-4597R），基质金属蛋白酶-9（MMP-9，bs-4593R）。相关试剂包括DAB（C-0010），免疫组化染色试剂盒（SP-0023）。

2.6 图像采集

HE、番红、Masson和免疫组织化学染色采用Nikon 50i Japan光学显微成像系统在相应倍数下进行图像采集。其中HE和番红染色依次拍摄20×、40×、100×照片，免疫组织化学染色拍摄20×、40×、100×和400×照片。100×和400×均从骨腱结合部的髌尖侧开始，连续拍摄5张图片。在拍摄图像前，进行自动白平衡处理，并且保持显微镜光源和光圈大小恒定，保证所有图像处于统一背景颜色下拍摄。

2.7 冷水浴组跳跃负荷累积量

三维测力台数据运用Bioware（版本号：3.2.6.104）软件进行提取，导出数据后，选取起跳过程中最大地面反作用力和冲量，以及落地过程中最大地面反作用力和冲量。计算出不同时间点体重标化后的生物力学参数变化。纵向跟踪每一只兔的训练负荷，累加至相应训练时长，得到跳跃负荷累积量（表13-2）。

表13-2 冷水浴组跳跃负荷累积量

力学指标	2W	4W	6W	8W
起跳力峰值（N）	72357.0 ± 6912.28	160822.0 ± 44614.32	255892.5 ± 20593.51	332061.2 ± 22433.35
落地力峰值（N）	71401.9 ± 6130.40	139919.6 ± 14856.51	268978.8 ± 37524.60	310372.2 ± 45514.37
起跳冲量（N·s）	20981.4 ± 4625.90	29769.7 ± 9278.66	47550.6 ± 12205.73	66297.9 ± 2640.65
落地冲量（N·s）	20147.2 ± 463.73	39874.9 ± 3310.85	56199.6 ± 4364.03	80732.8 ± 9428.77

2.8 组织学评定

组织学图片的评定均采用MetaMorph Premier Offline（版本号：7.7，USA）图像分析软件进行处理，包括定性描述和半定量分析两种方式。

2.8.1 PPTJ组织病理学评定

观察HE染色图片定性描述细胞排列、分布，潮线变化，并在偏振光显微镜下观察胶原形态、排列规律性、粗细差异情况。观察Masson染色图片定性描述PPTJ胶原纤维含量变化情况。采用已经建立的方法半定量描述组织学改变，具体方法如下：

①纤维软骨带厚度

采用图像分析软件在HE染色100×图片上进行测量，首先根据细胞形态圈出纤维软骨带区域，包含钙化软骨和纤维软骨，计算出面积；然后在纤维软骨带区域中间画一条中线，计算出长度；用面积除以长度即为纤维软骨厚度。每个标本切片取3张图片进行计算取平均值（图13-2）。

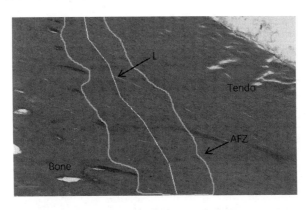

图13-2 PPTJ纤维软骨带厚度测定方法（标尺长度：100μm，100×）

注：纤维软骨带面积（Area of fibrocartilage zone，AFZ），长度（Length，L）。

②粘多糖蛋白区域面积

Safranin O染色被用于反映基质中蛋白多糖的数量，是反映PPTJ纤维软骨带形成的基本指标。观察粘多糖蛋白分布特征，采用图像分析软件在Safranin O染色100×图片上测量粘多糖蛋白面积。每个标本切片取3张图片进行计算取平均值。

③胶原纤维面积测定

采用图像分析软件在Masson染色100×图片上测量，圈定PPTJ区域，计算胶原纤维面积。每个标本切片取3张图片进行计算取平均值。

2.8.2 免疫组织化学评定方法

免疫组织化学评定方法参考Nakama和Ou使用的方法，采用图像分析软件处理PPTJ区域随机拍照的3张400×图片，计算每张400×图片中阳性染色细胞的数目，除以图像面积计算出每张图片中阳性染色细胞密度，然后取平均值。

2.9 统计学处理

数据以Mean ± SD表示，所有数据在统计分析前经正态性检验和方差齐性检验。跳跃的生物力学参数采用单因素方差分析，post hoc采用LSD。其他指标采用双因素方差分析，两因素为处理因素（安静对照、运动干预、冷水浴）和时间因素（2W、4W、6W、8W），post hoc采用LSD，若两因素交互作用显著（$P<0.05$），则采用简单效应检验。指标间的相关关系采用Pearson相关分析。$P<0.05$、$P<0.01$为具有统计学意义。

3 结果

3.1 冷水浴组不同时间点生物力学参数变化

结果显示，体重标化后的起跳力峰值、落地力峰值、落地冲量不同训练时间点差异均无统计学意义（$F=0.167$，$P=0.917$；$F=1.938$，$P=0.164$；$F=0.574$，$P=0.640$）。体重标化后的起跳冲量不同训练时间点差异有统计学意义（$F=3.875$，$P=0.029$），4W、6W、8W组均显著低于2W组（$P=0.007$，$P=0.050$，$P=0.014$），如表13–3所示。

表13-3 冷水浴组不同时间点体重标化后的生物力学参数变化

力学指标	2W	4W	6W	8W
起跳力峰值（N/kg）	19.94 ± 1.13	20.21 ± 4.70	21.25 ± 1.73	20.51 ± 3.42
落地力峰值（N/kg）	19.56 ± 2.59	17.67 ± 1.46	21.12 ± 2.59	19.10 ± 2.30
起跳冲量（N·s/kg）	4.70 ± 0.90	3.24 ± 0.45aa	3.70 ± 0.84a	3.40 ± 0.70a
落地冲量（N·s/kg）	5.05 ± 0.47	4.84 ± 0.83	4.48 ± 0.64	4.63 ± 0.92

注：a/aa—与2W相比，$P<0.05/0.01$。

3.2 跳跃运动后冷水浴对PPTJ组织学变化的影响

3.2.1 跳跃运动后冷水浴对PPTJ组织学影响的定性描述

结合第十二章组织学图像可知，与JUM组相比，JUM+CWI组的2W、4W、6W、8W时间节点组织学形态均有所改善，但是均没有恢复到CON组的正常结构。JUM+CWI组：2W组细胞核呈现卵圆形，细胞异常聚集分布消失，但软骨细胞仍然增生；纤维结构有所改善；潮线仍然模糊，纤维软骨带厚度减少（图13-3，A）；偏振光下显示纤维软骨区胶原纤维排列折光性降低，肌腱处纤维排列整齐（图13-3，A1）；光镜下可见，与JUM组相比，粘多糖蛋白分布区域无差异，均大于CON组（图13-4，A）。4W组细胞核接近卵圆形，仍然存在细胞异常聚集区域，细胞质着色较均匀，软骨细胞增生改善；纤维结构较完整；潮线仍然不存在，纤维软骨带厚度减小（图13-3，B）；偏振光下显示胶原排列较整齐有序（图13-3，B1）；光镜下可见，与JUM组相比，粘多糖蛋白分布面积减小（图13-4，B）。JUM+CWI组的6W组依旧是组织形态结构最差的，但与相同时间点JUM组相比仍有所改善，细胞核大体呈现圆形，细胞异常聚集分布区域减少，软骨细胞增生改善；存在纤维结构断裂现象；潮线不存在，纤维软骨带厚度减小（图13-3，C）；偏振光下可见胶原排列紊乱，纤维束之间界限模糊（图13-3，C1）；光镜下可见粘多糖蛋白分布面积减小，集中在纤维软骨带区域（图13-4，C）。8W HE染色图像显示，细胞核形态整体为扁平状，伴有卵圆形，呈串珠状走形，存在轻微软骨细胞增生；纤维结构排列有序；潮线较为清晰，有轻微纤维软骨带增厚（图13-3，D）；偏振光下显示胶原纤维排列整齐有序（图13-3，D1）；光镜下可见粘多糖蛋白分布区域较为集中（图13-4，D）。

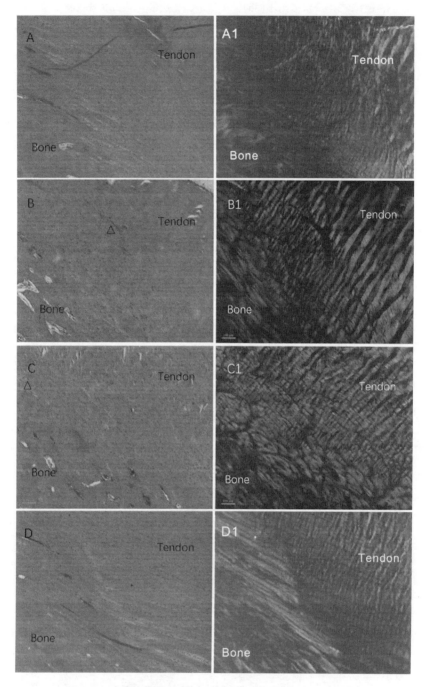

图13-3 PPTJ组织HE染色（标尺长度=100μm，100X）

注：图A、B、C、D分别为JUM+CWI组的2W、4W、6W、8W时间节点的HE染色图像，A1、B1、C1、D1为对应的偏振光图像。图中三角形指示为异常细胞聚集区域。

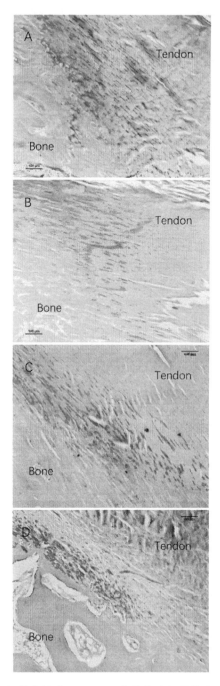

图13-4　PPTJ组织粘多糖（Safranin 0）染色（标尺长度=100μm，100X）

注：图A、B、C、D分别为JUM+CWI组的2W、4W、6W、8W时间节点粘多糖染色图片，图中黑色点状区域为粘多糖。

3.2.2 跳跃运动后冷水浴对PPTJ组织学影响的半定量分析

不同跳跃训练时间和不同干预手段对PPTJ组织纤维软骨带厚度、粘多糖面积、胶原纤维面积变化的主效应均有统计学意义（$P<0.01$），且两者之间均有交互作用（$P<0.01$）。LSD多重比较显示，干预手段中的JUM+CWI组纤维软骨带厚、粘多糖面积、胶原纤维面积与CON组和JUM组相比，差异均有统计学意义（$P<0.01$）。

简单效应检验发现：JUM+CWI组纤维软骨带厚度与相同时间节点的CON组相比，2W组差异无统计学意义（$P=0.414$），4W、6W、8W组均显著增厚，差异有统计学意义（$P=0.000$，$P=0.000$，$P=0.001$）；与相同时间节点的JUM组相比，JUM+CWI组的2W、8W组差异无统计学意义（$P=0.123$，$P=1.000$），4W、6W组显著下降，差异有统计学意义（$P=0.016$，$P=0.000$）。JUM+CWI组粘多糖面积与相同时间节点的CON组相比，2W、4W、6W、8W组均显著增大，差异有统计学意义（$P=0.000$）；与相同时间节点的JUM组相比，JUM+CWI组的2W、4W、6W、8W组均显著减小，差异有统计学意义（$P=0.000$）。JUM+CWI组胶原纤维面积与相同时间节点的CON组相比，2W、4W、6W、8W组均显著增大，差异有统计学意义（$P=0.000$）；与相同时间节点的JUM组相比，JUM+CWI组的2W组差异无统计学意义（$P=0.118$），4W、6W、8W组均显著下降，差异有统计学意义（$P=0.000$，$P=0.000$，$P=0.001$），如表13-4所示。

表13-4　跳跃运动后冷水浴对PPTJ损伤组织学的影响

周数	分组	FZT（μm）	GA（μm^2）	CA（μm^2）
2W	CON	202.4 ± 28.11	8319.7 ± 1453.57	15033.1 ± 2275.02
	JUM	278.3 ± 62.37	23588.8 ± 5601.27	30618.6 ± 3967.17
	JUM+CWI	234.2 ± 32.42	15433.3 ± 1582.03[aa/bb]	26740.4 ± 2126.80[aa]
4W	CON	176.0 ± 33.72	11118.3 ± 1398.33	16539.1 ± 2393.68
	JUM	326.5 ± 42.50	36092.7 ± 4477.63	59661.2 ± 5007.75
	JUM+CWI	269.7 ± 28.26[aa/b]	27471.8 ± 2474.01[aa/bb]	38263.3 ± 3326.2[aa/bb]
6W	CON	199.3 ± 28.17	10768.5 ± 1358.17	16532.5 ± 1413.26
	JUM	381.4 ± 53.30	45275.6 ± 2848.93	77981.2 ± 6492.23
	JUM+CWI	278.3 ± 27.87[aa/bb]	35364.8 ± 2818.47[aa/bb]	55856.5 ± 2202.58[aa/bb]

（续表）

周数	分组	FZT（μm）	GA（μm²）	CA（μm²）
8W	CON	187.4 ± 18.65	9756.9 ± 1568.61	17734.3 ± 1368.59
	JUM	272.1 ± 35.51	33802.4 ± 3004.98	47296.9 ± 2409.27
	JUM+CWI	263.3 ± 21.70[aa]	24614.7 ± 5832.08[aa/bb]	40558.0 ± 3468.77[aa/bb]
F（P value）	训练时间	7.52（<.001）	76.73（<.001）	216.55（<.001）
	干预手段	82.60（<.001）	449.25（<.001）	943.72（<.001）
	交互作用	4.41（.001）	13.58（<.001）	68.10（<.001）

注：相同时间节点比较：a/aa—与CON相比，P<0.05/0.01。b/bb—与JUM相比，P<0.05/0.01。纤维软骨带宽度（fibrocartilage zone thickness, FZT）。粘多糖面积（Glycosaminoglycans Area, GA）。胶原纤维面积（Collagen Area, CA）。

3.3　跳跃运动后冷水浴对PPTJ纤维化相关因子表达的影响

不同跳跃训练时间和不同干预手段对PPTJ组织TGF-β1、TIMP-1、COL-Ⅰ、COL-Ⅲ纤维化相关因子表达变化的主效应均有统计学意义（P<0.01），且两者之间均有交互作用（P<0.01）。LSD多重比较显示，干预手段中的JUM+CWI组TGF-β1、TIMP-1、COL-Ⅰ、COL-Ⅲ纤维化相关因子表达与CON组和JUM组相比，差异均有统计学意义（P<0.01）。

简单效应检验发现：JUM+CWI组TGF-β1表达与相同时间节点的CON组相比，2W、4W、6W、8W组均显著升高，差异有统计学意义（P=0.001，P=0.000，P=0.004，P=0.001）；与相同时间节点的JUM组相比，JUM+CWI组的2W、4W、6W组显著下降，差异有统计学意义（P=0.000），8W组差异无统计学意义（P=0.083）。JUM+CWI组TIMP-1表达与相同时间节点的CON组相比，2W、4W、6W、8W组均显著升高，差异有统计学意义（P=0.000）；与相同时间节点的JUM组相比，JUM+CWI组的2W、4W、6W组显著下降，差异有统计学意义（P=0.003，P=0.000，P=0.000），8W组差异无统计学意义（P=0.094）。JUM+CWI组COL-Ⅰ表达与相同时间节点的CON组相比，2W、4W、6W、8W组均显著升高，差异有统计学意义（P=0.000）；与相同时间节点的JUM组相比，JUM+CWI组的2W组差异无统计学意义（P=1.000），4W、6W、8W组显著下降，差异有统计学意义（P=0.049，P=0.000，P=0.000）。JUM+CWI组COL-Ⅲ表达与相同时间节点的CON组相比，2W、4W、6W、8W组均显著升高，差异有统计学意义（P=0.000）；与相同时间节点的JUM组相比，JUM+CWI组的2W、

189

4W、6W组显著下降，差异有统计学意义（P=0.000），8W组差异无统计学意义（P=0.280），如表13-5所示。

表13-5　跳跃运动后冷水浴对PPTJ损伤纤维化相关因子表达的影响（cells /mm²）

周数	分组	TGF-β1	TIMP-1	COL-I	COL-III
2W	CON	125.1±9.28	149.3±16.04	86.4±10.62	147.4±22.24
	JUM	218.9±25.37	231.3±33.11	159.2±19.90	307.5±32.84
	JUM+CWI	168.4±14.48[aa/bb]	195.5±11.74[aa/bb]	156.7±14.32[aa]	229.6±22.70[aa/bb]
4W	CON	120.8±13.99	144.3±10.44	111.3±14.06	185.3±9.86
	JUM	226.0±32.10	390.9±27.94	212.3±21.72	429.7±26.58
	JUM+CWI	176.6±21.51[aa/bb]	291.4±28.74[aa/bb]	190.0±21.76[aa/b]	302.2±18.76[aa/bb]
6W	CON	127.7±9.78	121.9±5.22	117.2±14.53	148.6±11.72
	JUM	292.7±19.25	324.8±25.81	258.1±13.15	385.6±51.68
	JUM+CWI	169.2±23.34[aa/bb]	262.0±10.86[aa/bb]	209.8±17.35[aa/bb]	279.4±19.00[aa/bb]
8W	CON	128.5±22.56	108.8±15.38	89.6±9.08	144.3±5.74
	JUM	197.6±33.21	244.6±15.23	198.2±16.77	280.0±12.09
	JUM+CWI	172.0±12.14[aa]	220.8±7.00[aa]	159.2±22.88[aa/bb]	260.0±10.55[aa]
F（P value）	训练时间	7.48（<0.001）	84.21（<0.001）	55.95（<0.001）	62.71（<0.001）
	干预手段	169.21（<0.001）	478.57（<0.001）	314.24（<0.001）	543.45（<0.001）
	交互作用	8.06（<0.001）	23.57（<0.001）	6.08（<0.001）	13.23（<0.001）

注：相同时间节点比较：a/aa—与CON相比，P<0.05/0.01。b/bb—与JUM相比，P<0.05/0.01。

3.4　跳跃运动后冷水浴对PPTJ抗纤维化相关因子表达的影响

不同跳跃训练时间和不同干预手段对PPTJ组织HGF、MMP-1、MMP-9抗纤维化相关因子表达变化的主效应均有统计学意义（P<0.01），且两者之间均有交互作用（P<0.01）。LSD多重比较显示，干预手段中的JUM+CWI组HGF、MMP-1、MMP-9抗纤维化相关因子表达与CON组和JUM组相比，差异均有统计学意义（P<0.01）。

简单效应检验发现：JUM+CWI组HGF表达与相同时间节点的CON组相比，2W组差异无统计学意义（P=0.842），4W、6W、8W组均显著下降，差异有统计学意义（$P=0.000$，$P=0.000$，$P=0.007$）；与相同时间节点的JUM组相比，JUM+CWI组的2W、4W组显著增加，差异有统计学意义（$P=0.041$，$P=0.000$），6W、8W组差异无统计学意义（$P=0.696$，$P=1.000$）。JUM+CWI组MMP-1表达与相同时间节点的CON组相比，2W、6W组显著下降，差异有统计学意义（$P=0.005$，$P=0.000$），4W、8W组差异无统计学意义（$P=0.129$，$P=1.000$）；与相同时间节点的JUM组相比，JUM+CWI组的2W、6W、8W组差异无统计学意义（$P=0.545$，$P=0.844$，$P=1.000$），4W组显著增加，差异有统计学意义（$P=0.000$）。JUM+CWI组MMP-9表达与相同时间节点的CON组相比，2W组显著下降，差异有统计学意义（$P=0.000$），4W、6W、8W组差异无统计学意义（$P=0.249$，$P=0.082$，$P=0.094$）；与相同时间节点的JUM组相比，JUM+CWI组的2W、8W组差异无统计学意义（$P=1.000$，$P=0.430$），4W、6W组显著增加，差异有统计学意义（$P=0.000$，$P=0.001$），如表13-6所示。

表13-6　跳跃运动后冷水浴对PPTJ组织抗纤维化相关因子表达的影响（cells /mm^2）

周数	分组	HGF	MMP-1	MMP-9
2W	CON	248.8 ± 42.80	476.4 ± 48.73	431.0 ± 18.02
	JUM	199.0 ± 17.80	383.1 ± 24.37	352.8 ± 23.04
	JUM+CWI	234.5 ± 11.99[b]	410.4 ± 80.79[aa]	357.5 ± 11.28[aa]
4W	CON	325.9 ± 49.75	493.2 ± 63.46	448.8 ± 53.58
	JUM	180.3 ± 9.12	323.4 ± 44.59	312.5 ± 15.50
	JUM+CWI	257.0 ± 7.49[aa/bb]	449.9 ± 9.89[bb]	424.5 ± 15.31[bb]
6W	CON	304.3 ± 13.87	495.0 ± 34.16	434.5 ± 28.95
	JUM	229.7 ± 29.92	360.7 ± 20.81	346.6 ± 9.78
	JUM+CWI	246.6 ± 21.08[aa]	385.2 ± 16.46[aa]	402.2 ± 15.86[bb]
8W	CON	356.8 ± 16.43	488.3 ± 27.31	431.2 ± 13.59
	JUM	309.3 ± 7.97	468.9 ± 10.21	381.8 ± 30.52
	JUM+CWI	314.1 ± 13.90[aa]	472.6 ± 14.07	400.9 ± 23.66
F（P value）	训练时间	56.27（<0.001）	10.50（<0.001）	3.35（0.024）
	干预手段	67.64（<0.001）	49.30（<0.001）	85.05（<0.001）
	交互作用	7.14（<0.001）	6.49（<0.001）	7.86（<0.001）

注：相同时间节点比较：a/aa—与CON相比，$P<0.05/0.01$。b/bb—与JUM相比，$P<0.05/0.01$。

3.5 PPTJ组织学指标和纤维化及抗纤维化相关因子的相关分析

Pearson相关分析结果表明，HGF与MMP-1（$r=0.504$，$P<0.05$）存在显著正相关。MMP-1与胶原纤维面积（$r=-0.502$，$P<0.05$）存在显著的负相关，与COL-Ⅰ（$r=-0.154$）存在负相关，但不显著。MMP-9与粘多糖面积（$r=0.446$，$P<0.05$）、COL-Ⅰ（$r=0.467$，$P<0.05$）、COL-Ⅲ（$r=0.681$，$P<0.01$）之间分别存在显著的正相关。TIMP-1与粘多糖面积（$r=0.566$，$P<0.01$）、胶原纤维面积（$r=0.458$，$P<0.05$）、MMP-9（$r=0.671$，$P<0.01$）、COL-Ⅰ（$r=0.607$，$P<0.01$）、COL-Ⅲ（$r=0.730$，$P<0.01$）之间分别存在显著的正相关，如表13-7所示。

表13-7　PPTJ组织学指标和纤维化及抗纤维化相关因子的相关分析

	GA	CA	TGF-β1	HGF	TIMP-1	MMP-1	MMP-9	COL-Ⅰ	COL-Ⅲ
FZT	0.504*	0.375	0.071	0.153	0.218	−0.131	0.386	0.417*	0.393
GA		0.824**	−0.264	0.141	0.566**	−0.093	0.446*	0.644**	0.519**
CA			−0.137	0.069	0.458*	−0.502*	0.403	0.596**	0.434*
TGF-β1				−0.027	0.075	0.111	0.280	−0.078	0.292
HGF					−0.068	0.504*	0.322	−0.281	0.033
TIMP-1						0.062	0.671**	0.607**	0.730**
MMP-1							0.191	−0.154	0.004
MMP-9								0.467*	0.681**
COL-I									0.372

注：*表示$P<0.05$，**表示$P<0.01$。

4　讨论

冷水浴（CWI）方法简单易行，对运动员来说相对安全，常被应用于大运动量训练或比赛后的恢复措施。CWI能显著减轻损伤肌腱疼痛，对慢性肌腱病具有良好的治疗效果，但对骨腱结合部损伤纤维化进程的影响还未见报道。本研究通过跳跃运动后即刻进行CWI干预，探究CWI不同干预时间对骨腱结合部损伤愈合中纤维化进程的影响。本研究发现，冷水浴组不同干预时间兔下肢标化后的生物力学参数变化情况为：起跳力峰值、落地力峰值、落地冲量2W、4W、6W、8W组之间差异均无统计学意义（$P>0.05$），起跳冲量不同冷水浴干预时间点差异有统计学意义（$P<0.05$），其中4W、6W、8W组均显著低于2W组（$P<0.05$），冷水浴组下肢生物力学参数变化与跳跃训练组情况一致。本研究还纵向追踪每一只兔的训练负荷，累加至相应训练时长，得到了跳跃负荷的累积量（表13-2）。本研究组织学定性分析发现，与单纯跳跃组（JUM）相比，跳跃运动后冷水浴组（JUM+CWI）的2W、4W、6W、8W组时间节点组织学形态均有所改善，但是均没有恢复到对照组（CON）的正常结构。半定量分析发现，不同时间和不同干预手段对PPTJ组织纤维软骨带厚度、粘多糖面积、胶原纤维面积变化的主效应均有统计学意义（$P<0.01$）；且交互作用显著（$P<0.01$）；干预手段中的JUM+CWI组与CON组和JUM组相比，差异均有统计学意义（$P<0.01$）。本研究发现，跳跃运动后冷水浴对PPTJ组织纤维化相关因子表达的影响，为不同时间和不同干预手段对PPTJ组织TGF-β1、TIMP-1、COL-Ⅰ、COL-Ⅲ表达变化的主效应均有统计学意义（$P<0.01$）；且交互作用显著（$P<0.01$）；干预手段中的JUM+CWI组与CON组和JUM组相比，差异均有统计学意义（$P<0.01$）。跳跃运动后冷水浴对PPTJ组织抗纤维化相关因子表达的影响，为不同干预时间和不同干预手段对PPTJ组织HGF、MMP-1、MMP-9抗纤维化相关因子表达变化的主效应均有统计学意义（$P<0.05$）；且交互作用显著（$P<0.01$）；干预手段中的JUM+CWI组与CON组和JUM组相比，差异均有统计学意义（$P<0.01$）。各纤维化和抗纤维化相关因子之间存在相关关系。

4.1　跳跃训练后冷水浴对PPTJ纤维化组织学变化的影响

本研究组织学定性分析发现，JUM+CWI组的2W组细胞核呈现卵圆形，细胞异常聚集分布消失，但软骨细胞仍然增生；纤维结构有所改善；潮线仍然模糊，纤维软骨带厚度减少；偏振光下显示肌腱处纤维排列整齐。4W组细胞核接近卵圆形，仍然存在细胞异常聚集区域，细胞质着色较均匀，软骨细胞增生改善；纤维结构较完整；潮线仍然不存在，纤维软骨带厚度减小；偏振光下显示胶原排列较整齐有序。6W组依旧是组织形态结构最差的，但与相同时间点JUM组相比仍有所改善，细胞核大体呈现圆形，细胞异常聚集分布区域减少，软骨细胞增生改善；存在纤维结构断裂现象；潮线不存在，纤维软骨带厚度减小；偏振光下可见胶原排列紊乱，纤维束之间界限模糊。8W组细胞核形态整体为扁平状，伴有卵圆形，呈串珠状走形，存在轻微软骨细胞增生；纤维结构排列有序；潮线较为清晰，有轻微纤维软骨带增厚；偏振光下显示胶原纤维排列整齐有序（图13-3）。半定量分析显示，JUM+CWI组纤维软骨带厚度与相同时间点CON组相比，4W、6W、8W组显著增厚（$P<0.01$）；与相同时间点

JUM组相比，4W、6W组均显著下降（$P<0.05$，$P<0.01$）。JUM+CWI组粘多糖面积与相同时间点CON组相比，2W、4W、6W、8W组均显著增大（$P<0.01$）；与相同时间点JUM组相比，2W、4W、6W、8W组均显著减小（$P<0.01$）。JUM+CWI组胶原纤维面积与相同时间点CON组相比，2W、4W、6W、8W组均显著增大（$P<0.01$）；与相同时间点JUM组相比，4W、6W、8W组均显著减小（$P<0.01$）。综合结果可知，运动后冷水浴可以改善跳跃负荷造成的PPTJ组织损伤纤维化改变，并且在4W和6W时组织学形态改善最为明显，但是均没有恢复到CON组的正常结构。

4.2 跳跃训练后冷水浴对PPTJ纤维化及抗纤维化相关因子的影响

4.2.1 跳跃训练后冷水浴对PPTJ中TGF-β1的影响

有研究发现，抑制TGF-β信号通路具有促进肌腱修复、阻止粘连形成的效果，使用TGF-β1抑制剂也可以促进损伤肌腱的修复，减少粘连，增加关节活动度，表明降低TGF-β1表达，抑制TGF-β信号通路对于控制肌腱损伤后瘢痕和粘连具有一定的治疗效果。本研究发现，JUM+CWI组TGF-β1与相同时间点CON组相比，2W、4W、6W、8W组均显著升高（$P<0.01$）；与相同时间点JUM组相比，2W、4W、6W组均显著下降（$P<0.01$），8W组无显著差异（$P>0.05$）。表明跳跃训练后冷水浴可以降低TGF-β1表达，但是作用效果有限，不能完全抑制由于跳跃负荷导致的TGF-β1表达升高。前人大量研究表明，抑制TGF-β1表达可以减少纤维化和粘连发生。Bates等指出使用TGF-β1抑制剂可以增加手指关节活动度，使用化学抗体中和TGF-β1也可以减少屈指肌腱粘连。Lu等发现丹参酮IIA可以通过抑制TGF-β/Smad通路阻止肾、膀胱纤维化，还可以减少胶原沉积和瘢痕形成，阻止跟腱粘连。Loiselle等通过局部注射反义寡核苷酸抑制TGF-β1、Smad3、CTGF观察对损伤屈指肌腱纤维化和粘连的影响，发现手术后14天和21天注射组肌腱滑行功能显著高于对照组，注射组的Ⅲ型胶原表达量也显著下降，Smad3反义寡核苷酸注射组的肌腱最大拉断载荷明显增大，综合结果表明使用反义寡核苷酸抑制TGF-β1信号通路能够减少纤维化和粘连，提高肌腱力学性能。由此可知，跳跃训练后冷水浴能够有效抑制TGF-β1表达，改善由于跳跃负荷导致的PPTJ损伤纤维化病理变化。

4.2.2 跳跃训练后冷水浴对PPTJ中HGF的影响

HGF在机体中分布较广，是一种广泛的组织修复因子，也是纤溶酶原家族中的一员，它对多种器官具有很强的抗瘢痕、抗纤维化生物活性。HGF由728个氨基酸合成单链不活跃的HGF前体，包含31个肽段，它是多效性生长因子，在组织修复和再生中具有重要作用，在肺、肾脏、心脏、皮肤和肝脏纤维化动物模型中表现出抗纤维化性能。本研究发现，JUM+CWI组HGF与相同时间点CON组相比，4W、6W、8W组均显著下降（$P<0.01$），2W组无显著差异（$P>0.05$）；与相同时间点JUM组相比，2W、4W组显著升高（$P<0.05$，$P<0.01$），6W、8W组无显著差异（$P>0.05$）。提示跳跃训练后冷水浴可以促进HGF表达，在2W和4W时作用更为显著，但冷水浴作用没有促使跳跃负荷导致的HGF降低恢复到正常水平。前人研究发现损伤肌腱通常会形成瘢痕，特征是肌成纤维细胞分化和ECM沉积，而HGF能够阻止ECM过表达和肌成纤维细胞活性，改善纤维化肌腱。Xiao等研究局部皮下注射HGF对兔耳瘢痕模型的影响，发现HGF能够减少瘢痕形成。HGF能够改善组织纤维化，逆转胶原新陈代谢不平衡的状况。Jiang等从损伤的内侧副韧带分离出成纤维细胞，然后进行细胞培养，添加TGF-β1后发现COL-Ⅲ和α-SMA显著增加，之后添加HGF发现，所有被TGF-β1诱导的成分均减少了，表明HGF可以作为治疗内侧副韧带损伤中瘢痕形成的药物。本研究还发现，HGF与MMP-1存在显著正相关（$r=0.504$，$P<0.05$），表明HGF与MMP-1关系密切，这与前人的研究结果一致。有人发现TGF-β1诱导大鼠跟腱纤维母细胞转化为肌成纤维细胞，而24小时HGF治疗降低了α-SMA和Ⅲ型胶原的表达，同时提高了MMPs的表达。HGF预防和改善纤维化的机制主要包括，抑制肌成纤维细胞活化，减少ECM过度产生；通过增加MMPs表达加速ECM降解；抑制TGF-β1 mRNA的表达，减少它的分泌。

4.2.3　跳跃训练后冷水浴对PPTJ中MMP-1、MMP-9、TIMP-1的影响

MMPs是降解肌腱细胞外基质成分的酶家族，在肌腱损伤重塑中具有重要作用，如果MMPs过度表达会导致肌腱ECM薄弱，但是如果MMPs缺乏活性也会致使ECM重塑障碍，导致纤维化发生。MMPs表达的精确信号转导途径还不是很清楚，其中MMP-1和MMP-9在ECM胶原降解中具有重要作用，他们能够降解变性的胶原和胶原碎片，参与损伤肌腱的ECM重建。MMP-1是胶原酶，主要降解Ⅰ型和Ⅲ型胶原。本研究发现，JUM+CWI组MMP-1与相同时间点CON组相比，2W、6W组均显著下降（$P<0.01$），4W、8W组无显著差异（$P>0.05$）；与相同时间点JUM组相比，4W组显著升高（$P<0.01$），2W、6W、8W组无显著差异（$P>0.05$）。表明跳跃训练后冷水浴可以增加MMP-1表达，且在4W时效果最为明显。本研究还发现，MMP-1与胶原纤维面积存在显著负相关（$r=-0.502$，

$P<0.05$），与COL-Ⅰ存在负相关（$r=-0.154$），但不显著（$P>0.05$）。表明冷水浴可以通过增加MMP-1表达减少PPTJ损伤纤维化病变，这与前人的研究结果一致，诸多研究表明MMP-1具有抗纤维化作用。有人发现刺激MMP-1表达或直接注射纯化MMP-1对增生性瘢痕治疗均有明显效果。也有研究发现与正常皮肤组织相比，增生性瘢痕组织中MMP-1表达下调；而FGF-2能够显著上调MMP-1表达，促进瘢痕组织的恢复。也有报道犬尿素可以促进MMP-1蛋白表达和活性增加，减少瘢痕形成。还有人发现核心蛋白聚糖能够显著上调MMP-1 mRNA合成，减少术后非正常胶原沉积，减少纤维化发生。

MMP-9是明胶酶，与肌腱、瘢痕疙瘩和增生性瘢痕修复中的胶原分解代谢关系密切。本研究发现，JUM+CWI组MMP-9与相同时间点CON组相比，2W组显著下降（$P<0.01$），4W、6W、8W组无显著差异（$P>0.05$）；与相同时间点JUM组相比，4W、6W组显著升高（$P<0.01$），2W、8W组无显著差异（$P>0.05$）。但相关分析发现，MMP-9与COL-Ⅰ、COL-Ⅲ之间存在显著的正相关（$r=0.467$，$P<0.05$；$r=0.681$，$P<0.01$）。这与前人的研究结果不一致，Manuel等研究无胸腺裸鼠无瘢痕愈合中发现，MMP-9对真皮无瘢痕修复很有必要，在损伤愈合中高浓度的MMP-9与低浓度的胶原含量成正相关。Lee等报道瘢痕疙瘩和增生性瘢痕组织中MMP-9活性降低，上调MMP-9表达可以减少瘢痕形成。Tucker等也发现MMP-9的高表达可以减少MRL老鼠损伤视网膜ECM沉积，给视网膜的再生创造自由的环境。本研究结果的原因可能是由于本研究采用跳跃训练后即刻进行兔髋关节以下浸入冷水中，观察不同冷水浴干预时间对PPTJ组织中MMP-9表达的影响，与他人研究中采用的干预手段不同。也可能是本研究的组织为髌骨髌腱结合部，观察该部位MMP-9表达对跳跃训练导致的纤维化变化情况，与他人研究皮肤或其他组织的增生性瘢痕或瘢痕疙瘩等不同有关。本研究还发现，MMP-9与TIMP-1存在显著正相关（$r=0.671$，$P<0.01$），而血浆中TIMP-1浓度可以作为组织纤维化或增生性瘢痕形成的预测性指标，进一步佐证了本研究中冷水浴促使抗纤维化因子MMP-9升高对改善PPTJ纤维化病变无关的推断，否定了冷水浴可以促使TIMP-1与MMP-9恢复平衡，减少PPTJ纤维化的部分研究假设。

TIMPs是天然内源性的MMPs特异性抑制剂，两者表达比例的高低决定了ECM降解的程度，其失衡直接导致疾病的发生。TIMP-1是29KDa蛋白，由角质细胞、成纤维细胞、平滑肌细胞和内皮细胞合成。研究发现TIMP-1能够与pro-MMP-9特异性结合，形成稳定的可溶性复合物，并阻碍pro-MMP-1酶原自我激活。还有人发现TIMP-1在急性肌腱撕裂和慢性肌腱病中表达上调是ECM重塑的早期信号，建议把血浆中TIMP-1浓度作为增生性瘢痕形成的预测性指标。本研究发现，JUM+CWI组TIMP-1与相同时间点CON组相比，2W、4W、6W、8W组均显著升高（$P<0.01$）；与相同时间点JUM组相比，2W、4W、6W组均显著下降（$P<0.01$），8W组无显著差异（$P>0.05$）。表明跳跃训练后冷水浴可以降低TIMP-1表达，但是不能完全抑制由于跳跃负荷导致的TIMP-1表达升高。本研究还发现，TIMP-1与胶原纤维面积、COL-Ⅰ、COL-Ⅲ之间存在显著正相关（$r=0.458$，$P<0.05$；$r=0.607$，$P<0.01$；$r=0.730$，$P<0.01$），表明TIMP-1升高是PPTJ纤维化的一个原因。前人研究表明增生性瘢痕和肌腱撕裂中TIMP-1表达升高，Simon等发现正常皮肤中TIMP-1含量极少，而在活检的增生性瘢痕的表皮和真皮中TIMP-1均处于较高水平。Lee等也有类似发现，TIMP-1可以通过间接抑制MMPs活性，促成瘢痕形成。Parkinson等发现过度使用髌腱病人的髌腱中TIMP-1 mRNA表达显著上调。也有研究表明降低TIMP-1表达可以减少瘢痕形成，有人发现瘢痕少的损伤组织具有较高的MMP-1/TIMP-1比值，倾向于ECM重塑，胶原沉积较少。Wang等采用光动力疗法治疗兔耳上的增生性瘢痕，发现光动力疗法可以增加MMP-2、MMP-3、MMP-9表达和活性，降低TIMP-1，即增加MMP/TIMP比值，减少纤维化瘢痕形成。

综上所述，跳跃训练后冷水浴能够有效降低TIMP-1表达，升高MMP-1表达，促使已经紊乱的TIMP-1/MMP-1比例恢复平衡，改善由于跳跃负荷导致的PPTJ损伤纤维化病理变化。

4.2.4 跳跃训练后冷水浴对PPTJ中COL-Ⅰ、COL-Ⅲ的影响

由于PPTJ结构的天然复杂性，导致了这些组织修复中瘢痕容易形成，瘢痕形成的直接后果就是功能下降，而且这会进一步导致结构破坏。纤维化典型病理改变是ECM沉积和胶原过度合成。本研究发现，JUM+CWI组COL-Ⅰ、COL-Ⅲ与相同时间点CON组相比，2W、4W、6W、8W组均显著升高（$P<0.01$）。与相同时间点JUM组相比，JUM+CWI组COL-Ⅰ的4W、6W、8W组显著下降（$P<0.05$，$P<0.01$，$P<0.01$），2W组无显著差异（$P>0.05$）；JUM+CWI组COL-Ⅲ的2W、4W、6W组均显著下降（$P<0.01$），8W组无显著差异（$P>0.05$）。结果表明运动后冷水浴不能完全恢复到正常PPTJ水平，但是冷水浴干预对PPTJ纤维化修复具有一定的效果，且在4W和6W时效果最为明显。前人研究发现抑制Smad3表达会减少Ⅰ、Ⅲ型胶原，促进纤维化修复。Loiselle等发现敲除大鼠的Smad3基因会导致Ⅲ型胶原表达下降，减少ECM沉积导致的瘢痕形成。Berthet等发现在成熟肌腱发育过程中Smad3缺失会导致ECM组分中的Ⅰ型胶原表达减少，减少

肌腱ECM沉积。也有研究发现增加MMP-1表达也可以降低Ⅰ、Ⅲ型胶原表达，促进瘢痕纤维化修复。Poormasjedi等发现犬尿喹啉酸可以增加MMP-1表达，减少Ⅰ型胶原表达，促进增生性瘢痕的修复。Al-Qattan等发现局部注射重组nAG（一种蝾螈的衍生蛋白）可以增加MMP-1表达，减少COL-Ⅰ和COL-Ⅲ表达，从而促进瘢痕修复。

综合考虑跳跃训练后冷水浴对PPTJ损伤纤维化及抗纤维化相关因子的影响，本研究可以得到如下推论，①跳跃训练后冷水浴可以降低TGF-β1表达，抑制TGF-β1/Smad3纤维化信号通路，改善PPTJ纤维化病变。②跳跃训练后冷水浴可以促进HGF表达升高，增加MMP-1表达，降低TIMP-1表达，降解过度合成的COL-Ⅰ、COL-Ⅲ，从而抑制PPTJ纤维化进程。

5 小结

运动后冷水浴不能促使跳跃负荷造成的PPTJ组织损伤纤维化完全恢复到正常水平，但能改善跳跃负荷造成的PPTJ组织损伤纤维化改变，且在4周时作用最明显。

运动后冷水浴可以通过两条途径抑制髌骨髌腱结合部纤维化进程，一是直接下调TGF-β1表达，抑制后续信号转导通路；二是促进HGF分泌增加，促使TIMP-1与MMP-1恢复平衡，降解ECM中过度合成的COL-Ⅰ、COL-Ⅲ成分，抑制纤维化进程。

参考文献

［1］Schwartz A，Watson J N，Hutchinson M R. Patellar Tendinopathy［J］. Sports health，2015，7（5）：415-420.

［2］王琳. 髌骨骨腱结合部损伤延迟愈合模型建立及冲击波治疗效果的研究［D］. 北京：北京体育大学，2007.

［3］Zhang J，Pan T，Wang J H. Cryotherapy suppresses tendon inflammation in an animal model［J］. Journal of orthopaedic translation，2014，2（2）：75-81.

［4］Miners A L，Bougie T L. Chronic Achilles tendinopathy：a case study of treatment incorporating active and passive tissue warm-up，Graston Technique，ART，eccentric exercise and cryotherapy［J］. The Journal of the Canadian Chiropractic Association，2011，55（4）：269-279.

［5］吴清洪，陈丽，那顺巴亚尔，等. SPF级新西兰兔用于热原检查的试验探讨［J］.实验动物与比较医学，2008（3）：174–176.

［6］Shulman A G, Wagner K. Effect of cold water immersion on burn edema in rabbits［J］. Surgery, gynecology & obstetrics, 1962, 115: 557–560.

［7］Knobloch K, Grasemann R, Jagodzinski M, et al. Changes of Achilles midportion tendon microcirculation after repetitive simultaneous cryotherapy and compression using a Cryo/Cuff［J］. The American journal of sports medicine, 2006, 34（12）: 1953–1959.

［8］White G E, Wells G D. Cold–water immersion and other forms of cryotherapy: physiological changes potentially affecting recovery from high–intensity exercise［J］. Extreme physiology & medicine, 2013, 2（1）: 26.

［9］Bates S J, Morrow E, Zhang A Y, et al. Mannose–6–phosphate, an inhibitor of transforming growth factor–beta, improves range of motion after flexor tendon repair［J］. The Journal of bone and joint surgery American volume, 2006, 88（11）: 2465–2472.

［10］Loiselle A E, Yukata K, Geary M B, et al. Development of antisense oligonucleotide（ASO）technology against Tgf–beta signaling to prevent scarring during flexor tendon repair［J］. Journal of orthopaedic research: official publication of the Orthopaedic Research Society, 2015, 33（6）: 859–866.

［11］Lu H, Chen Q, Yang H, et al. Tanshinone IIA Prevent Tendon Adhesion in the Rat Achilles Tendon Model［J］. J Biomater Tiss Eng, 2016, 6（9）: 739–744.

［12］Zhao Z, Sun Y, Yang S, et al. FAK activity is required for HGF to suppress TGF–beta1–induced cellular proliferation［J］. In vitro cellular & developmental biology Animal, 2015, 51（9）: 941–949.

［13］Chakraborty S, Chopra P, Hak A, et al. Hepatocyte growth factor is an attractive target for the treatment of pulmonary fibrosis［J］. Expert Opin Inv Drug, 2013, 22（4）: 499–515.

［14］Cui Q, Wang Z, Jiang D, et al. HGF inhibits TGF–beta1–induced myofibroblast differentiation and ECM deposition via MMP–2 in Achilles tendon in rat［J］. Eur J Appl Physiol, 2011, 111（7）: 1457–1463.

［15］Xiao Z, Xi C. Hepatocyte growth factor reduces hypertrophy of skin scar: in vivo study［J］. Advances in skin & wound care, 2013, 26（6）: 266–270.

［16］Jiang D，Jiang Z，Han F，et al. HGF suppresses the production of collagen type Ⅲ and alpha-SMA induced by TGF-beta1 in healing fibroblasts［J］. Eur J Appl Physiol，2008，103（5）：489-493.

［17］Riley G P. Gene expression and matrix turnover in overused and damaged tendons［J］. Scand J Med Sci Sports，2005，15（4）：241-251.

［18］Castagna A，Cesari E，Gigante A，et al. Metalloproteases and their inhibitors are altered in both torn and intact rotator cuff tendons［J］. Musculoskeletal Surgery，2013，97（1）：39-47.

［19］Farhat Y M，Al-Maliki A A，Easa A，et al. TGF-beta1 Suppresses Plasmin and MMP Activity in Flexor Tendon Cells via PAI-1：implications for Scarless Flexor Tendon Repair［J］. Journal of cellular physiology，2015，230（2）：318-326.

［20］De Aro A A，Ferrucci D L，Borges F P，et al. Exhaustive exercise with different rest periods changes the collagen content and MMP-2 activation on the calcaneal tendon［J］. Anatomical record，2014，297（2）：281-288.

［21］Li Y，Kilani R T，Rahmani-Neishaboor E，et al. Kynurenine increases matrix metalloproteinase-1 and -3 expression in cultured dermal fibroblasts and improves scarring in vivo［J］. The Journal of investigative dermatology，2014，134（3）：643-650.

［22］Eto H，Suga H，Aoi N，et al. Therapeutic potential of fibroblast growth factor-2 for hypertrophic scars：upregulation of MMP-1 and HGF expression［J］. Lab Invest，2012，92（2）：214-223.

［23］Lee W J，Ahn H M，Roh H，et al. Decorin-expressing adenovirus decreases collagen synthesis and upregulates MMP expression in keloid fibroblasts and keloid spheroids［J］. Experimental dermatology，2015，24（8）：591-597.

［24］Loiselle A E，Frisch B J，Wolenski M，et al. Bone Marrow-Derived Matrix Metalloproteinase-9 Is Associated with Fibrous Adhesion Formation after Murine Flexor Tendon Injury［J］. PloSone，2012，7（7）.

［25］Manuel J A，Gawronska-Kozak B. Matrix metalloproteinase 9（MMP-9）is upregulated during scarless wound healing in athymic nude mice［J］. Matrix Biology，2006，25（8）：505-514.

［26］Lee D E，Trowbridge R M，Ayoub N T，et al. High-mobility Group Box Protein-1，Matrix Metalloproteinases，and Vitamin D in Keloids and Hypertrophic Scars［J］. Plastic and reconstructive surgery Global open，2015，3（6）：425.

［27］Tucker B, Klassen H, Yang L, et al. Elevated MMP Expression in the MRL Mouse Retina Creates a Permissive Environment for Retinal Regeneration［J］. Investigative ophthalmology & visual science, 2008, 49（4）: 1686-1695.

［28］Ulrich D, Noah E M, von Heimburg D, et al. TIMP-1, MMP-2, MMP-9, and PIIINP as serum markers for skin fibrosis in patients following severe burn trauma［J］. Plast Reconstr Surg, 2003, 111（4）: 1423-1431.

［29］Bramono D S, Richmond J C, Weitzel P P, et al. Matrix metalloproteinases and their clinical applications in orthopaedics［J］. Clinical orthopaedics and related research, 2004（428）: 272-285.

［30］Simon F, Bergeron D, Larochelle S, et al. Enhanced secretion of TIMP-1 by human hypertrophic scar keratinocytes could contribute to fibrosis［J］. Burns : journal of the International Society for Burn Injuries, 2012, 38（3）: 421-427.

［31］Parkinson J, Samiric T, Ilic M Z, et al. Change in Proteoglycan Metabolism Is a Characteristic of Human Patellar Tendinopathy［J］. Arthritis Rheum-Us, 2010, 62（10）: 3028-3035.

［32］Yuan Z M, Zhao J W, Chen Y G, et al. Regulating Inflammation Using Acid-responsive Electrospun Fibrous Scaffolds for Skin Scarless Healing［J］. Mediat Inflamm, 2014.

［33］Wang Q, Dong Y, Geng S, et al. Photodynamic therapy inhibits the formation of hypertrophic scars in rabbit ears by regulating metalloproteinases and tissue inhibitor of metalloproteinase-1［J］. Clinical and experimental dermatology, 2014, 39（2）: 196-201.

［34］Berthet E, Chen C, Butcher K, et al. Smad3 binds Scleraxis and Mohawk and regulates tendon matrix organization［J］. Journal of orthopaedic research: official publication of the Orthopaedic Research Society, 2013, 31（9）: 1475-1483.

［35］Poormasjedi-Meibod M S, Hartwell R, Kilani R T, et al. Anti-scarring properties of different tryptophan derivatives［J］. PloSone, 2014, 9（3）: 91955.

［36］Al-Qattan M M, Abd-Al Wahed M M, Hawary K, et al. Recombinant nAG（a Salamander-Derived Protein）Decreases the Formation of Hypertrophic Scarring in the Rabbit Ear Model［J］. BioMed research international, 2014.

附图　PPTJ组织免疫组化染色图片

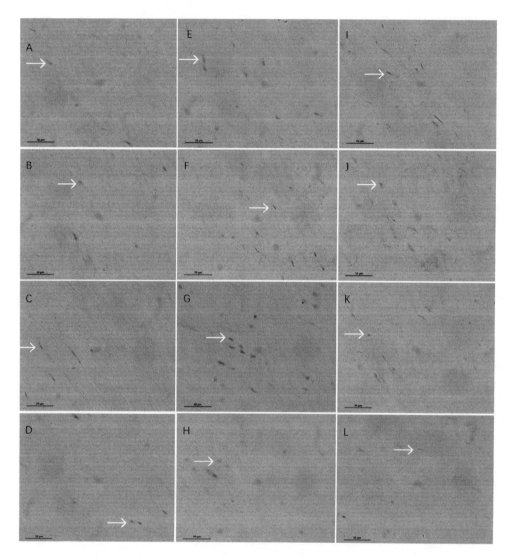

附图1　TGF-β1在PPTJ组织中的表达（标尺长度=50μm，400X）

注：图A、B、C、D分别为CON组的2W、4W、6W、8W时间节点；图E、F、G、H分别为JUM组的2W、4W、6W、8W时间节点；I、J、K、L分别为JUM+CWI组的2W、4W、6W、8W时间节点。点状着色为阳性染色细胞（箭头指示）。

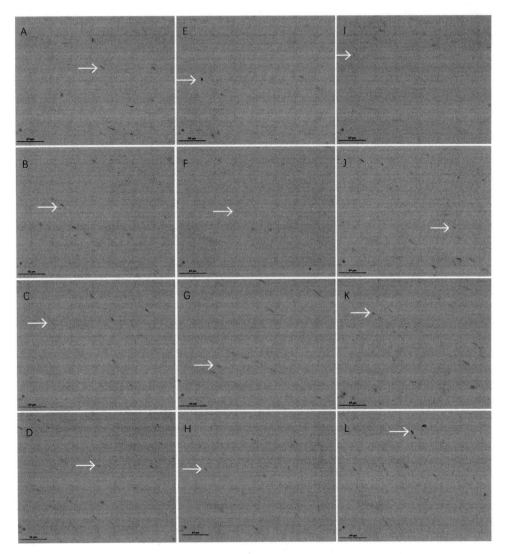

附图2　HGF在PPTJ组织中的表达（标尺长度=50μm，400X）

附注：图A、B、C、D分别为CON组的2W、4W、6W、8W时间节点；图E、F、G、H分别为JUM组的2W、4W、6W、8W时间节点；I、J、K、L分别为JUM+CWI组的2W、4W、6W、8W时间节点。点状着色为阳性染色细胞（箭头指示）。

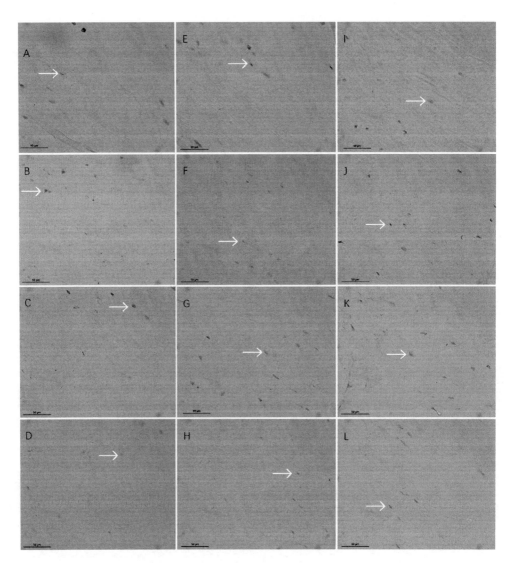

附图3　TIMP-1在PPTJ组织中的表达（标尺长度=50μm，400X）

注：图A、B、C、D分别为CON组的2W、4W、6W、8W时间节点；图E、F、G、H分别为JUM组的2W、4W、6W、8W时间节点；I、J、K、L分别为JUM+CWI组的2W、4W、6W、8W时间节点。点状着色为阳性染色细胞（箭头指示）。

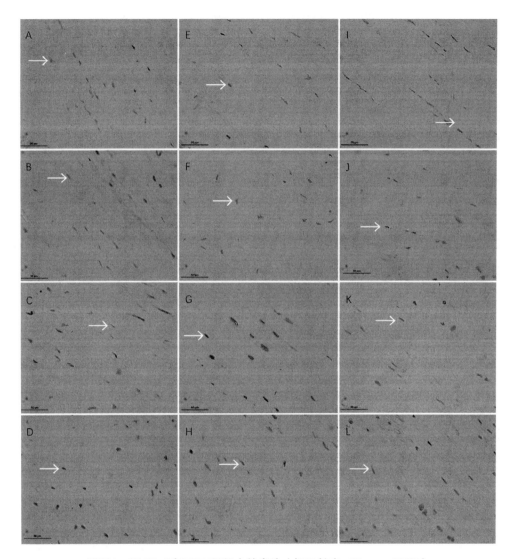

附图4　MMP-1在PPTJ组织中的表达（标尺长度=50μm，400X）

注：图A、B、C、D分别为CON组的2W、4W、6W、8W时间节点；图E、F、G、H分别为JUM组的2W、4W、6W、8W时间节点；I、J、K、L分别为JUM+CWI组的2W、4W、6W、8W时间节点。点状着色为阳性染色细胞（箭头指示）。

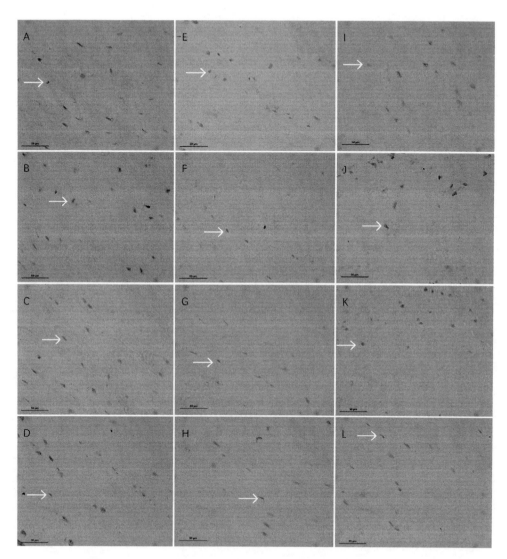

附图5　MMP-9在PPTJ组织中的表达（标尺长度=50μm，400X）

　　注：图A、B、C、D分别为CON组的2W、4W、6W、8W时间节点；图E、F、G、H分别为JUM组的2W、4W、6W、8W时间节点；I、J、K、L分别为JUM+CWI组的2W、4W、6W、8W时间节点。点状着色为阳性染色细胞（箭头指示）。

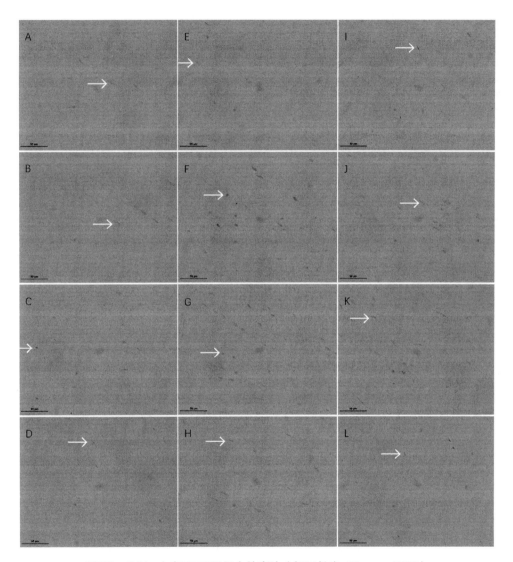

附图6 COL-I在PPTJ组织中的表达（标尺长度=50μm，400X）

注：图A、B、C、D分别为CON组的2W、4W、6W、8W时间节点；图E、F、G、H分别为JUM组的2W、4W、6W、8W时间节点；I、J、K、L分别为JUM+CWI组的2W、4W、6W、8W时间节点。点状着色为阳性染色细胞（箭头指示）。

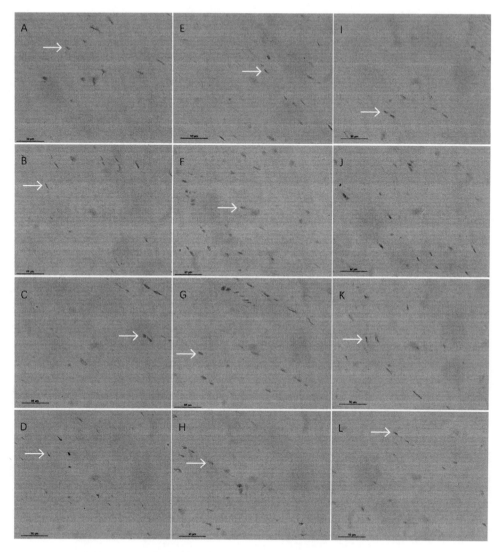

附图7　COL-Ⅲ在PPTJ组织中的表达（标尺长度=50μm，400X）

　　注：图A、B、C、D分别为CON组的2W、4W、6W、8W时间节点；图E、F、G、H分别为JUM组的2W、4W、6W、8W时间节点；I、J、K、L分别为JUM+CWI组的2W、4W、6W、8W时间节点。点状着色为阳性染色细胞（箭头指示）。

第十四章 跳跃负荷对髌腱
纤维化进程的影响

1 引言

研究发现损伤肌腱以纤维瘢痕组织修复方式愈合，这种愈合方式虽然提供了组织学上的完整性，但是造成无法恢复到正常的组织学和力学性能，是肌腱损伤后愈合不好的重要原因。前人研究发现，组织纤维化的发生与TGF-β1、Smad3、CTGF、COL-Ⅰ和COL-Ⅲ等因子的异常表达关系密切。因此，本研究通过电刺激定量跳跃装置使兔完成相应的跳跃训练时长，模拟运动过程中最常见的跳跃负荷对髌腱的影响，在不同时间点观察髌腱纤维化进程的组织学和相关因子的变化，寻找其纤维化进程的时序规律，探讨内在机制。研究假设：①不同时长的跳跃负荷会导致髌腱组织形态、结构异常及纤维化改变。②跳跃负荷可能影响肌腱组织TGF-β1和Smad3的分泌，经过CTGF的媒介作用，调控COL-Ⅰ、COL-Ⅲ合成，从而造成纤维化改变。

2 研究方法

2.1 实验对象及分组

32只18周龄雌性新西兰成年白兔，分为对照组（CON）和单纯跳跃组（JUM），每组16只。JUM组又分为跳跃训练2周（2W）、跳跃训练4周（4W）、跳跃训练6周（6W）、跳跃训练8周（8W）4个时长，每个训练时长4只；CON组也作对应分组，具体情况如表14-1所示。

表14-1　实验动物分组（只）

训练时长	CON	JUM
2W	4	4
4W	4	4
6W	4	4
8W	4	4

2.2　动物训练方法

采用改良的前期研究建立的兔定量跳跃装置进行训练。包括电刺激器及动物跳台（DSTT-1），激光发射及接收器（ZL-QTJS002），NEWTECH便携式三维测力台（型号9286B，序列号251261E，尺寸600mm×400mm，深圳纽泰克电子有限公司），电脑及配套软件。具体操作为将兔上肢用套索装置提起呈预备姿势，身体与地面约60°，双后肢着地立于跳台上。设定刺激电压为15KV，电流10～20mA，刺激频率为5次/分钟。电刺激引发兔向前上方跳跃，兔腾空及落地过程中牵引绳始终处于游离状态，每次跳跃后将兔放回原起跳位置并恢复到预备姿势。激光发射及接收器分别固定在跳台两侧，用来监控兔跳跃高度，跳跃高度不合格不予计数。对合格跳跃的定义：兔以预备姿势在电刺激的作用下向正前上方跳跃，跳跃高度达到规定标准（10厘米）以上，双后肢落地自然缓冲。正式实验前对实验人员进行培训，以确保实验质量控制的精确性和可靠性。适应性喂养3天后，进行适应性训练3天，剔除不能正常跳跃的兔子。每天跳跃次数依次递增，分别为50次、100次、150次。在每次训练前及训练中通过安抚等方式消除兔紧张情绪，形成稳定的跳跃模式。正式试验，每天跳跃150次，分为10组，每组跳跃15次，每12秒跳一次，组间休息3分钟，每跳跃60次休息6分钟。每周训练5天。经过适应性预训练后，兔可形成条件反射，此时仅依靠电刺激器声响也可造成兔全力跳跃；故每周周五采用测力台和配套Bioware软件同步记录兔跳跃蹬地和落地的生物力学数据。

2.3　取材及样品处理

2.3.1　取材

JUM组完成相应时间点训练，禁食24小时后，戊巴比妥钠过量麻醉处死实验动物。手术刀划开皮肤，暴露整个兔膝关节前部，于髌骨上方0.5厘米处，横断股四头肌末端，分离髌腱两侧，横断髌腱下端与胫骨结节连接处，将髌骨—髌腱复合体取下。在培养皿中生理盐水冲洗后，于髌骨尖处离断，分为髌骨—髌腱结合部和髌腱。

2.3.2　样品处理

离断的髌腱（图14-1，A），沿正中矢状面切开分成两部分，一半样品4%多聚甲醛溶液固定48小时后，横断髌腱，分别放入组织包埋盒中流水冲洗12小时，放入70%乙醇溶液保存。另一半髌腱锡纸包裹做上编号投入液氮中速冻，之后保存于-80℃冰箱备用做RT-PCR。存放于70%乙醇溶液中的髌腱进行常规脱水、透明、浸蜡、石蜡包埋机包埋，做成石蜡标本（图14-1，B）。之后石蜡切片机沿标本矢状面由中间向外行连续切片，切片厚度为6μm。

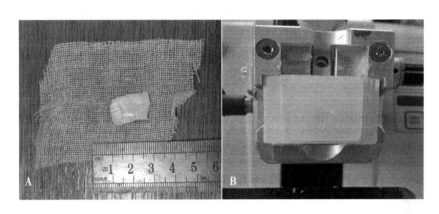

图14-1　取材

注：A 新鲜髌腱，B髌腱石蜡标本。

2.4　组织染色

2.4.1　HE染色

石蜡组织切片放入烤箱（DGG-9023A，上海森信）60℃烤片30分钟，之后常规脱蜡，经过二甲苯（1330-20-7，国药集团化学试剂）Ⅰ10分钟、二甲苯Ⅱ10分钟；梯度酒精（64-17-5，国药集团化学试剂）水化，浓度依次为100%、95%、80%、70%、蒸馏水各2分钟；苏木素（G1140，Solarbio）染色12分钟；流水冲洗1分钟；蒸馏水1分钟；1%盐酸酒精分化3秒；蒸馏水Ⅰ1分钟、蒸馏水Ⅱ1分钟；1%氨水返蓝1分钟；流水冲洗1分钟；伊红（G1100，Solarbio）复染5分钟；流水冲洗1分钟；蒸馏水1分钟；梯度酒精脱水，浓度依次为95%Ⅰ、

95%Ⅱ、100%Ⅰ、100%Ⅱ各2分钟;之后组织透明,经过二甲苯Ⅰ5分钟、二甲苯Ⅱ5分钟;最后中性树胶(10004160,国药集团化学试剂)封片。

2.4.2 Masson染色

采用Masson染色液(G1340,Solarbio)试剂盒进行染色。首先石蜡组织切片放入烤箱60℃烤片30分钟,之后常规脱蜡,经过二甲苯Ⅰ10分钟、二甲苯Ⅱ10分钟;梯度酒精水化,浓度依次为100%、95%、80%、70%、蒸馏水各2分钟;Weigert铁苏木素染色10分钟;流水冲洗1分钟;1%盐酸酒精分化3秒;流水冲洗1分钟;Masson蓝化液返蓝3分钟;流水冲洗1分钟;蒸馏水1分钟;丽春红品红5分钟;流水冲洗1分钟;0.2%乙酸溶液1分钟;1%磷钼酸溶液分化2~3分钟,显微镜下观察控制;0.2%乙酸溶液1分钟;2%苯胺蓝染色4分钟;0.2%乙酸溶液1分钟;梯度酒精脱水,浓度依次为80%、90%、100%各2分钟;之后组织透明,经过二甲苯Ⅰ5分钟、二甲苯Ⅱ5分钟;最后中性树胶进行封片。

2.4.3 免疫组织荧光染色

石蜡组织切片放入烤箱60℃烤片30分钟;之后常规脱蜡,经过二甲苯Ⅰ10分钟、二甲苯Ⅱ10分钟;梯度酒精水化,浓度依次为100%Ⅰ、100%Ⅱ、90%、80%、70%、蒸馏水各2分钟;0.01M PBS(ZLI-9063,中杉金桥)浸洗3次,每次5分钟;滤纸擦拭组织周围水分,用PAP画圈笔(XL-1000,Japan)把标本圈住,滴加0.2%胰酶(9002-07-7,AMRESCO,US),用100μl加样枪头拨弄液体至覆盖标本;之后37℃恒温水浴箱(精科华瑞,北京)抗原修复处理30分钟;0.01M PBS浸洗3次,每次5分钟;滴加内源性过氧化物酶阻断液(AR1108,BOSTER)15分钟;0.01M PBS浸洗3次,每次5分钟;滴加10%正常山羊血清封闭液(C-0005,BIOOS)孵育15分钟;之后倾去多余血清,滴加一抗(稀释1:100)4℃过夜(15~16小时);次日37℃恒温水浴30分钟;0.01M PBS浸洗3次,每次5分钟;滴加荧光素FITC标记的二抗(稀释1:50)(bs-0295G-FITC,BIOOS)孵育30分钟;0.01M PBS浸洗3次,每次5分钟;最后滴加含DAPI的抗荧光衰减封片剂(S2110,SOLARBIO)封片。

2.5 图像采集

HE、Masson染色采用Nikon 50i Japan光学显微成像系统在相应倍数下进行图像采集,依次拍摄20×、40×、100×照片,在拍摄图像前,进行自动白平衡处理,并且保持显微镜光源和光圈大小恒定,保证所有图像处于统一背景颜色下拍摄。免疫组织荧光染色采用Leica TCS SP8激光共聚焦显微成像系统（图14-2）依次拍摄髌腱感兴趣区域的200×和400×照片，DAPI染核荧光激发波长设定为405nm，蛋白表达荧光激发波长设定为488nm。

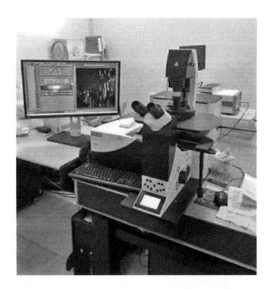

图14-2　Leica TCS SP8激光共聚焦显微成像系统

2.6　测试指标：组织学评定

组织学图片的评定均采用MetaMorph Premier Offline（版本号：7.7，USA）图像分析软件进行处理，包括定性描述和半定量分析两种方式。

2.6.1　PT组织病理学评定

①定性描述

观察HE染色图片定性描述细胞排列、分布，并在偏振光显微镜下观察胶原形态、排列规律性、粗细差异情况，观察Masson染色图片定性描述胶原纤维情况。

②半定量分析

在光学镜下100×，随机选择3个视野，对下列4个参数进行评分：纤维结构、纤维排列、核的形状和细胞异常增多的区域。每个参数的评分标准采用0～3分制：0分表示正常；1分表示轻微异常；2分表示中度异常；3分表示重度异常。

胶原纤维面积测定，采用图像分析软件在Masson染色100×图片上测量，计算胶原纤维面积。每个标本切片取3张图片进行计算取平均值。

2.6.2 免疫组织荧光评定方法

对400×图片进行积分光密度（IOD）分析，绿色荧光区域即为阳性着色。采用图像分析软件，首先把荧光染色图片转换成灰度图片，然后做黑白反相，选取阳性区域，计算得到IOD值，IOD/Area得到组织的平均光密度。

2.7 RT–PCR 和荧光定量分析

2.7.1 PT组织总RNA 提取

按照 TRNzol总RNA提取试剂（货号：DP405–02，天根生化科技）说明书进行操作。液氮下对50mg组织进行研磨，加入1ml Trizol继续研磨，室温静置5分钟。之后转移到EP管中，加0.2ml氯仿振荡 EP 管至充分混匀，冰上静置10分钟。12000rpm（型号：Centrifuge 5415D，Eppendorf）4℃离心15分钟，之后吸取上清液至一新去酶EP管中，加入等体积的异丙醇震荡混匀，冰上静置10分钟。12000rpm4℃离心15分钟后，弃去上清液，加1ml 75%DEPC冰乙醇洗涤沉淀。12000rpm4℃离心5分钟。弃去上清液，室温下放置干燥5分钟，加入DEPC处理过的纯水溶解沉淀。采用分光光度计（NanoDrop ND 2000，Therno scientific）测定RNA 纯度和浓度，之后冻存于–80℃。

2.7.2 逆转录合成 cDNA

①基因组 DNA去除反应

按照RT reagent Kit with gDNA Eraser（货号：RR047B，TaKaRa）说明书进行操作。冰上配制反应混合液：5×gDNA Eraser Buffer，2μl；gDNA Eraser，1μl；总RNA，1μg；加入RNase Free dH2O到10μl，然后再分装到每个反应管中，42℃孵育2分钟。

②反转录反应

冰上配制反应混合液：步骤1的反应液10μl；RT Enzyme Mix I，1μl；RT Primer Mix，1μl；5×Buffer 2，4μl；加入RNase Free dH2O4μl到总量20μl。之后混匀后立即进行反转录反应。反应条件为：37℃孵育15分钟，85℃ 5秒。所得的cDNA 保存放于–20℃冰箱备用。

2.7.3　RT-PCR反应及相对定量

①引物序列

检测目的基因引物均由北京Invitrogen公司合成（表14-2）。

表14-2　检测目的基因引物序列

引物名称	引物序列（5'to3'）	产物大小（bp）
TGF-β1	F：GAACGGGCTCAACATCTACACA	121
	R：GGTCCTTGCGGAAGTCAATGTA	
Smad3	F：CTTCACCGACCCCTCCAACT	135
	R：AAGACCTCCCCTCCGATGTAGTA	
CTGF	F：CTACCGACTGGAAGACACATTTG	320
	R：TGCATACTCCGCAGAACTTAGC	
COL-Ⅰ	F：CAGGGCGACAGAGGCATAAA	124
	R：GGAGGTCTTGGTGGTCTTGTACTT	
COL-Ⅲ	F：GGAATGTAAAGAAAGCCCTGAAGC	174
	R：TAATGGGTAGTCTCACAGCCTTGC	

②反应体系

按照SYBR® Premix Ex Taq™ Ⅱ （Tli RNaseH Plus）（货号：RR82LR，TaKaRa）使用说明进行操作，反应体系配置见（表14-3）。反应条件为：95℃预变性30秒；95℃，5秒；60℃，40秒；40个循环。

表14-3　反应体系配置

试剂	使用量
2×Master Mix	10μl
10uM特异上游引物F	0.5μl
10uM特异下游引物R	0.5μl
对应的cDNA	2μl
加入dH$_2$O	总体积20μl

③相对定量计算

用荧光定量PCR仪（型号：ABI 7500，Applied Biosystems）分析各样本的CT值。采用$2^{-\triangle\triangle CT}$法进行目的基因相对表达量的分析。

2.8 统计学处理

数据以Mean ± SD表示，所有数据在统计分析前经正态性检验和方差齐性检验。采用双因素方差分析，两因素为处理因素（安静对照、运动干预）和时间因素（2W、4W、6W、8W），若两因素交互作用显著（$P<0.05$），则采用简单效应检验。PT指标与相应的PPTJ指标间采用Pearson相关分析。$P<0.05$、$P<0.01$为具有统计学意义。

3 结果

3.1 跳跃负荷致PT纤维化的组织学变化

3.1.1 跳跃负荷对PT组织学影响的定性描述

由图14-3可知，CON组：2W、4W、6W、8W时间节点HE染色图像无显著性差别，纤维结构完整，呈现轻微的波浪；纤维排列平行，整齐有序，纤维束之间界限明显；肌腱细胞核形态为扁平或纺锤体状，呈梭形排列，平行均匀分布在胶原纤维之间；整个视野下无细胞异常增多的区域分布（图A、B、C、D），偏振光下可见胶原分布均匀，有正常的皱缩（图A1、B1、C1、D1）。JUM组：2W HE染色图像显示，纤维结构有部分轻度断裂，纤维束有轻度分离，细胞核形态整体为扁平或纺锤体状，存在轻微的细胞异常增多分布，细胞核轻微变圆（E），偏振光下显示胶原纤维排列整齐程度降低，波浪状形态轻微增加（E1）。4W组纤维结构断裂程度严重，出现大量的纤维束分离，细胞异常增多分布明显增加，细胞核明显变圆变大（F），偏振光下显示胶原排列紊乱，不规则，波浪状形态显著增加，纤维束之间界限模糊（F1）。6W组纤维结构断裂程度有所好转，部分纤维束分离，细胞异常增多分布减少，细胞核接近卵圆形（G），偏振光下显示胶原排列紊乱有所改善，波浪状形态呈现中度，纤维束之间界限较为明显（G1）。8W纤维结构大体整齐有序，但有部分轻微断裂，纤维束排列平行紧实，细胞核形态整体为扁平状，有轻微的细胞异常增多分布，细胞核为卵圆形（H），偏振光下显示胶原纤维排列整齐有序，波浪状形态轻度增加（H1）。

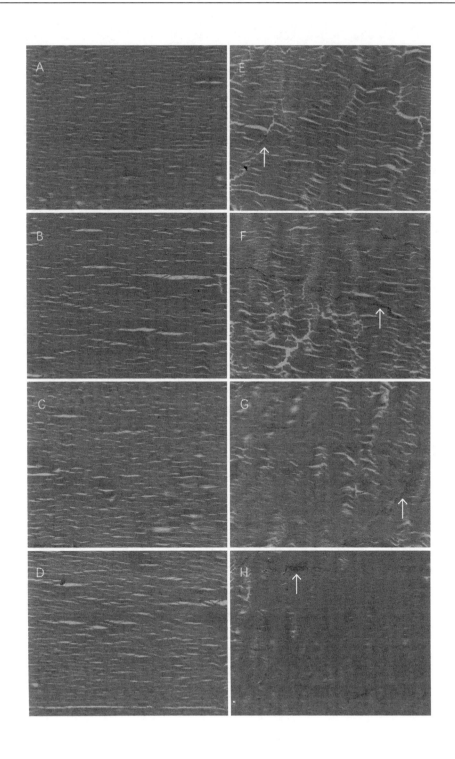

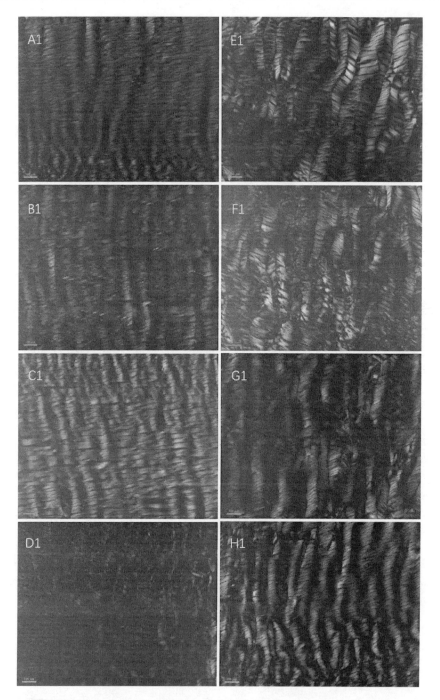

图14-3 跳跃负荷致PT损伤的组织学变化（标尺长度=100μm，100X）

注：图A、B、C、D分别为CON组的2W、4W、6W、8W时间节点的HE染色图像，A1、B1、C1、D1为对应的偏振光图像；图E、F、G、H分别为JUM组的2W、4W、6W、8W时间节点的HE染色图像，图中箭头所指是细胞聚集区域，E1、F1、G1、H1为对应的偏振光图像。

3.1.2　跳跃负荷致PT组织学评分的变化

不同跳跃时间对PT组织纤维排列评分和总分影响的主效应有统计学意义（$P<0.05$）；不同干预手段对PT组织学评分指标影响的主效应均有统计学意义（$P<0.01$）；纤维结构评分、纤维排列评分和总分的跳跃时间和干预手段之间有交互作用（$P<0.05$）。

JUM组4个时间节点PT组织总分有统计学意义（$P<0.01$），比较发现，4W组总分显著高于2W、6W、8W组（$P=0.003$，$P=0.014$，$P=0.000$），2W、6W、8W组之间差异无统计学意义（$P>0.05$），如表14-4所示。

表14-4　跳跃负荷对PT组织学评分的影响

周数	分组	纤维结构	纤维排列	细胞核形态	细胞分布区域	总分
2W	CON	0.57 ± 0.66	0.33 ± 0.38	0.14 ± 0.18	0.29 ± 0.23	1.33 ± 0.92
	JUM	1.08 ± 0.39^d	0.96 ± 0.55^{dd}	0.58 ± 0.35	1.13 ± 0.43^{dd}	$3.75 \pm 1.15dd$
4W	CON	0.42 ± 0.35	0.29 ± 0.33	0.25 ± 0.39	0.25 ± 0.30	1.21 ± 0.69
	JUM	1.63 ± 0.33^{dd}	1.42 ± 0.39^{dd}	1.33 ± 0.50^{dd}	1.21 ± 0.69^{dd}	$5.58 \pm 1.23^{aa/dd}$
6W	CON	0.54 ± 0.53	0.29 ± 0.38	0.08 ± 0.15	0.21 ± 0.17	1.13 ± 0.73
	JUM	0.87 ± 0.40^b	0.67 ± 0.36^{bb}	1.25 ± 0.85^{dd}	1.21 ± 0.43^{dd}	$4.00 \pm 1.02^{b/dd}$
8W	CON	0.48 ± 0.43	0.29 ± 0.38	0.21 ± 0.40	0.35 ± 0.29	1.33 ± 0.85
	JUM	$0.96 \pm 0.58^{b/d}$	0.63 ± 0.55^{bb}	0.58 ± 0.77	0.92 ± 0.35^{dd}	$3.08 \pm 1.15^{bb/dd}$

注：JUM组内各时间点比较：a/aa—与2W相比，$P<0.05/0.01$。b/bb—与4W相比，$P<0.05/0.01$。c/cc—与6W相比，$P<0.05/0.01$。d/dd—与CON相同时间节点相比，$P<0.05/0.01$。

3.1.3　跳跃负荷对PT胶原纤维面积的影响

不同跳跃时间和干预手段对PT损伤胶原纤维面积变化的主效应均有统计学意义（$F=619.27$，$P=0.000$）和（$F=7604.69$，$P=0.000$），跳跃时间和干预手段之间有交互作用（$F=623.86$，$P=0.000$）。简单效应检验显示，JUM组4个时间节点之间胶原纤维面积变化均有统计学意义（$P<0.01$），4W组最大，6W组其次，2W最小。JUM组胶原纤维面积均显著高于相同时间节点的CON组（$P<0.01$），如表14-5所示。

表14-5　跳跃负荷致PT组织胶原纤维面积（μm^2）的影响

组别	2W	4W	6W	8W
CON	48646 ± 2833.2	47518 ± 2948.0	49265 ± 3535.8	48067 ± 2203.8
JUM	107623 ± 9836.2^{dd}	$426937 \pm 16313.5^{aa/dd}$	$346891 \pm 19344.5^{aa/bb/dd}$	$261832 \pm 106038.0^{aa/bb/cc/dd}$

注：JUM组内各时间点比较：a/aa—与2W相比，$P<0.05/0.01$。b/bb—与4W相比，$P<0.05/0.01$。c/cc—与6W相比，$P<0.05/0.01$。d/dd—与CON相同时间节点相比，$P<0.05/0.01$。

3.2 跳跃负荷致PT纤维化进程相关因子表达的变化

不同跳跃训练时间和不同干预手段对PT组织TGF–β1、Smad3、CTGF、COL–Ⅰ、COL–Ⅲ纤维化进程相关因子平均光密度变化的主效应均有统计学意义（$P<0.01$），且两者之间均有交互作用（$P<0.01$）。

简单效应检验显示：CON组4个时间节点TGF–β1、Smad3、CTGF、COL–Ⅰ、COL–Ⅲ表达变化均无统计学意义（$P>0.05$）。JUM组4个时间节点TGF–β1平均光密度变化有统计学意义（$F=92.87$，$P=0.000$），其中4W组显著高于2W、6W、8W组（$P=0.000$），6W组显著高于2W、8W组（$P=0.000$），8W组与2W组差异无统计学意义（$P=1.000$）；与相同时间点的CON组TGF–β1平均光密度相比，JUM组的2W、4W、6W、8W组均显著增加，差异有统计学意义（$P=0.001$，$P=0.000$，$P=0.000$，$P=0.036$）。JUM组4个时间节点Smad3平均光密度变化有统计学意义（$F=32.49$，$P=0.000$），其中4W、6W组均显著高于2W、8W组（$P=0.000$），6W组与4W组差异无统计学意义（$P=1.000$），8W组与2W组差异无统计学意义（$P=1.000$）；与相同时间节点的CON组Smad3平均光密度相比，JUM组的4W、6W组显著增加，差异有统计学意义（$P=0.000$，$P=0.000$），2W、8W组差异无统计学意义（$P=0.070$，$P=0.345$）。JUM组4个时间节点CTGF平均光密度变化有统计学意义（$F=57.93$，$P=0.000$），其中4W组显著高于2W、6W、8W组（$P=0.000$），6W组显著高于2W、8W组（$P=0.000$），8W组与2W组差异无统计学意义（$P=1.000$）；与相同时间节点的CON组CTGF平均光密度相比，JUM组的2W、4W、6W组显著增加，差异有统计学意义（$P=0.036$，$P=0.000$，$P=0.000$），8W组差异无统计学意义（$P=0.231$）。JUM组4个时间节点COL–Ⅰ平均光密度变化有统计学意义（$F=248.59$，$P=0.000$），其中4W组显著高于2W、6W、8W组（$P=0.000$），6W组显著高于2W、8W组（$P=0.000$），8W组与2W组差异无统计学意义（$P=1.000$）；与相同时间节点的CON组COL–Ⅰ平均光密度相比，JUM组的2W、4W、6W、8W组均显著增加，差异有统计学意义（$P=0.048$，$P=0.000$，$P=0.000$，$P=0.007$）。JUM组4个时间节点COL–Ⅲ平均光密度变化有统计学意义（$F=198.18$，$P=0.000$），其中4W组显著高于2W、6W、8W组（$P=0.000$），6W组显著高于2W、8W组（$P=0.017$，$P=0.002$），8W组与2W组差异无统计学意义（$P=1.000$）；与相同时间节点的CON组COL–Ⅲ平均光密度相比，JUM组的4W、6W组显著增加，差异有统计学意义（$P=0.000$，$P=0.000$），2W、8W组差异无统计学意义（$P=0.095$，$P=0.158$），如表14–6所示。

表14-6 跳跃负荷对PT损伤纤维化相关因子平均光密度的变化（IOD/mm²）

周数	分组	TGF-β1	Smad3	CTGF	COL-Ⅰ	COL-Ⅲ
2W	CON	6500.9 ± 343.13	6328.7 ± 170.02	7298.4 ± 549.17	6217.8 ± 160.56	6623.5 ± 341.51
	JUM	9704.3 ± 1137.95 [dd]	8366.5 ± 542.01	9836.9 ± 1105.55 [d]	7135.2 ± 585.80 [d]	9369.4 ± 819.53
4W	CON	6486.8 ± 255.39	6349.4 ± 174.50	7723.1 ± 533.50	6311.5 ± 256.09	6750.8 ± 447.98
	JUM	22947.5 ± 4949.39 [aa/dd]	14783.4 ± 3376.04 [aa/dd]	22140.4 ± 4215.43 [aa/dd]	18153.0 ± 1321.24 [aa/dd]	39929.5 ± 7438.49 [aa/dd]
6W	CON	6644.7 ± 408.44	6361.4 ± 308.33	7377.6 ± 420.24	6136.9 ± 325.22	7046.4 ± 729.78
	JUM	14336.5 ± 1365.18 [aa/bb/dd]	15459.3 ± 4332.84 [aa/dd]	16018.4 ± 3852.96 [aa/bb/dd]	13331.9 ± 1911.02 [aa/bb/dd]	14125.4 ± 1953.94 [a/bb/dd]
8W	CON	6427.6 ± 162.88	6388.7 ± 228.36	7587.2 ± 627.84	6036.9 ± 74.38	6683.4 ± 373.24
	JUM	8434.8 ± 327.56 [bb/cc/d]	7361.2 ± 630.31 [bb/cc]	9017.4 ± 1332.95 [bb/cc]	7367.5 ± 439.77 [bb/cc/dd]	8683.2 ± 906.93 [bb/cc]
F (P value)	训练时间	49.80 (<.001)	16.10 (<.001)	30.05 (<.001)	127.67 (<.001)	93.41 (<.001)
	干预手段	247.30 (<.001)	93.41 (<.001)	139.74 (<.001)	514.60 (<.001)	224.19 (<.001)
	交互作用	49.28 (<.001)	16.17 (<.001)	27.94 (<.001)	120.76 (<.001)	93.11 (<.001)

注：JUM组内各时间点比较：a/aa—与2W相比，$P<0.05/0.01$。b/bb—与4W相比，$P<0.05/0.01$。c/cc—与6W相比，$P<0.05/0.01$。d/dd—与CON相同时间节点相比，$P<0.05/0.01$。

3.3 跳跃负荷致PT纤维化相关因子mRNA表达的变化

不同跳跃训练时间对PT组织TGF-β1、Smad3、CTGF、COL-Ⅰ、COL-Ⅲ纤维化相关因子mRNA表达变化的主效应均有统计学意义（$P<0.05$）；不同干预手段对PT组织TGF-β1、CTGF、COL-Ⅰ、COL-Ⅲ纤维化相关因子mRNA表达变化的主效应均有统计学意义（$P<0.05$），对Smad3 mRNA表达变化的主效应无统计学意义（$P>0.05$）；训练时间和干预手段两者之间均有交互作用（$P<0.05$），如表14-7所示。

表14-7　跳跃负荷致PT损伤纤维化相关因子mRNA表达变化的主效应和交互作用

		TGF-β1	Smad3	CTGF	COL-Ⅰ	COL-Ⅲ
	训练时间	20.57（<.001）	2.97（.044）	19.82（<.001）	7.72（<.001）	9.19（<.001）
F（P value）	干预手段	50.84（<.001）	0.04（.849）	37.92（<.001）	23.47（<.001）	6.58（.015）
	交互作用	20.54（<.001）	2.90（.048）	15.33（<.001）	6.86（.001）	9.27（<.001）

简单效应检验显示：JUM组4个时间点TGF-β1 mRNA表达有统计学意义（$F=33.25$，$P=0.000$），其中4W组显著高于2W、6W、8W组（$P=0.000$），2W组与6W、8W组差异无统计学意义（$P=1.000$，$P=0.863$），6W组与8W组差异无统计学意义（$P=0.112$）；与相同时间节点的CON组TGF-β1 mRNA 表达相比，JUM组的4W、6W组显著增加，差异有统计学意义（$P=0.000$，$P=0.013$），2W、8W组差异无统计学意义（$P=0.180$，$P=0.825$），（图14-4，A）。JUM组4个时间节点Smad3 mRNA表达有统计学意义（$F=6.13$，$P=0.002$），其中2W、4W组均显著高于8W组（$P=0.015$，$P=0.001$），2W组与4W组差异无统计学意义（$P=1.000$），6W组与2W、4W、8W组差异无统计学意义（$P=1.000$，$P=1.000$，$P=0.097$）；与相同时间节点的CON组Smad3 mRNA 表达相比，JUM组的2W、4W、6W组差异无统计学意义（$P=0.306$，$P=0.090$，$P=0.913$），8W组显著降低，差异有统计学意义（$P=0.037$），（图14-4，B）。JUM组4个时间节点CTGF mRNA表达有统计学意义（$F=37.80$，$P=0.000$），其中2W组显著高于4W、6W、8W组（$P=0.000$），4W组显著高于8W组（$P=0.015$），6W组与4W、8W组差异无统计学意义（$P=0.360$，$P=1.000$）；与相同时间节点的CON组CTGF mRNA表达相比，JUM组的2W、4W组显著增加，差异有统计学意义（$P=0.000$，$P=0.005$），6W、8W组差异无统计学意义（$P=0.448$，$P=0.942$），（图14-4，C）。JUM组4个时间节点COL-I mRNA 表达有统计学意义（$F=13.75$，$P=0.000$），其中4W组显著高于2W、6W、8W组（$P=0.008$，

（*P*=0.000，*P*=0.004），2W组与6W、8W组差异无统计学意义（*P*=0.129，*P*=1.000），6W组与8W组差异无统计学意义（*P*=0.106）；与相同时间节点的CON组COL-Ⅰ mRNA表达相比，JUM组的4W、8W组显著增加，差异有统计学意义（*P*=0.000，*P*=0.036），2W、6W组差异无统计学意义（*P*=0.091，*P*=0.801）（图14-4，D）。JUM组4个时间节点COL-Ⅲ mRNA表达有统计学意义（*F*=18.29，*P*=0.000），其中4W组显著高于2W、6W、8W组（*P*=0.000），2W组与6W、8W组差异无统计学意义（*P*=1.000），6W组与8W组差异无统计学意义（*P*=1.000）；与相同时间节点的CON组COL-Ⅲ mRNA表达相比，JUM组的4W组显著增加，差异有统计学意义（*P*=0.000），2W、6W、8W组差异无统计学意义（*P*=0.821，*P*=0.908，*P*=0.467）（图14-4，E）。

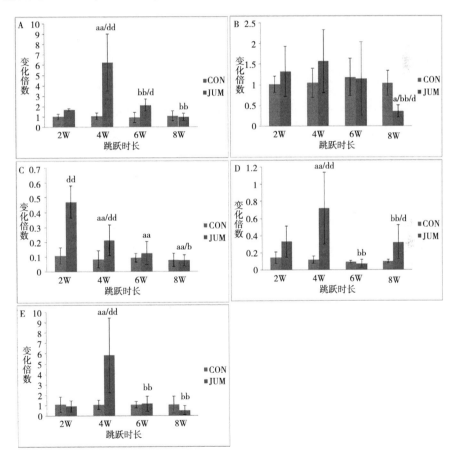

图14-4　跳跃负荷致PT损伤纤维化相关因子mRNA表达的变化（Fold Change）

注：图A为TGF-β1，图B为Smad3，图C为CTGF，图D为COL-Ⅰ，图E为COL-ⅢJUM组内各时间点比较：a/aa—与2W相比，*P*<0.05/0.01；b/bb—与4W相比，*P*<0.05/0.01；c/cc—与6W相比，*P*<0.05/0.01；d/dd—与CON相同时间节点相比，*P*<0.05/0.01。

4 讨论

肌腱是骨骼肌肉系统的重要组成部分，运动的动力来源是肌肉产生的力通过腱膜和肌腱传递到骨，从而形成运动。肌腱过度使用损伤是困扰职业和业余运动员及高重复工作任务工人日常生活常见的疾病，肌腱本身在人类日常身体活动中就承受着巨大的应力载荷，容易发生过度载荷损伤，如果长期或急性的拉伸负荷超载会导致肌腱退变，因此过度的力学负荷是导致肌腱病的一个因素。肌腱病可以发生在任何肌腱中，在西方国家工人的患病率为2%，在特定跳跃运动员中高达55%。虽然肌腱病有如此高的患病率，但是有效的康复方法和临床治疗手段非常有限，其中一个原因就是缺乏对肌腱病的发病机理的深入了解。研究力学载荷对肌腱组织生物化学和分子生物学适应的影响，可以更清楚的理解肌腱过度使用性损伤和修复过程。肌腱本身再生能力很差，在过度使用性肌腱病中存在纤维化退行性病变，深入了解肌腱纤维化进程机制、重塑损伤部位组织结构是治愈肌腱损伤的关键和前提。本书观察了主动跳跃致髌腱损伤的活体动物模型中，不同时间点髌腱损伤纤维化进程的病理学和相关因子的变化，组织学定性分析发现跳跃组（JUM组）中4W损伤最严重，6W其次，2W、8W损伤较轻；组织病理评分显示，跳跃组PT损伤总评分的主效应有统计学意义（$P<0.01$），JUM组的4W组总评分最高，不同干预手段对PT损伤胶原纤维面积变化的主效应有统计学意义（$P<0.01$），JUM组的4W组最大。本研究发现，跳跃负荷对PT损伤纤维化进程相关因子蛋白和mRNA表达的影响为，不同跳跃训练时间对PT组织TGF-β1、Smad3、CTGF、COL-Ⅰ、COL-Ⅲ蛋白和mRNA表达的主效应均有统计学意义（$P<0.05$），不同干预手段对PT组织TGF-β1、CTGF、COL-Ⅰ、COL-Ⅲ蛋白和mRNA表达的主效应均有统计学意义（$P<0.05$），跳跃训练时间和干预手段之间均有交互作用（$P<0.05$）；PT损伤纤维化进程与PPTJ损伤纤维化进程关系密切。

4.1 跳跃负荷对PT损伤纤维化组织学变化的影响

肌腱组织病理学对评估疾病现状和进展至关重要。研究发现，正常肌腱中细长形细胞散落其间，而轻微肌腱损伤会出现细胞聚集和排列紊乱现象，严重退行性改变的肌腱会出现软骨样细胞，但缺乏炎性浸润。本研究发现，正常肌腱组织纤维结构完整，呈现轻微的波浪；纤维排列平行，整齐有序，纤维束之间界限明显；肌腱细胞核形态为扁平或纺锤体状，呈梭形排列，平行均匀分布在胶原纤维之间；整个视野下无细胞异常增多的区域分布，偏振光下可见胶原分布均匀，有正常的皱缩。JUM组的2W组纤维结构有部分轻度断裂，纤维束有轻度分离，细胞核形态整体为扁平或纺锤体状，存在轻微的细胞异常增多分布，细胞核轻微变圆，偏振光下显示胶原纤维排列整齐程度降低，波浪状形态轻微增加。4W组的纤维结构断裂程度严重，出现大量的纤维束分离，细胞异常增多分布明显增加，细胞核明显变圆变大，偏振光下显示胶原排列紊乱，不规则，波浪状形态显著增加，纤维束之间界限模糊。6W组的纤维结构断裂程度有所好转，部分纤维束分离，细胞异常增多分布减少，细胞核接近卵圆形，偏振光下显示胶原排列紊乱有所改善，波浪状形态呈现中度，纤维束之间界限较为明显。8W纤维结构大体整齐有序，但有部分轻微断裂，纤维束排列平行紧实，细胞核形态整体为扁平状，有轻微的细胞异常增多分布，细胞核为卵圆形，偏振光下显示胶原纤维排列整齐有序，波浪状形态轻度增加（图14-3）。本研究观察到的髌腱组织学变化与相关研究一致，前人发现，肌腱损伤后细胞变多，细胞核变圆形，出现细胞聚集呈岛状。还有人发现手术离断肌腱再缝合，6周肌腱细胞密度增加，胶原纤维排列紊乱，12周细胞密度最高，24周胶原排列趋于整齐平行，细胞密度下降。组织学评分和半定量分析显示，跳跃组PT损伤总评分的主效应有统计学意义（$P<0.01$），JUM组的4W组总评分最高；不同干预手段对PT损伤胶原纤维面积变化的主效应有统计学意义（$P<0.01$），JUM组的4W组最大。综合组织学定性和半定量分析可知，跳跃负荷致PT损伤纤维化过程中，4W损伤纤维化程度最为严重。

4.2　跳跃负荷对PT组织纤维化进程相关因子的影响

4.2.1　跳跃负荷对PT组织中TGF-β1/Smad3信号通路的影响

TGF-β信号通路通常与组织修复过程中的瘢痕形成有关，它可以直接刺激ECM组分的mRNA表达，例如胶原、纤连蛋白、蛋白聚糖，与损伤愈合过程中纤维化病理改变关系密切。它通过促进成纤维细胞增值和迁移、合成细胞外基质成分、通过调节MMPS改变组织重塑等方式促使瘢痕形成。TGF-β1/Smad3信号通路在其他器官组织纤维化中研究较多，在肌腱组织损伤中涉及的研究较少。有文献报道TGF-β1在损伤的微环境中高表达，促使肌成纤维细胞分化，造成ECM沉积，潜在的增强肌腱损伤中瘢痕形成。本研究发现，跳跃训练对PT组织TGF-β1蛋白和mRNA表达的主效应均有统计学意义（$P<0.01$），蛋白表达方面，JUM组均显著高于相同时间节点的CON组（$P<0.05$）；JUM组内比较

发现，4W组显著高于2W、6W、8W组（$P<0.01$），6W组显著高于2W、8W组（$P<0.01$），8W组与2W组差异无统计学意义（$P>0.05$）。mRNA表达方面，JUM组与相同时间节点的CON组相比，4W、6W组显著增加（$P<0.05$）；2W、8W组差异无统计学意义（$P>0.05$）；JUM组内比较发现，4W组显著高于2W、6W、8W组（$P<0.01$），2W、6W、8W组之间差异无统计学意义（$P>0.05$）。本结果表明TGF-β1蛋白和mRNA表达均在4W组最高。有研究报道TGF-β1是调节力学刺激对肌腱和肌肉连接组织适应性改变的重要因子，发现力量训练可以促进大鼠跟腱中TGF-β1表达显著升高。在系统性硬皮病人的血浆中可以检测到TGF-β1存在，而在正常人血浆中没有，硬皮病派生的成纤维细胞会增强TGF-β1受体表达，从而增加胶原mRNA的表达水平。Pohlers等指出糖尿病性肾病、克罗恩病、纤维化心脏病等纤维化疾病中TGF-β亚型均上调，还发现TGF-β1能够诱导成纤维细胞促进纤维化反应，在系统性硬皮病的皮肤区域高表达，可作为治疗的药物作用靶点。Chen等研究了miR-133a对链脲霉素诱导糖尿病性心肌病大鼠模型造成的心肌纤维化的影响，发现心肌纤维化模型中TGF-β1纤维化因子急剧增加，miR-133a表达急剧下降，而miR-133a过表达的大鼠心肌纤维程度明显减轻，TGF-β1表达下降，能够阻止糖尿病造成的早期心肌纤维化。

Smad蛋白是TGF-β信号通路的关键转录因子，有研究发现通过抑制愈合肌腱中TGF-β1表达，可以有效减小粘连形成，而Smad3可以增加胶原表达，减小MMP-9基因和蛋白表达，促进纤维化。本书发现，跳跃训练对PT组织Smad3蛋白表达的主效应有统计学意义（$P<0.01$），JUM组与相同时间节点的CON组相比，4W、6W组显著增加（$P<0.01$），2W、8W组差异无统计学意义（$P>0.05$）；JUM组内比较发现，4W、6W组均显著高于2W、8W组（$P<0.01$），6W组与4W组差异无统计学意义（$P>0.05$），8W组与2W组差异无统计学意义（$P>0.05$）。跳跃训练对PT组织Smad3 mRNA表达变化的主效应无统计学意义（$P>0.05$），JUM组与相同时间节点的CON组相比，2W、4W、6W组差异无统计学意义（$P>0.05$），8W组显著降低（$P<0.05$）；JUM组内比较发现，2W、4W组均显著高于8W组（$P<0.05$），2W组与4W组差异无统计学意义（$P>0.05$），6W组与2W、4W、8W组差异无统计学意义（$P>0.05$）。本结果表明与对照组相比，Smad3蛋白表达与mRNA表达出现了不一致的现象，可能是两者具有不同的调节机制，基因转录在调节蛋白质水平中是关键的一步，然而调节蛋白质水平还有其他机制存在，包括转录后的翻译效率、蛋白质的转换比率、翻译后的激活和修饰、抑制性蛋白的存在，但JUM组内比较发现4W组

Smad3蛋白表达与mRNA表达均最高。Zhu等采用手术建立大鼠急性心肌梗死造成心肌纤维化动物模型，发现抑制Smad3活性可以下调Ⅰ、Ⅲ型胶原和α-SMA表达，从而治疗急性心肌梗死造成的心肌纤维化。可见Smad3在组织纤维化发生中具有重要作用。因此有人试图通过调控Smad3表达，治疗纤维化疾病。Megiorni等发现miR-145可以抑制囊肿性纤维化病人鼻腔上皮组织中大约40%的Smad3表达，是一个潜在的治疗生物靶点。类似的研究表明，miR-346可以下调Smad3表达改善糖尿病性肾病引起的肾脏纤维化。以上研究均表明通过调节Smad3表达，可以调控组织纤维化发生发展。

本研究发现，TGF-β1与Smad3因子均在跳跃4W组表达最高，此时也是PT组织纤维化程度最严重时。Gao等采用高频率低载荷方式训练大鼠屈趾肌腱，发现纤维发生蛋白TGF-β1在18周显著增加，与观察到的肌腱瘢痕粘连时间点相一致。因此，推测在PT损伤纤维化过程中存在TGF-β1/Smad3信号通路的调控作用，本实验强度下跳跃训练4W时，PT损伤纤维化最为严重。

4.2.2　跳跃负荷对PT组织中CTGF的影响

CTGF由349个富含半胱氨酸的氨基酸组成，分子量为36~38kDa，它在人类纤维化疾病中普遍存在，有研究发现在局部硬皮病的患者和瘢痕疙瘩中都检测到CTGF存在，表明它的表达与纤维化程度关系密切。TGF-β1能够明显的增加CTGF mRNA和COL-Ⅰ mRNA的表达，表明CTGF可能是TGF-β1的下游效应因子。本研究发现，跳跃训练对PT组织CTGF蛋白和mRNA表达的主效应均有统计学意义（$P<0.01$），蛋白表达方面，JUM组与相同时间节点的CON组相比，2W、4W、6W组显著增加，差异有统计学意义（$P<0.05$），8W组差异无统计学意义（$P>0.05$）；JUM组内比较发现，4W组显著高于2W、6W、8W组（$P<0.01$），6W组显著高于2W、8W组（$P<0.01$），8W组与2W组差异无统计学意义（$P>0.05$）。mRNA表达方面，JUM组与相同时间节点的CON组相比，2W、4W组显著增加（$P<0.01$），6W、8W组差异无统计学意义（$P>0.05$）；JUM组内比较发现，2W组显著高于4W、6W、8W组（$P<0.01$），4W组显著高于8W组（$P<0.05$），6W组与4W、8W组差异无统计学意义（$P>0.05$）。结果表明随着跳跃训练时间的延长CTGF mRNA表达在2W最高，4W其次；蛋白表达4W最高，6W其次，出现合理的蛋白质转录翻译时间顺序特征。有人发现高频率低载荷方式刺激大鼠屈趾肌腱后，CTGF在24周显著增加，与肌腱瘢痕粘连时间点一致。也有研究发现CTGF细胞密度在循环载荷刺激的肌腱中表达显著增加，表明力学刺激会导致肌腱中CTGF表达上调。还有研究表明调控CTGF表达可以抑制纤维化的发生，miRNAs参与转录后基因表达调控，Almen等发现miR18a和miR19b能够通过调节CTGF表达，下调Ⅰ、Ⅲ型胶原mRNA表达，改善由于心脏老化导致的心肌纤维化现象。其他研究也有类似的发现，Chen等发现miR-133a过表达的糖尿病性心肌病大鼠心肌纤维程度明显减轻，CTGF表达下降，能够阻止糖尿病造成的早期心肌纤维化。由此可见，跳跃负荷致使PT组织CTGF蛋白表达4W最高，是PT损伤纤维化进程中一个重要的细胞因子。

4.2.3　跳跃负荷对PT组织中COL-Ⅰ、COL-Ⅲ的影响

纤维化是ECM蛋白病理性过度表达，包括胶原、纤连蛋白和腱生蛋白，导致正常组织功能丧失，随后是器官衰竭。运动造成肌腱损伤的最初改变可能是基质的改变，大负荷可导致肌腱纤维伸展性下降，造成微损伤，肌腱细胞同时会产生更多的胶原与基质。胶原的更新是一个缓慢的过程，若进一步加大负荷，就会发生进一步的微损伤，反复微细的损伤导致胶原变性、纤维化、自我修复的失败，使肌腱退变的区域进一步发展，形成肌腱病。因此，胶原是肌腱的重要组成部分，作为胶原最具代表性的COL-Ⅰ、COL-Ⅲ在PT组织的表达变化对肌腱结构和功能具有重要影响。本研究发现，跳跃训练对PT组织COL-Ⅰ、COL-Ⅲ蛋白和mRNA表达的主效应均有统计学意义（$P<0.05$）。蛋白表达方面，JUM组COL-Ⅰ均显著高于相同时间节点的CON组（$P<0.05$），JUM组内比较发现，4W组显著高于2W、6W、8W组（$P<0.01$），6W组显著高于2W、8W组（$P<0.01$），8W组与2W组差异无统计学意义（$P>0.05$）；JUM组COL-Ⅲ与相同时间节点的CON组相比，4W、6W组显著增加（$P<0.01$），2W、8W组差异无统计学意义（$P>0.05$），JUM组内比较发现，4W组显著高于2W、6W、8W组（$P<0.01$），6W组显著高于2W、8W组（$P<0.05$），8W组与2W组差异无统计学意义（$P>0.05$）。mRNA表达方面，JUM组COL-Ⅰ与相同时间节点的CON组相比，4W、8W组显著增加（$P<0.05$），2W、6W组差异无统计学意义（$P>0.05$），JUM组COL-Ⅲ与相同时间节点的CON组相比，4W组显著增加（$P<0.01$），2W、6W、8W组差异无统计学意义（$P>0.05$）；JUM组内比较发现，COL-Ⅰ、COL-Ⅲ mRNA表达均呈现4W组显著高于2W、6W、8W组（$P<0.01$），2W、6W、8W组差异无统计学意义（$P>0.05$）。结果表明，跳跃训练对PT组织COL-I、COL-Ⅲ蛋白和mRNA表达的影响较为一致，均在4W表达最高，且跳跃组的4W组表达量均高于对照组。研究已表明在很多细胞和组织中观察到胶原表达增加作为对力学负荷刺激的响应，这主要依赖于力学刺激会促使胶原诱导因子的表达或分泌，这些胶原诱导因子通过自分泌或旁分泌方式促

进ECM蛋白合成。已有文献发现，力学刺激能够促进人类韧带和髌腱成纤维细胞中Ⅰ或Ⅲ型胶原表达。Sun等发现Ⅰ型胶原在运动后合成增加，表现出随应力负荷增加出现了增生性适应，Muller等也发现力学负荷能够上调Ⅲ型胶原mRNA表达，增加生长因子浓度诱导肌腱细胞分化和细胞外基质合成。Zhu等采用手术建立大鼠急性心肌梗死造成心肌纤维化动物模型，发现心肌纤维化模型中Ⅰ、Ⅲ型胶原mRNA表达显著上调。本研究还发现跳跃训练对PT损伤胶原纤维面积变化的主效应有统计学意义（$P<0.01$），且4W组胶原纤维面积最大。综合研究结果可知，PT损伤后COL-Ⅰ、COL-Ⅲ表达上调，且在4W达到最大，细胞外基质过度合成，造成胶原纤维含量增多，发生PT损伤纤维化改变。

5 小结

①跳跃负荷导致髌腱发生纤维化改变，且峰值期出现于4周。②跳跃负荷会导致髌腱TGF-β1和Smad3分泌增加，上调CTGF表达，促使COL-Ⅰ、COL-Ⅲ合成增加，胶原纤维面积增大，致使发生纤维化改变。

参考文献

［1］Galatz L M，Gerstenfeld L，Heber-Katz E，et al. Tendon regeneration and scar formation：The concept of scarless healing［J］. Journal of orthopaedic research：official publication of the Orthopaedic Research Society，2015，33（6）：823-831.

［2］Arno A I，Gauglitz G G，Barret J P，et al. New molecular medicine-based scar management strategies［J］. Burns：journal of the International Society for Burn Injuries，2014，40（4）：539-551.

［3］陈兵，易斌，鲁开智. Smad蛋白家族调控细胞分化的研究进展［J］. 医学研究生学报，2013（5）：544-547.

［4］Ponticos M，Holmes A M，Shi-wen X，et al. Pivotal role of connective tissue growth factor in lung fibrosis：MAPK-dependent transcriptional activation of type Ⅰ collagen［J］. Arthritis Rheum，2009，60（7）：2142-2155.

［5］Lee D E，Trowbridge R M，Ayoub N T，et al. High-mobility Group Box Protein-1，Matrix Metalloproteinases，and Vitamin D in Keloids and Hypertrophic Scars［J］. Plastic and reconstructive surgery Global open，2015，3（6）：425.

［6］宋晓君. 兔定量调控跳跃运动模型的建立［D］. 北京：北京体育大学，2014.

［7］Longo U G，Franceschi F，Ruzzini L，et al. Histopathology of the supraspinatus tendon in rotator cuff tears［J］. The American journal of sports medicine，2008，36（3）：533-538.

［8］Maffulli N，Longo U G，Franceschi F，et al. Movin and Bonar scores assess the same characteristics of tendon histology［J］. Clinical orthopaedics and related research，2008，466（7）：1605-1611.

［9］Maffulli N，Testa V，Capasso G，et al. Similar histopathological picture in males with Achilles and patellar tendinopathy［J］. Medicine and science in sports and exercise，2004，36（9）：1470-1475.

［10］Wang L，Gao W，Xiong K，et al. VEGF and BFGF Expression and Histological Characteristics of the Bone-Tendon Junction during Acute Injury Healing［J］. Journal of sports science & medicine，2014，13（1）：15-21.

［11］Berglund M E，Hildebrand K A，Zhang M，et al. Neuropeptide，Mast Cell，and Myofibroblast Expression After Rabbit Deep Flexor Tendon Repair［J］. J Hand Surg-Am，2010，35A（11）：1842-1849.

［12］Dideriksen K，Sindby A K，Krogsgaard M，et al. Effect of acute exercise on patella tendon protein synthesis and gene expression［J］. SpringerPlus，2013，2（1）：109.

［13］Kjaer M，Langberg H，Heinemeier K，et al. From mechanical loading to collagen synthesis，structural changes and function in human tendon［J］. Scand J Med Sci Sports，2009，19（4）：500-510.

［14］Chen H，Chen L，Cheng B，et al. Cyclic mechanical stretching induces autophagic cell death in tenofibroblasts through activation of prostaglandin E2 production［J］. Cell Physiol Biochem，2015，36（1）：24-33.

［15］Paula R Camargo，Francisco Alburquerque-Sendín，Salvini T F. Eccentric training as a new approach for rotator cuff tendinopathy：Review and perspectives［J］. World J Orthopedics，2014，5（5）：634-644.

［16］Tan S C，Chan O. Achilles and patellar tendinopathy：current understanding of pathophysiology and management［J］. Disabil Rehabil，2008，30（20-22）：1608-1615.

［17］Cui Q, Wang Z, Jiang D, et al. HGF inhibits TGF-beta1-induced myofibroblast differentiation and ECM deposition via MMP-2 in Achilles tendon in rat ［J］. Eur J Appl Physiol, 2011, 111（7）: 1457-1463.

［18］Rees J D, Wilson A M, Wolman R L. Current concepts in the management of tendon disorders ［J］. Rheumatology （Oxford）, 2006, 45（5）: 508-521.

［19］Kinneberg K R, Galloway M T, Butler D L, et al. Effect of implanting a soft tissue autograft in a central-third patellar tendon defect: biomechanical and histological comparisons ［J］. Journal of biomechanical engineering, 2011, 133（9）: 091002.

［20］Leung K S, Chong W S, Chow D H, et al. A Comparative Study on the Biomechanical and Histological Properties of Bone-to-Bone, Bone-to-Tendon, and Tendon-to-Tendon Healing: An Achilles Tendon-Calcaneus Model in Goats ［J］. The American journal of sports medicine, 2015, 43（6）: 1413-1421.

［21］hyer, gore. e. tgf-beta and ctgf regulation of extracellular matrix synthesis in tissue fibrosis: analysis of in vitro and in vivo models ［D］. ［ph.d.］: medical university of south carolina, 2002.

［22］Loiselle A E, Yukata K, Geary M B, et al. Development of antisense oligonucleotide （ASO）technology against Tgf-beta signaling to prevent scarring during flexor tendon repair ［J］. Journal of orthopaedic research: official publication of the Orthopaedic Research Society, 2015, 33（6）: 859-866.

［23］Yang G, Crawford R C, Wang J H. Proliferation and collagen production of human patellar tendon fibroblasts in response to cyclic uniaxial stretching in serum-free conditions ［J］. Journal of biomechanics, 2004, 37（10）: 1543-1550.

［24］Kawakami T, Ihn H, Xu W, et al. Increased expression of TGF-beta receptors by scleroderma fibroblasts: evidence for contribution of autocrine TGF-beta signaling to scleroderma phenotype ［J］. The Journal of investigative dermatology, 1998, 110（1）: 47-51.

［25］Pohlers D, Brenmoehl J, Loffler I, et al. TGF-beta and fibrosis in different organs-molecular pathway imprints ［J］. Biochim Biophys Acta, 2009, 1792（8）: 746-756.

［26］Hawinkels L J, Ten Dijke P. Exploring anti-TGF-beta therapies in cancer and fibrosis ［J］. Growth factors, 2011, 29（4）: 140-152.

［27］Chen S L, Puthanveetil P, Feng B A, et al. Cardiac miR-133a overexpression prevents early cardiac fibrosis in diabetes［J］. Journal of cellular and molecular medicine, 2014, 18（3）: 415-421.

［28］Jiang K, Chun G, Wang Z, et al. Effect of transforming growth factor-beta3 on the expression of Smad3 and Smad7 in tenocytes［J］. Molecular medicine reports, 2016, 13（4）: 3567-3573.

［29］Rempel Krakbkdm. Evaluation of gene expression through qRT-PCR in cyclically loaded tendons: an in vivo model［J］. Eur J Appl Physiol, 2008, （102）: 265‐270.

［30］Zhu J N, Chen R, Fu Y H, et al. Smad3 Inactivation and MiR-29b Upregulation Mediate the Effect of Carvedilol on Attenuating the Acute Myocardium Infarction-Induced Myocardial Fibrosis in Rat［J］. PloS one, 2013, 8（9）.

［31］Megiorni F, Cialfi S, Cimino G, et al. Elevated levels of miR-145 correlate with SMAD3 down-regulation in Cystic Fibrosis patients［J］. J Cyst Fibros, 2013, 12（6）: 797-802.

［32］Zhang Y, Xiao H Q, Wang Y, et al. Differential expression and therapeutic efficacy of microRNA-346 in diabetic nephropathy mice［J］. Experimental and therapeutic medicine, 2015, 10（1）: 106-112.

［33］Gao H G, Fisher P W, Lambi A G, et al. Increased serum and musculotendinous fibrogenic proteins following persistent low-grade inflammation in a rat model of long-term upper extremity overuse［J］. PloS one, 2013, 8（8）: 71875.

［34］Ihn H. Autocrine TGF-beta signaling in the pathogenesis of systemic sclerosis［J］. Journal of dermatological science, 2008, 49（2）: 103-113.

［35］Nakama L H, King K B, Abrahamsson S, et al. VEGF, VEGFR-1, and CTGF cell densities in tendon are increased with cyclical loading: An in vivo tendinopathy model［J］. Journal of orthopaedic research : official publication of the Orthopaedic Research Society, 2006, 24（3）: 393-400.

［36］Yang C, Zheng S D, Wu H J, et al. Regulatory Mechanisms of the Molecular Pathways in Fibrosis Induced by MicroRNAs［J］. Chin Med J（Engl）, 2016, 129（19）: 2365-2372.

［37］Almen van G C, Verhesen W, Van Leeuwen R E, et al. MicroRNA-18 and microRNA-19 regulate CTGF and TSP-1 expression in age-related heart failure［J］. Aging cell, 2011, 10（5）: 769-779.

［38］方小芳，史清钊，周军. 末端病发病机制的国内外研究现状［J］. 中国康复医学杂志，2009（11）：1055-1058.

［39］Sarasa-Renedo A，Chiquet M. Mechanical signals regulating extracellular matrix gene expression in fibroblasts［J］. Scand J Med Sci Sports，2005，15（4）：223-230.

［40］Sun H B，Andarawis-Puri N，Li Y H，et al. Cycle-Dependent Matrix Remodeling Gene Expression Response in Fatigue-Loaded Rat Patellar Tendons［J］. Journal of Orthopaedic Research，2010，28（10）：1380-1386.

［41］Muller S A，Todorov A，Heisterbach P E，et al. Tendon healing：an overview of physiology，biology，and pathology of tendon healing and systematic review of state of the art in tendon bioengineering［J］. Knee surgery，sports traumatology，arthroscopy：official journal of the ESSKA，2015，23（7）：2097-2105.

附图　PT组织免疫荧光染色图片

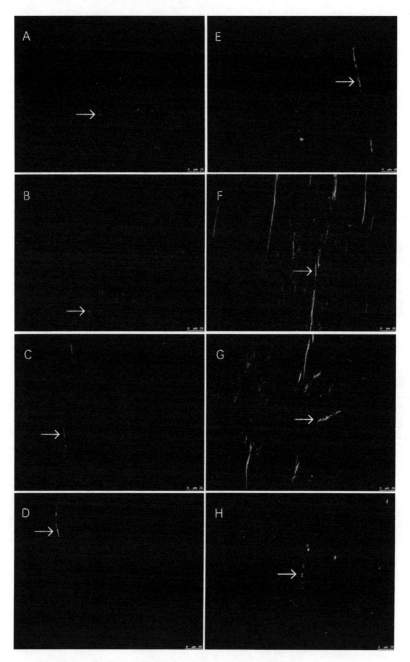

附图1　TGF-β1在PT组织中的表达（标尺长度=25μm，400X）

注：图A、B、C、D分别为CON组的2W、4W、6W、8W时间节点；图E、F、G、H分别为JUM组的2W、4W、6W、8W时间节点。图中线状着色为阳性染色区域（箭头指示）。

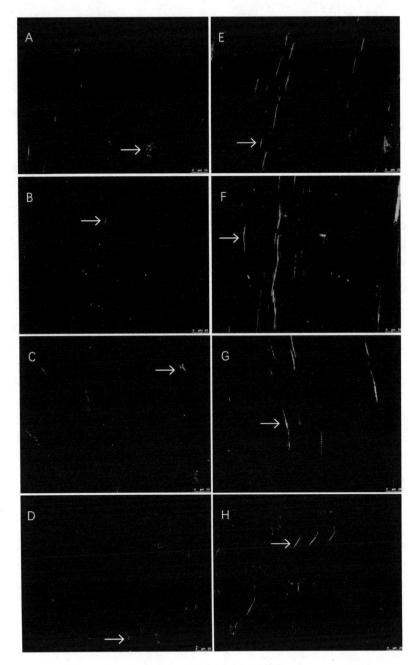

附图2　Smad3在PT组织中的表达（标尺长度=25μm，400X）

注：图A、B、C、D分别为CON组的2W、4W、6W、8W时间节点；图E、F、G、H分别为JUM组的2W、4W、6W、8W时间节点。图中线状着色为阳性染色区域（箭头指示）。

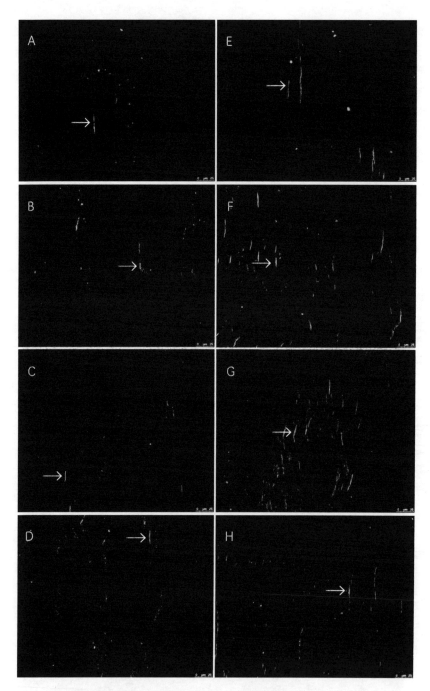

附图3　CTGF在PT组织中的表达（标尺长度=25μm，400X）

　　注：图A、B、C、D分别为CON组的2W、4W、6W、8W时间节点；图E、F、G、H分别为JUM组的2W、4W、6W、8W时间节点。图中线状着色为阳性染色区域（箭头指示）。

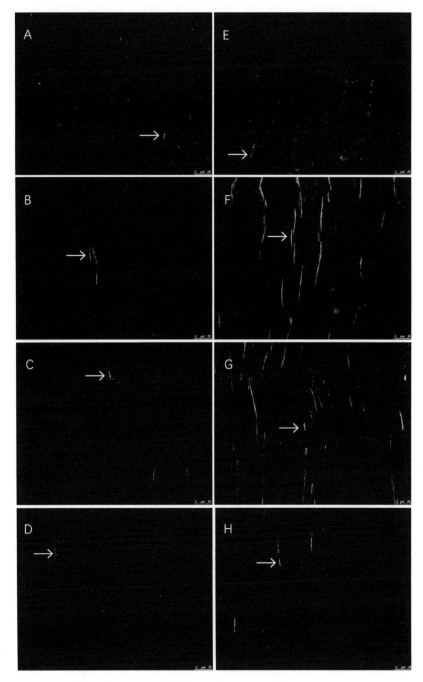

附图4　COL-Ⅰ在PT组织中的表达（标尺长度=25μm，400X）

注：图A、B、C、D分别为CON组的2W、4W、6W、8W时间节点；图E、F、G、H分别为JUM组的2W、4W、6W、8W时间节点。图中线状着色为阳性染色区域（箭头指示）。

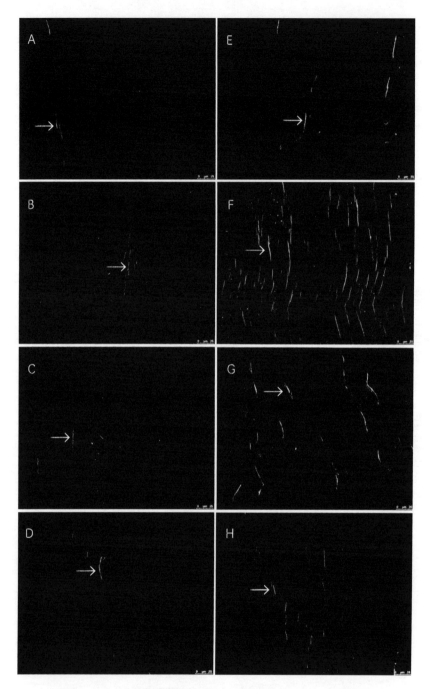

附图5　COL-III在PT组织中的表达（标尺长度=25μm，400X）

　　注：图A、B、C、D分别为CON组的2W、4W、6W、8W时间节点；图E、F、G、H分别为JUM组的2W、4W、6W、8W时间节点。图中线状着色为阳性染色区域（箭头指示）。

第十五章　髌腱损伤与骨腱结合部损伤的关系

1　引言

肌腱的组织结构均一，韧性大且可伸展，刚度大。骨腱结合部的组织结构不均一，由两种不同材料刚度的组织渐变移形而成。不同的组织结构特点决定了肌腱和骨腱结合部损伤和修复速率可能不同。有人比较了山羊肌腱损伤和结合部损伤后的自然愈合情况，发现损伤肌腱自然愈合的力学性能和微观组织学方面均好于损伤骨腱结合部的自然愈合。本研究将探讨不同跳跃负荷积累量下，髌腱损伤与骨腱结合部损伤之间的关系。本研究假设：髌腱损伤与骨腱结合部损伤关系密切。

2　研究方法

2.1　实验对象及分组

32只18周龄雌性新西兰成年白兔，分为对照组（CON）和单纯跳跃组（JUM），每组16只。JUM组又分为跳跃训练2周（2W）、跳跃训练4周（4W）、跳跃训练6周（6W）、跳跃训练8周（8W）4个时长，每个训练时长4只；CON组也作对应分组，具体情况如表15–1所示。

表15–1　实验动物分组（只）

训练时长	CON	JUM
2W	4	4
4W	4	4
6W	4	4
8W	4	4

2.2 动物训练方法

采用改良的前期研究建立的兔定量跳跃装置进行训练。包括电刺激器及动物跳台（DSTT-1），激光发射及接收器（ZL-QTJS002），NEWTECH便携式三维测力台（型号9286B，序列号251261E，尺寸600mm×400mm，深圳纽泰克电子有限公司），电脑及配套软件。具体操作为将兔上肢用套索装置提起呈预备姿势，身体与地面约60°，双后肢着地立于跳台上。设定刺激电压为15KV，电流10~20mA，刺激频率为5次/分钟。电刺激引发兔向前上方跳跃，兔腾空及落地过程中牵引绳始终处于游离状态，每次跳跃后将兔放回原起跳位置并恢复到预备姿势。激光发射及接收器分别固定在跳台两侧，用来监控兔跳跃高度，跳跃高度不合格不予计数。对合格跳跃的定义：兔以预备姿势在电刺激的作用下向正前上方跳跃，跳跃高度达到规定标准（10厘米）以上，双后肢落地自然缓冲。正式实验前对实验人员进行培训，以确保实验质量控制的精确性和可靠性。适应性喂养3天后，进行适应性训练3天，剔除不能正常跳跃的兔子。每天跳跃次数依次递增，分别为50次、100次、150次。每次训练前及训练中通过安抚等方式消除兔紧张情绪，形成稳定的跳跃模式。正式试验，每天跳跃150次，分为10组，每组跳跃15次，每12秒跳一次，组间休息3分钟，每跳跃60次休息6分钟。每周训练5天。经过适应性预训练后，兔可形成条件反射，此时仅依靠电刺激器声响也可造成兔全力跳跃；故每周周五采用测力台和配套Bioware软件同步记录兔跳跃蹬地和落地的生物力学数据。

2.3 取材及样品处理

2.3.1 取材

JUM组完成相应时间点训练，禁食24小时后，戊巴比妥钠过量麻醉处死实验动物。手术刀划开皮肤，暴露整个兔膝关节前部，于髌骨上方0.5厘米处，横断股四头肌末端，分离髌腱两侧，横断髌腱下端与胫骨结节连接处，将髌骨—髌腱复合体取下。在培养皿中生理盐水冲洗后，于髌骨尖处离断，分为髌骨—髌腱结合部和髌腱。

2.3.2　样品处理

①髌腱处理

离断的髌腱，沿正中矢状面切开分成两部分，一半样品4%多聚甲醛溶液固定48小时后，横断髌腱，分别放入组织包埋盒中流水冲洗12小时，放入70%乙醇溶液保存。另一半髌腱锡纸包裹做上编号投入液氮中速冻，之后保存于-80℃冰箱备用做RT-PCR。存放于70%乙醇溶液中的髌腱进行常规脱水、透明、浸蜡、石蜡包埋机包埋，做成石蜡标本。之后石蜡切片机沿标本矢状面由中间向外行连续切片，切片厚度为6μm。

②骨腱结合部处理

骨腱结合部迅速放入4%多聚甲醛（30525-89-4，国药集团化学试剂）溶液固定48小时后，移入10%甲酸缓冲脱钙液中脱钙21天，之后沿髌骨正中线将髌骨—髌腱结合部矢状面切开，分别放入组织包埋盒中流水冲洗12小时，放入70%乙醇溶液保存。存放于70%乙醇溶液中的髌骨—髌腱结合部于全自动生物组织脱水机进行常规脱水、透明、浸蜡、石蜡包埋机包埋，制作成髌骨—髌腱结合部石蜡标本。之后石蜡切片机沿标本矢状面由中间向外行连续切片，切片厚度为7μm。

2.4　组织染色

2.4.1　Masson染色

采用Masson染色液（G1340，Solarbio）试剂盒进行染色。首先髌腱和骨腱结合部石蜡组织切片放入烤箱60℃烤片30分钟，之后常规脱蜡，经过二甲苯Ⅰ10分钟、二甲苯Ⅱ10分钟；梯度酒精水化，浓度依次为100%、95%、80%、70%、蒸馏水各2分钟；Weigert铁苏木素染色10分钟；流水冲洗1分钟；1%盐酸酒精分化3秒；流水冲洗1分钟；Masson蓝化液返蓝3分钟；流水冲洗1分钟；蒸馏水1分钟；丽春红品红5分钟；流水冲洗1分钟；0.2%乙酸溶液1分钟；1%磷钼酸溶液分化2~3分钟，显微镜下观察控制；0.2%乙酸溶液1分钟；2%苯胺蓝染色4分钟；0.2%乙酸溶液1分钟；梯度酒精脱水，浓度依次为80%、90%、100%各2分钟；之后组织透明，经过二甲苯Ⅰ5分钟、二甲苯Ⅱ5分钟；最后中性树胶封片。

2.4.2　免疫组织荧光染色

髌腱石蜡组织切片放入烤箱60℃烤片30分钟；之后常规脱蜡，经过二甲苯Ⅰ10分钟、二甲苯Ⅱ10分钟；梯度酒精水化，浓度依次为100%Ⅰ、100%Ⅱ、90%、80%、70%、蒸馏水各2分钟；0.01M PBS（ZLI-9063，中杉金桥）浸洗3次，每次5分钟；滤纸擦拭组织周围水分，用PAP画圈笔（XL-1000，Japan）把标本圈住，滴加0.2%胰酶（9002-07-7，AMRESCO，US），用100μl加样枪头拨弄液体至覆盖标本；之后37℃恒温水浴箱（精科华瑞，北京）抗原修复处理30分钟；0.01M PBS浸洗3次，每次5分钟；滴加内源性过氧化物酶阻断液（AR1108，BOSTER）15分钟；0.01M PBS浸洗3次，每次5分钟；滴加10%正常山羊血清封闭液（C-0005，BIOOS）孵育15分钟；之后倾去多余血清，滴加一抗（稀释1∶100）4℃过夜（15～16小时）；次日37℃恒温水浴30分钟；0.01M PBS浸洗3次，每次5分钟；滴加荧光素FITC标记的二抗（稀释1∶50）（bs-0295G-FITC，BIOOS）孵育30分钟；0.01M PBS浸洗3次，每次5分钟；最后滴加含DAPI的抗荧光衰减封片剂（S2110，SOLARBIO）封片。

2.4.3　免疫组织化学染色

骨腱结合部石蜡组织切片放入烤箱60℃烤片30分钟；之后常规脱蜡，经过二甲苯Ⅰ10分钟、二甲苯Ⅱ10分钟；梯度酒精水化，浓度依次为100%Ⅰ、100%Ⅱ、90%、80%、70%、蒸馏水各2分钟；0.01M PBS（ZLI-9063，中杉金桥）浸洗3次，每次5分钟；滤纸擦拭组织周围水分，用PAP画圈笔（XL-1000，Japan）把标本圈住，滴加0.2%胰酶（9002-07-7，AMRESCO，US），用100μl加样枪头拨弄液体至覆盖标本；之后37℃恒温水浴箱（精科华瑞，北京）抗原修复处理30分钟；0.01M PBS浸洗3次，每次5分钟；滴加3% H_2O_2 离子水消除内源性过氧化物酶活性15分钟；0.01M PBS浸洗3次，每次5分钟；滴加封闭用正常山羊血清工作液15分钟；之后倾去多余血清，滴加一抗4℃过夜（15～16小时）；次日37℃恒温水浴30分钟；0.01M PBS浸洗3次，每次5分钟；滴加生物素化二抗工作液（IgG/Bio）室温下孵育20分钟；0.01M PBS浸洗3次，每次5分钟；滴加辣根酶标记链霉卵蛋白工作液（S-A/HRP）室温孵育20分钟；0.01M PBS浸洗3次，每次5分钟；之后DAB避光显色2～5分钟，显微镜观察显色情况；流水冲洗10分钟，梯度酒精脱水，浓度依次为80%、95%Ⅰ、95%Ⅱ、100%Ⅰ、

100%Ⅱ各2分钟；之后组织透明，经过二甲苯Ⅰ5分钟、二甲苯Ⅱ5分钟；最后中性树胶（10004160，国药集团化学试剂）封片。试验中做阳性对照和阴性空白对照。

免疫组织化学染色所用一抗及相关试剂均购买于北京博奥森生物技术有限公司（Beijing biosynthesis biotechnology co., LTD），抗体稀释比例均为1∶100。其中一抗包括转化生长因子-β1（TGF-β1，bs-0086R），细胞信号转导分子Smad3（Smad3，bs-3484R），结缔组织生长因子（CTGF，bs-0743R），Ⅰ型胶原蛋白（Collagen Ⅰ，bs-0578R），Ⅲ型胶原蛋白（Collagen Ⅲ，bs-0549R）。相关试剂包括DAB（C-0010），免疫组化染色试剂盒（SP-0023）。

2.5　图像采集

Masson和免疫组织化学染色图像采用Nikon 50i Japan光学显微成像系统在相应倍数下进行图像采集。免疫组织化学染色拍摄20×、40×、100×和400×照片。100×和400×均从骨腱结合部的髌尖侧开始，连续拍摄5张图片。在拍摄图像前，进行自动白平衡处理，并且保持显微镜光源和光圈大小恒定，保证所有图像处于统一背景颜色下拍摄。

免疫组织荧光染色采用Leica TCS SP8激光共聚焦显微成像系统依次拍摄髌腱感兴趣区域的200×和400×照片，DAPI染核荧光激发波长设定为405nm，蛋白表达荧光激发波长设定为488nm。

2.6　测试指标

2.6.1　胶原纤维面积测定

采用图像分析软件在Masson染色100×图片上测量，计算胶原纤维面积。每个标本切片取3张图片进行计算取平均值。

2.6.2　免疫组织荧光评定方法

对400×图片进行积分光密度（IOD）分析，绿色荧光区域即为阳性着色。采用图像分析软件，首先把荧光染色图片转换成灰度图片，然后做黑白反相，选取阳性区域，计算得到IOD值，IOD/Area得到组织的平均光密度。

2.6.3 免疫组织化学评定方法

免疫组织化学评定方法参考Nakama和Ou的使用方法，采用图像分析软件处理PPTJ区域随机拍照的3张400×图片，计算每张400×图片中阳性染色细胞的数目，除以图像面积计算出每张图片中阳性染色细胞密度，然后取平均值。

2.7 统计学处理

PT指标与相应的PPTJ指标间采用Pearson相关分析。$P<0.05$、$P<0.01$为具有统计学意义。

3 结果

3.1 PT与PPTJ损伤指标随跳跃负荷量变化的分类对比分析

PT与PPTJ损伤指标分别以各自相同时间节点CON组相应指标为参照，将JUM组相应指标分别除以CON组指标，即换算为各自相同时间节点CON组的倍数。分为三大类呈现：PT与PPTJ胶原纤维面积随跳跃负荷量的变化、PT与PPTJ纤维化进程相关因子表达随跳跃负量的变化、PT与PPTJ COL-Ⅲ/COL-Ⅰ比值随跳跃负荷量的变化。

（图15-1，A）显示，PT与PPTJ胶原纤维面积随跳跃负荷量增加呈现先增高后下降形势，其中PT胶原纤维面积（CA）在4W达到最大值，PPTJ在6W达到最大值。（图15-1，B-F）显示，PT与PPTJ纤维化进程相关因子表达随跳跃负荷量增加呈现先增高后下降形势，其中PT除了Smad3在6W达到最大值，其余TGF-β1、CTGF、COL-Ⅰ、COL-Ⅲ均在4W达到最大值；PPTJ除了COL-Ⅰ在8W达到最大值，其余TGF-β1、Smad3、CTGF、COL-Ⅲ均在6W达到最大值。（图15-1，G）显示，PT的COL-Ⅲ/COL-Ⅰ比值随跳跃负荷量增加呈现先增高后降低再轻微增高形势，PPTJ呈现先增高后降低形势，PT和PPTJ的COL-Ⅲ/COL-Ⅰ比值均在4W达到最大值。

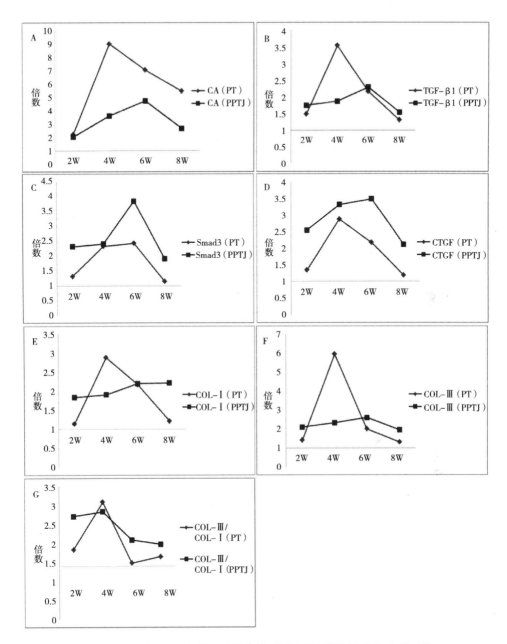

图15-1 PT与PPTJ损伤研究指标随跳跃负荷累积量变化的分类对比

注：胶原纤维面积（Collagen Area，CA）；CA（PT）表示髌腱的胶原纤维面积，CA（PPTJ）表示髌骨髌腱结合部的胶原纤维面积，其他指标类似。

3.2 PT与PPTJ组织学指标和纤维化相关因子的相关分析

Pearson相关分析结果表明，PT与PPTJ相同指标之间的相关关系为：胶原纤维面积（$r=0.756$，$P<0.01$）、Smad3（$r=0.700$，$P<0.01$）、CTGF（$r=0.577$，$P<0.01$）、COL-Ⅰ（$r=0.543$，$P<0.01$）、COL-Ⅲ（$r=0.733$，$P<0.01$）、COL-Ⅲ/COL-Ⅰ（$r=0.526$，$P<0.05$）之间分别存在显著的正相关。PT的TGF-β1与PPTJ的TGF-β1指标之间无显著相关（$r=0.332$，$P>0.05$），如表15-2所示。

表15-2　PT与PPTJ损伤纤维化进程相相关因子的相关分析

	CA	TGF-β1	Smad3	CTGF	COL-Ⅰ	COL-Ⅲ	COL-Ⅲ/COL-Ⅲ
相关系数（r）	.756**	.332	.700**	.577**	.543**	.733**	.526*

注：*表示$P<0.05$，**表示$P<0.01$。

4 讨论

身体运动需要肌肉与骨骼之间有效的力学传导，这些传导需要复杂的附属装置，包括肌肉与肌腱连接、肌腱与骨连接。虽然肌肉与肌腱连接损伤较罕见，但是肌腱、肌腱与骨连接损伤多发。在美国每年有3.2千万人肌肉骨骼系统损伤，其中45%都是肌腱或韧带损伤。长期肌腱异常会导致肌腱病发生，包括肌腱、骨与肌腱连接点、以及肌腱周围组织发生病理改变。根据肌腱病的发生位置不同，渐渐地出现了腱止点肌腱病（enthesopathy）和非止点肌腱病（Non-insertional tendinopathy）的划分。所有的肌腱都会受肌腱病的影响，髌腱是常见受影响的肌腱之一，骨腱结合部肌腱病是一种常见的肌腱病形式，而且以髌骨髌腱结合部肌腱病最为常见。肌腱（PT）的组织结构均一，韧性大且可伸展，刚度大约为200MPa，肌腱损伤是最常见的运动损伤之一，临床表现为疼痛和功能性障碍。运动产生的大负荷可导致肌腱纤维伸展性下降，造成微细损伤，这种微细损伤不断积累，伴随修复反应的无效性最终导致肌腱病。骨腱结合部（PPTJ）的组织结构不均一，由两种不同材料刚度的组织渐变移形而成，这决定了它机械性能的复杂性。这两种不同的材料特性导致连接处产生应力奇点，随着运动量和强度改变极易增加损伤风险。一旦PPTJ结构受到破坏，它复杂的蛋白质和矿物质分层有序排列的原始结构无法再生，取而代之的是瘢痕组织，导致机械性能变差，造成较高的发病率和复发率。

不同的组织损伤和修复速率也不相同，本研究发现，PT损伤纤维化相关因子除了Smad3在6W达到最大值，且6W组与4W组相差较小（2.43 VS. 2.33），其余的TGF-β1、CTGF、COL-Ⅰ、COL-Ⅲ均在4W达到最大值；PPTJ除了COL-Ⅰ在8W达到最大值，且8W组与6W组相差较小（2.21 VS. 2.20），其余TGF-β1、Smad3、CTGF、COL-Ⅲ均在6W达到最大值，表明PT与PPTJ损伤纤维化时间具有不一致性。前人也有类似发现，Leung等通过手术建立山羊跟腱跟骨处Bone-to-Tendon（跟骨与跟腱结合部损伤，BT）、Tendon –to– Tendon（跟腱损伤，TT）动物模型，比较两种损伤术后6周、12周、24周自然愈合情况。结果发现BT组术后12周与TT组相比，拉断负荷小33.4%，最大拉伸力量小50.2%，24周时小45.3%，表明质地均一的组织（TT）具有更快的修复速率，创伤界面修复较好，预后较好；而质不均一的组织（BT）需要更长的自我修复时间，预后较差。Gilda等通过外科手术造成髌腱胫骨结合部损伤组、髌腱损伤组和空白对照组，然后观察术后2周、5周、8周自然愈合过程中生物力学特性变化。结果发现空白对照组腱止点处受到的拉力是中部肌腱所受拉力的2.5倍，结合部损伤组的结构特性和材料特性在伤后自然愈合的2周、5周、8周均小于肌腱损伤组和空白对照组，结合部损伤组腱止点局部拉力增大，拉断实验显示，结合部损伤组为93.3%，肌腱损伤组为66.7%，空白对照组为60%。

本研究还发现PT与PPTJ相同指标之间的相关关系为：胶原纤维面积（$r=0.756$，$P<0.01$）、Smad3（$r=0.700$，$P<0.01$）、CTGF（$r=0.577$，$P<0.01$）、COL-Ⅰ（$r=0.543$，$P<0.01$）、COL-Ⅲ（$r=0.733$，$P<0.01$）、COL-Ⅲ/COL-Ⅰ（$r=0.526$，$P<0.05$）之间分别存在显著的正相关。

综合以上结果可知，PT损伤纤维化进程与PPTJ损伤纤维化进程关系密切，PT损伤纤维化跳跃训练4W时最严重，PPTJ损伤纤维化跳跃训练6W时最严重。

5　小结

跳跃负荷导致髌腱损伤纤维化严重程度早于骨腱结合部出现，PT损伤纤维化跳跃训练4W时最严重，PPTJ损伤纤维化跳跃训练6W时最严重。

参考文献

［1］Rothrauff B B, Tuan R S. Cellular therapy in bone–tendon interface regeneration［J］. Organogenesis，2014，10（1）：13–28.

［2］Leung K S, Chong W S, Chow D H, et al. A Comparative Study on the Biomechanical and Histological Properties of Bone-to-Bone, Bone-to-Tendon, and Tendon-to-Tendon Healing: An Achilles Tendon-Calcaneus Model in Goats［J］. The American journal of sports medicine, 2015, 43（6）: 1413-1421.

［3］Wang L, Gao W, Xiong K, et al. VEGF and BFGF Expression and Histological Characteristics of the Bone-Tendon Junction during Acute Injury Healing［J］. Journal of sports science & medicine, 2014, 13（1）: 15-21.

［4］Zelzer E, Blitz E, Killian M L, et al. Tendon-to-bone attachment: from development to maturity［J］. Birth defects research Part C, Embryo today: reviews, 2014, 102（1）: 101-112.

［5］Maganaris C N, Narici M V, Almekinders L C, et al. Biomechanics and pathophysiology of overuse tendon injuries: ideas on insertional tendinopathy［J］. Sports Med, 2004, 34（14）: 1005-1017.

［6］Dierckman B D, Shah N R, Larose C R, et al. Non-insertional tendinopathy of the subscapularis［J］. International journal of shoulder surgery, 2013, 7（3）: 83-90.

［7］Kinneberg K R, Galloway M T, Butler D L, et al. Effect of implanting a soft tissue autograft in a central-third patellar tendon defect: biomechanical and histological comparisons［J］. Journal of biomechanical engineering, 2011, 133（9）: 091002.

［8］Hu Y Z, Birman V, Demyier-Black A, et al. Stochastic Interdigitation as a Toughening Mechanism at the Interface between Tendon and Bone［J］. Biophysical journal, 2015, 108（2）: 431-437.

［9］Gilday S D, Casstevens E C, Kenter K, et al. Murine patellar tendon biomechanical properties and regional strain patterns during natural tendon-to-bone healing after acute injury［J］. Journal of biomechanics, 2014, 47（9）: 2035-2042.

全文总结

1 目的与方法

首先，本项目以32只18周龄雌性新西兰兔为研究对象，随机分为对照组和跳跃组，每组16只；各组又分为2周、4周、6周、8周4个时长，每时长4只。通过电刺激定量跳跃装置，完成相应训练时长后取下髌骨髌腱结合部（PPTJ）和髌腱（PT）。采用HE、番红、马松、免疫组织化学和免疫组织荧光染色及RT-PCR技术，描述评价跳跃负荷对PPTJ和PT组织学及纤维化相关因子表达的影响，探索骨腱结合部和髌腱损伤纤维化进程机制，以及骨腱结合部损伤和髌腱损伤之间的关系。之后，增设跳跃训练后冷水浴干预组（16只兔，又分为2周、4周、6周、8周4个时长，每时长4只），观察跳跃运动后冷水浴对PPTJ组织学、纤维化及抗纤维化相关因子表达的影响，探究冷水浴干预对骨腱结合部损伤纤维化进程的影响。

2 结果

①与对照组同时间点相比，跳跃组PPTJ的FZT、GA、CA、TGF-β1、Smad3、CTGF、α-SMA、COLⅠ、COLⅢ显著升高（$P<0.01$）。跳跃6周组FZT、GA、CA、TGF-β1、Smad3、CTGF、COLI最高（$P<0.05$）。

②与跳跃组同时间点相比，冷水浴组FZT、GA、CA、TGF-β1、TIMP-1、COLⅠ、COLⅢ 4周、6周组显著下降（$P<0.05$）；HGF、MMP-1、MMP-9 4周组显著增加（$P<0.05$）。

③与对照组同时间点相比，跳跃4周组PT的TGF-β1、CTGF、COLⅠ、COLⅢ mRNA及蛋白显著增高（$P<0.05$）。跳跃4周组TGF-β1、COLⅠ、COLⅢ mRNA及蛋白最高（$P<0.01$）。

3 结论

①跳跃负荷导致PT损伤纤维化严重程度早于PPTJ出现，PT是4周最严重，PPTJ则是6周。

②跳跃负荷会导致PPTJ TGF-β1分泌增加，激活Smad3，上调CTGF表达，促使α-SMA、COL-Ⅰ、COL-Ⅲ合成过度增加，导致损伤PPTJ修复失败，致使发生纤维化病理改变。

③跳跃负荷导致PT损伤纤维化机制与PPTJ纤维化机制相同。

④运动后冷水浴不能促使跳跃负荷造成的PPTJ损伤纤维化完全恢复到正常水平，但可以改善损伤后纤维化，且在4周时作用最明显。

⑤运动后冷水浴可能通过两条途径抑制PPTJ纤维化进程，一是直接下调TGF-β1表达，抑制后续信号转导通路；二是促进HGF分泌增加，促使TIMP-1与MMP-1恢复平衡，降解ECM中过度合成的COL-Ⅰ、COL-Ⅲ成分，抑制纤维化进程。

4 创新点

①在定量跳跃运动条件下，研究了不同时长跳跃负荷量对活体髌骨髌腱结合部和髌腱损伤纤维化发生、发展过程的影响。

②研究了运动后即刻冷水浴干预对髌骨髌腱结合部损伤纤维化进程的影响。

致　谢

感谢我的导师、北京体育大学王琳教授在本书完成过程中的悉心指导，从开始的选题、实验设计，到后续的实验实施及撰写，导师给予了耐心指导，付出了大量心血，使本书得以顺利完成。导师和蔼可亲的性格，严谨务实的治学态度让我受益终身，感谢导师在我学习、生活、工作、科研道路上给予的细致周到的关怀。

感谢北京体育大学陆一帆教授在本书撰写过程中提出的宝贵意见，感谢北京体育大学高维纬教授在本书完成过程中对我精神上的支持。

感谢北京体育大学科研中心龚丽景老师在动物实验方面的无私帮助，感谢运动生物力学教研室周兴龙老师在生物力学数据处理过程中的指导，感谢运动心理教研室郭璐老师在统计学方面给予的帮助，感谢北京体育大学教学实验中心顾博雅老师在激光共聚焦显微镜方面给予的无私帮助。

感谢河南师范大学体育学院江大雷副教授和山西师范大学体育学院李海伟副教授给予的写作建议和宝贵意见。

由衷感谢北京体育大学教学实验中心运动损伤实验室的全体兄弟姐妹在动物实验、组织学标本的处理过程中的帮助，特别是王博、林世亮、梁孝天、曲艺、陈晓蓝、张宁的全力帮助。

本书的顺利完成也得到了北京体育大学24名运动康复系本科生和运动医学教研室齐亚楠、刘云逸、陈一言、隋佳月等研究生的无私帮助，以及运动生物力学教研室周长青、张马森等研究生在力学测试设备方面的指导，在此向大家表达我的感激之情。

感谢河南大学体育学院张大超教授、李敏副教授、姚远副教授、侯改霞副教授、习雪峰副教授、韩蕊老师、刘倩倩老师、郝喆老师对本书完成过程中给予的帮助。

感谢北京体育大学运动医学与康复系和河南大学体育学院的老师对我的教育、培养和支持。

本书获得的项目支持

①河南省重点研发与推广专项（科技攻关）项目《髌腱过度使用模型转录组分析及HIF-1α在髌腱组织纤维化过程中的作用机制》，项目编号：202102310320。

②河南省教育厅科学技术研究重点项目《运动康复干预对髌腱末端病修复的生物力学机制研究》，项目编号：20A890003。

③开封市科技发展计划项目《富血小板血浆注射对髌腱纤维化的作用机制研究》，项目编号：2003006。

④河南大学本科教学改革研究与实践项目《〈运动损伤与康复〉课程教学方法改革研究与实践》，课题编号：HDXJJG2019-108。

⑤河南大学国家级大学生创新创业训练计划项目《跳跃负荷致髌腱损伤的全转录组分析及对HIF-1α表达的影响》，项目编号：202010475050。

⑥中央高校基本科研业务专项资金资助重大项目《腱病损伤形成及其愈合过程中的炎症与纤维化过程》，项目编号：2015ZD003。

⑦中央高校基本科研业务专项资金资助一般项目《跳跃负荷致兔髌腱损伤纤维化进程和细胞凋亡机制研究》，项目编号：2016BS014。